U0269343

实用理疗技术手册

SHIYONG LILIAO JISHU SHOUCE

第 6 版

编 著 郭新娜 汪玉萍

审 阅 赵彼得

河南科学技术出版社

·郑州·

内容提要

本书由解放军总医院理疗科专家编写,在第5版的基础上修订而成。全书共18章,系统介绍了理疗基础知识和各种理疗技术方法,包括理疗的治疗作用与技术、电疗法、光疗法、超声疗法、磁疗法、水疗法、传导热疗法、冷冻疗法、加压疗法、无创脊柱减压疗法、生物反馈疗法,以及常用物理检查技术、常见疾病理疗技术、安全防护、理疗仪器维修和理疗科的组织工作等,书末附有与理疗工作关系密切的专业名词和计量单位注释。本书内容丰富,阐述简明,实用性强,适合临床医师、理疗专业人员和医学院校师生学习参考。

图书在版编目 (CIP) 数据

实用理疗技术手册/郭新娜,汪玉萍编著. —6版. —郑州:河南科学技术出版社,2021.7

ISBN 978-7-5725-0449-5

Ⅰ.①实… Ⅱ.①郭… ②汪… Ⅲ.①物理疗法—技术手册 Ⅳ.①R454-62

中国版本图书馆 CIP 数据核字 (2021) 第 101664 号

出版发行　河南科学技术出版社
　　　　　北京名医世纪文化传媒有限公司
　　　　　地址:北京市丰台区万丰路 316 号万开基地 B 座 1-115　邮编:100161
　　　　　电话:010-63863186　010-63863168
策划编辑　杨磊石
文字编辑　艾如娟
责任审读　周晓洲
责任校对　龚利霞
封面设计　吴朝洪
版式设计　崔刚工作室
责任印制　苟小红
印　　刷　北京盛通印刷股份有限公司
经　　销　全国新华书店、医学书店、网店
幅面尺寸　850 mm×1168 mm　1/32　印张:14.75　字数:378 千字
版　　次　2021 年 7 月第 6 版　　2021 年 7 月第 1 次印刷
定　　价　58.00 元

如发现印、装质量问题,影响阅读,请与出版社联系并调换

第 6 版前言

《实用理疗技术手册》自 2000 年出版以来,经过 4 次修订再版,已整整 20 年。由于内容实用而受到同行专家和理疗技术人员的关注和认可,特别是受到基层医院、门诊部、卫生所医务人员的欢迎。已多次印刷,累计发行近 40 000 册。随着社会、经济与科学文化建设的发展,国内物理和康复医学的学术水平和学科影响力有了很大的提高。为与时俱进,在出版社的支持下,我们再次对本书进行了修订。

本次修订,我们检索查阅了《中华物理医学与康复杂志》中大量的文章,从中引用和摘选了物理医学的最新进展和临床应用;同时,根据一些读者的建议和我们的实践体会,在保留第 5 版特色的基础上,对全书作了较大修改。一是对书中原有的治疗方法进行了更正和补充,增加了糖尿病、软组织挫伤及关节损伤、强直性脊柱炎、跟痛症、声带小结和小儿支气管肺炎等常见病的物理治疗方法;二是新增了生物反馈技术的最新进展、常用医学论文中英文摘要的书写格式、音乐-体感振动疗法的临床应用、经颅直流电电刺激和体外冲击波等疗法;三是针对 2020 年全球暴发的新型冠状病毒肺炎,新增了理疗工作中"对传染病患者治疗的注意事项";四是考虑到近年来健康管理、预防疾病得到大众的重视和认可,介绍了海水浴的医疗体操和肩关节功能训练的方法。总之,期望经过本次修订,使本书内容更臻完善,更好地为读者服务。

本书在编写、修订过程中，得到国内著名专家的指导和建议。原解放军总医院理疗科赵彼得教授给予本书全部审阅和指导工作，原中华医学会物理医学与康复学分会、卫生部北京医院李晶教授亲自为本书第 2 版作序，中华医学会健康管理学分会主任委员、解放军总医院健康管理研究院曾强教授提出了健康管理的最新理念和意见。在此，作者再一次表示深深的感谢！对在本次修订中引用文章的作者：谭维溢、南登崑教授和魏妮、池林、吴鸣、陶泉、张志胜、周君、林龙、张忠霞、崔志兰、芦丹、李萍、田家林、孙贵吉、谢珍、吴曙粤、刘光伟等表示衷心的感谢！

　　因作者的水平和能力有限，本次修订虽已尽力，但仍恐有不当之处，恳请广大读者给予批评和谅解。

郭新娜

2021 年 3 月 15 日于北京

第 2 版序

《实用理疗技术手册》(第 1 版),简要地说明了理疗的基础知识,比较详细地介绍了各种物理因子的治疗作用、理疗技术、操作方法和常见疾病的治疗技术,特点鲜明、实用性强,因而受到广大理疗医师和治疗师们的好评。当然,其中也存在一些不足和遗漏。第 1 版面世后,作者认真倾听同行的意见和建议,并不断地收集理疗技术、方法的新进展,为修订再版做了大量的前期准备工作。此次修订再版,作者不仅对原书的错漏之处进行了更正和修改,而且对原书未涉及的一些内容也进行了补充,尤其对新近开展的具有先进性和实用性的理疗技术着重进行介绍,在内容的编排上也做了一些调整。这样,既广泛地汇集了国内的新技术和新经验,又补充了国内外较新的资料,从而使本书更加符合实际需要。

作者在编排格式上很好地保持了第 1 版的优点,更加凸显了手册的实用性特点,使之更为贴近临床,让理疗医师和治疗师们能够更容易地理解、掌握每一项理疗技术的基本原理、治疗作用、适应证、禁忌证、技术操作及注意事项等。作者还专辟章节翔实地论述了许多常见疾病的理疗方法和操作技术,使本书更具有临床指导意义。

参加本书编写和修订的作者都是解放军总医院理疗科从事理疗工作多年、具有高级技术职称的专业人员,有着较丰富的实践经验和一定的理论基础；主审赵彼得教授是我国理疗界知名专家。作者能在百忙之余，适时地推出《实用理疗技术手册》(第2版)，实是令人欣慰。在此，衷心希望作者实践、总结，再实践、再总结……不断地提高，有更新、更好的专著面世，为发展、普及和提高物理治疗技术做出更大贡献。

中华医学会物理医学与康复学分会

主任委员　李　晶

2005年1月

目 录

第1章 理疗的治疗作用与技术

第一节 物理因子的主要治疗作用

应用自然界的和人工的各种物理因子,如电、光、声、磁、热、冷、矿物质和机械等作用于人体,以预防和治疗疾病的方法,称为物理疗法或理疗。研究物理疗法的作用机制、诊断和治疗方法、操作技术、适应证和禁忌证等的科学,称为理疗学。物理疗法对人体的治疗作用,可分为直接作用和间接作用。

一、直接作用

物理因子直接引起局部组织的生物物理和生物化学的变化为直接作用。

1. 低、中频电 直流电等低、中频电流因大多不能通过电阻高的骨组织,故作用较浅,主要作用在皮肤、皮下组织和肌肉,并改变这些组织的兴奋性。

2. 光

(1)红外线:长波红外线作用于皮肤,短波红外线有可能达到皮下脂肪,偶可达肌肉而产生热作用。

(2)紫外线:主要作用于皮肤,产生光化学效应。

3. 高频电

(1)短波、超短波:短波或超短波电容场法作用最深,可达骨组织,但电能吸收最强处位于皮和皮下脂肪,故电容场可引起脂肪过热。

(2)微波:微波(厘米波、分米波)的作用可达肌肉层,其中分米波作用比厘米波深,作用部位可产生热效应和热外效应。

4.超声波 由于骨和骨膜间存在界面而引起反射,因此在肌肉和骨组织交界处热作用明显。

上述物理因子的作用深度见表1-1。

表 1-1 电、光因子作用深度比较表(mm)

治 疗 种 类	有效穿透深度①	穿透深度②	可能达到的深度③
短波红外线 (760nm~1.5μm)	5~10	10~30	30~40
长波红外线 (1.5~400μm)	0.05~0.2	0.3~0.5	1
可见光 (460~760nm)	1~5	8~10	10~15
短波紫外线 (180~280nm)	0.01~0.1	0.1~0.3	0.2~0.5
中波紫外线 (280~320nm)	0.1~0.4	0.3~0.5	0.2~0.8
长波紫外线 (320~400nm)	0.4~0.7	0.4~1	0.8~2.2
短波电感电极	20 左右	45 左右	75 左右
厘米波圆形辐射器 (12.54cm)	10~12	35 左右	45 左右
分米波圆形辐射器 (69cm)	20~30	50 左右	80 左右
超声波(800kHz)	36	40~50	110

注:①有效穿透深度,指半吸收层,是电光进入人体后能量下降到起始值的50%时的深度;②穿透深度,指电光进入人体后能量下降到起始值的37%时的深度;③可能达到的深度,指电光进入人体后能量下降到起始值的10%时的深度。

5. 热　有多种物理因子可产生热作用(如传导热、辐射热及内生热等),热对组织的直接作用使局部的温度升高,并因此使流经此处的血流量增多。

二、间　接　作　用

物理因子作用于人体后,通过热、电化学或光化学的变化,引起体液改变,或通过神经反射、经络传导而产生的作用为间接作用。

1. 体液作用　在理疗作用下可以引起体液的改变。实验证明短波或超短波作用于垂体可使促肾上腺皮质激素(ACTH)分泌增多,肾上腺皮质激素分泌增加;用短波或超短波直接作用于肾上腺皮质时,得到类似的结果。分子生物学的进展,将进一步证明体液作用在理疗中的地位。

2. 神经作用　电、光疗除了通过体液作用以外,尚可通过神经系统发生间接作用。临床上常见的有以下两种。

(1)轴突反射:可通过体表反射器刺激轴突反射引起血管扩张。

(2)神经反射:又称为皮肤内脏反射疗法,节段反射或反射区疗法。理疗因子作用于内脏有节段反射联系的反应区皮肤上,通过节段反射改变器官的状态,使有病理性改变的组织恢复正常。反射区与神经节段关系见表1-2。

3. 经络穴位作用　物理因子可以通过经络、穴位而发生作用。

表 1-2　反射区与神经节段的关系

反射区	节段	反射区	节段	反射区	节段
皮肤器官反射标记		中腹	T_{9-10}	肝、胆、胰、胃	T_{6-9}
枕部	C_2	脐	T_{10}	小肠	T_{9-11}
颈	C_3	下腹	T_{11-12}	结肠	$T_{11}-L_2$
肩	C_{4-5}	腹股沟	L_1	肾	$T_{11}-L_2$
拇指	C_6	前上股	L_1	输尿管	L_1-L_2
示指	C_7	股前中段	L_2	直肠	L_{1-3}、S_{2-4}
中指	C_8	膝	L_{4-5}	膀胱	L_{1-3}、S_{2-4}
小指	T_1	小腿内侧	L_4	子宫	L_{1-3}、S_{2-4}
胸骨角	T_2	小腿外侧	L_5	外生殖器	S_4
乳头	T_4	内脏器官反射标记		肛门	S_5
肋下缘	T_3	心	T_{1-5}		
上腹	T_{7-8}	支气管、肺	T_{1-5}		

三、临床治疗作用

物理因子的临床应用十分广泛,对许多疾病均有不同程度的治疗效果,具体可概括如下。

1. 消炎作用　多种物理因子具有消炎作用,皮肤、黏膜、肌肉、关节及内脏器官的急、慢性炎症都属于理疗的适应证。例如:表浅部位的急性化脓性炎症可应用紫外线照射疗法或直流电抗生素离子透入疗法等方法进行治疗;慢性炎症可采用适当的温热疗法、磁场疗法或低、中频电疗法等取得一定的疗效。物理因子消炎作用的机制除了像紫外线等可直接杀灭病原微生物之外,还与改善局部血液循环、加速炎性物质的消散和增强免疫力等因素有关。

2. 镇痛作用　在针对疼痛病因进行治疗的基础上,应用恰当的物理因子可较好地达到镇痛目的。例如:炎性疼痛可采用上述具有消炎作用的物理因子;缺血性疼痛和痉挛性疼痛可采用温热疗法,改善缺血、消除痉挛;椎间盘病变可以通过科学减压的方法、无创脊柱减压以达到缓解疼痛的目的;神经性疼痛可应用直流电麻醉药物导入疗法抑制痛觉冲动传入,或可采用低、中频电疗法,以闸门学说为基础,达到治疗作用。

3. 抗菌作用 紫外线具有较好的杀菌作用,其杀菌效力最强的光波长为254~257nm,对金黄色葡萄球菌、枯草杆菌、铜绿假单胞菌(绿脓杆菌)、溶血性链球菌等均有杀灭作用。

4. 镇静、催眠 电睡眠疗法、音乐-体感振动疗法、高压电位疗法、镇静性药物电离子透入疗法、全身温水浴疗法、颈交感神经节超短波疗法、磁场疗法等能够增强大脑皮质扩散性抑制、解除全身紧张状态,因而产生明显的镇静、催眠效果。

5. 兴奋神经-肌肉 低、中频电流,如间动电流、干扰电流、调制中频电流,均可引起运动神经及肌肉兴奋,以治疗周围神经麻痹及肌肉萎缩。其机制为细胞膜受电刺激后,产生离子转移、膜通透性和膜电位发生变化,形成动作电位,引起神经、肌肉兴奋。

6. 缓解痉挛 由于热量能够降低肌梭中传出神经纤维兴奋性,使牵张反射减弱和肌张力下降,因此具有热效应的物理因子均可起到缓解、降低痉挛的作用。具体可包括:具有深部热效应的短波、超短波和微波;具有浅部热效应的石蜡疗法、太阳灯和红外线;具有全身热效应的热水浴、光浴疗法等。

7. 软化瘢痕、消散粘连 石蜡疗法、超声疗法、直流电碘离子透入疗法,可改变结缔组织弹性,提高延展性,因而具有软化瘢痕和消散粘连的作用。

8. 加速伤口愈合 应用小剂量紫外线照射,可防止和控制伤口感染,且能刺激肉芽组织生长,加速伤口愈合过程。直流电锌离子透入疗法和共鸣火花电疗法(达松伐电疗法)可显著缩短下肢静脉曲张所致溃疡的愈合时间。

9. 加速骨痂形成 电流强度较弱的直流电阴极、经皮电神经刺激疗法(TENS)、干扰电疗法和脉冲磁场疗法,均能促进骨质生长,加速骨折愈合。

10. 增强机体免疫力 实验证明,紫外线、红外线、磁场等物理因子均有增强和调节机体免疫力的作用。

11. 脱敏作用 实验证明,紫外线能将蛋白分解生成组胺,小剂量组胺不断进入血液,又刺激组胺酶产生,当组胺酶达到足够量时,则可分解产生过量的组胺,而起到脱敏作用。

12. 治疗癌症 热疗、激光的光敏效应、气化、炭化、低温冷冻等方法在癌症治疗上取得了一定的进展。

第二节 物理因子主要治疗技术选择

治疗方法应根据物理因子的作用深度和作用机制来选择,可以采用一种、两种或多种物理因子联合应用(如超短波疗法与紫外线疗法联合应用治疗急性蜂窝织炎、非手术脊柱减压疗法与中频电疗法联合应用治疗腰椎间盘突出症等),也可以与其他疗法(如运动疗法等)联合应用。

一、治疗方法的选择

1. 根据作用深度选择

(1)作用于皮肤表面时,选择紫外线(光化学效应)、长波红外线(热效应)、直流电(电化学效应)。

(2)作用于皮下脂肪层时,选择短波或超短波电容电极;短波红外线。

(3)作用于肌层时,选择短波(电感法)、微波(热效应);低、中频脉冲电流(肌肉收缩)。

(4)作用于骨等电阻大的组织时,选择短波和超短波电容电极(电极间隙要大)。

(5)作用于骨膜时,选择超声波。

2. 根据作用机制选择

(1)镇痛、镇静:选择低、中频脉冲电流及直流电等。

（2）扩张血管、促进血液循环：选择低、中频脉冲电流及直流电、高频电流、红外线和紫外线等。

（3）抗过敏：选择紫外线等。

（4）促进伤口愈合：选择高频电流、小剂量紫外线等。

（5）抗痉挛：选择低、中频脉冲电流及高频电流、红外线等。

（6）防治下运动神经元损伤后的肌萎缩：选择低、中频脉冲电流。

二、治疗方法的运用

为了提高疗效和缩短病程，可以将两种或两种以上理疗方法联合应用。可以同时进行，也可以先后进行。在治疗中联合应用的物理因子之间必须有协同或相加的作用，防止相互削弱或产生拮抗作用。

1. 两种物理因子的应用　直流电与中波；超声波与间动电；水疗与电疗（低频电、直流电）；泥疗与电疗（或直流电、中波）等。

2. 多种物理因子的应用

（1）脑血栓后遗症：先按摩后水疗或运动疗法。

（2）早期高血压：先电疗后运动疗法。

（3）骨折：先局部电疗或蜡疗后运动疗法。

（4）皮肤病：先水疗后紫外线疗法。

（5）瘢痕挛缩：先音频电疗法或蜡疗后运动疗法。

3. 与其他疗法综合应用

（1）理疗与药物：直流电离子导入、热疗与化疗联合治疗肿瘤。

（2）理疗与手术：术中紫外线照射，术中微波治疗肿瘤。

（3）理疗与放疗：热疗与放疗联合治疗肿瘤。

第三节　物理因子应用的基本原则

临床在应用物理治疗时，由于没有掌握应用的基本原则，治疗疾病的疗效受到很大影响,甚至认为理疗可有可无,所以正确掌握物理因子应用的基本原则很重要。

一、疾病早期的应用

治疗学中疾病的早期发现、早期治疗同样适用于物理因子的治疗。临床数据表明,在疾病的早期开始物理治疗明显高于晚期治疗的疗效。

1. 肌纤维织炎,在疾病 $1\sim3d$ 开始分米波治疗,显效率达 100%;$6\sim20d$ 开始治疗,显效率 90%;$30d$ 以后开始治疗,显效率 70%。

2. 直肠癌术后膀胱自助排尿障碍者,术后 $2\sim3d$ 开始应用正弦调制中频电刺激治疗,治疗 $2\sim3$ 次后,51.4% 患者恢复自主排尿;术后 $6\sim7d$ 开始治疗,治疗 $2\sim3$ 次后,只有 25.9% 的患者恢复自主排尿。

二、正确掌握治疗剂量

物理因子剂量的选择对于临床疗效影响很大,应根据患者的个体差异、不同组织器官对不同物理因子作用的敏感性、病变部位、病例特点等因素,选择应用物理因子不同的剂量。

1. 急性化脓性炎症渗出浸润期,应采用超短波无热量、直流电药物离子阳极导入小剂量,而紫外线照射局部则必须应用Ⅱ～Ⅲ级红斑量(红斑反应具有显著消炎作用);当炎症转入消散期,超短波则采用微热量至温热量、直流电药物离子阳极导入,逐渐加大剂量,以促进炎症渗出物的吸收。

2. 胃肠痉挛、肌纤维织炎、慢性肺炎、退行性关节炎等疾病应用透热治疗时应采用大剂量,使治疗部位的组织产生明显的血管扩张、增强血液循环,组织细胞通透性升高,达到解痉、镇痛、促进有害产物吸收、消除炎症的作用。

3. 治疗时应注意剂量的增减,针对患者的体质及敏感性调整剂量。体质瘦弱患者剂量不宜过大;神经系统、内分泌腺、生殖器官对物理因子比较敏感,在增加剂量时应慎重;眼部眼球含水量高、血液循环差,治疗剂量以偏低为宜。

第四节　理疗的反应及处理

理疗反应是指理疗过程中出现的一时性局部病变加剧或伴有一些轻微的全身症状的现象。理疗反应的症状分为正常反应和异常反应。

一、正 常 反 应

在进行急性炎症治疗时,治疗局部会出现温度升高、肿胀明显、疼痛加剧、功能障碍等现象。这是因为许多物理因子的作用可使治疗局部的血液循环加强、代谢亢进,因而使组织修复加强。但这些现象可在随后的理疗中很快消退,所以也称之为一过性反应。

正常反应一般出现在治疗 3～5 次及 14～20 次阶段,1 个疗程只出现 1 次反应,反应期为 3～5d。

二、异常反应及处理

1. 全身异常反应　在治疗过程中出现头晕、头痛、全身出汗、心慌、食欲缺乏、病情波动或恶化等现象,称过度刺激现象。

(1)常见原因:①电、光等物理因子刺激强度过大;②作用时间过长;③强度和时间超过患者的耐受能力。

(2)处理方法:①由治疗剂量过大(尤其热疗时)或理疗因子选择不当引起者,应改变治疗种类或减少剂量;②可以采用试验剂量,每治疗 3～5 次后再根据患者的反应进行调整;③必要时停止治疗,密切观察;④如疑为其他疾病所致,建议转科会诊。

2. 局部异常反应

(1)皮肤丘疹性皮炎:多见于直流电离子导入、低频电、紫外线、蜡疗等。

常见原因:①皮肤对导入的药物过敏,药物浓度过大,用量不当;②直流电、低频电电流密度过大,对皮肤产生刺激;③患者对紫外线、石蜡过敏。

处理方法:①找出皮疹原因,对症处理,局部可用止痒药,并嘱咐患者勿刺激皮肤;②如果患者对紫外线和石蜡过敏,轻者可服脱敏药,严重者停止治疗。

(2)烫伤、水疱或灼伤:多发生于热疗、光电疗等。

常见原因:①治疗剂量过大,如电流密度过大,光疗时距离太近,时间过长,热疗温度过高;②治疗区域的皮肤感觉障碍,血液循环障碍,术后瘢痕,皮肤破损或有皮炎;③高频电治疗时,治疗部位不平(骨突出部位),电极接头的橡皮破损,金属电极直接接触皮肤;④低、中频电疗时,衬垫倒置,铅板脱出,导线及夹子的绝缘布破损,直流电的衬垫厚度小于1cm。

处理方法:①烫伤水疱大于1cm者,用空注射器将水疱内的液体抽出,覆盖75%乙醇纱布;②小水疱用75%乙醇消毒,晾干后,涂2%的甲紫以防感染;③高频电引起的灼伤,如没有水疱,可以冷敷或涂以獾油加以防护。

(3)电光性眼炎:多发生于紫外线治疗时,患者或工作人员眼部保护措施不当。

常用的预防方法:①患者进行全身或头部紫外线照射时要注意眼的保护;②工作人员要戴防护眼镜。

第五节 理疗常用解剖位置及体表标志

一、解剖学方位术语

1. 方位 人体标准的解剖姿势为身体直立,两眼向前平视,两腿并拢,足尖向前,上肢下垂于躯干两侧,手掌向前。

(1)上下:靠近头部为上;靠近足底为下。

(2)前后(腹背):靠近腹侧称前(腹)侧;靠近背后称后(背)侧。

(3)内外:靠近身体正中线的为内;远离正中线的为外。

(4)深浅:靠近皮表的为浅;远离皮表的为深。

(5)桡尺:前臂外侧称为桡侧;前臂内侧称为尺侧。

(6)胫腓:小腿外侧称为腓侧;小腿内侧称为胫侧。

2.面

(1)横断(水平)面:与身体或肢体长轴相垂直、与地面平行的切面。

(2)矢状面:与横断面相垂直,沿前后方将人体分为左右两半的纵切面。

(3)额状面(冠状面):与横断面相垂直,沿左右方向将人体分为前后两部分的切面。

3.轴

(1)垂直轴(纵轴):与身体长轴平行,并与地平面垂直的轴。

(2)额状轴(冠状轴):左右平伸并与地平面平行的轴。

(3)矢状轴(前后轴):前后平伸并与地平面平行的轴。

二、人体的分部与体表标志线

(一)人体的分部

人体分头、颈、躯干、四肢等部。其中头部包括额、顶、颞、枕;颈部为颈项;躯干包括胸、背、腰、腹;四肢包括肩、上臂、肘、前臂、腕、手、臀、髋、股、膝、小腿、踝、足。

(二)体表标志线

利用躯干部的一些体表标志,人为地在躯干表面划出若干标志线,帮助定位。

1.胸部标志线

(1)正中线:又称胸骨中线,自胸骨柄上缘中点向下至剑突做垂直线。可延伸至腹部。

(2)锁骨中线:自锁骨中点做垂直线(分左右两线)。

(3)腋前线:自腋窝前皱襞向下做垂直线。

(4)腋中线:自腋窝中点向下做垂直线。

(5)腋后线:自腋窝后皱襞向下做垂直线。

2.背部标志线

(1)后正中线:以脊柱棘突向下做垂直线。

(2)肩胛线:以两肩胛下角向下做垂直线。

3.腹部标志线

(1)肋骨线:通过两侧第 10 肋最低点的横线。

(2)棘间线:两侧髂前上棘之间所做的横线。

(3)左、右纵线:由两侧腹股沟中点向上所做的纵线。

4.脊椎标志线

(1)第 2 颈椎:平乳突部。

(2)第 7 颈椎:头前屈棘突最凸处。

(3)第 3 胸椎:双肩胛冈连线。

(4)第 7 胸椎:双肩胛下角连线。

(5)第 4 腰椎:双髂嵴连线。

5.脊椎与脊髓节段的关系

(1)$C_1 - C_2$:相当于第 2～3 颈髓段。

(2)$C_3 - C_7$:相当于第 3～8 颈髓段。

(3)$T_1 - T_6$:相当于第 1～8 胸髓段。

(4)$T_7 - T_{10}$:相当于第 9～12 胸髓段。

(5)$T_{11} - T_{12}$:相当于第 11 胸髓至第 5 腰髓段。

(6)$T_{12} - S_1$:相当于第 1～5 骶髓段。

三、理疗常用的体表标志

(一)头面部标志

1.头顶　自前发际至枕骨粗隆延线及两耳郭以上部位。

2. 额部　前发际至两眉弓间。

3. 枕部　以枕外隆凸为中心的部位。

4. 颞部　分左右两侧。

5. 耳区　包括耳郭、外耳道、乳突等。分左右侧。

6. 眼　包括上下睑、内眦部、泪囊部。分左右侧。

7. 鼻旁窦(副鼻窦)　额窦位于两眉之间;筛窦位于两内眦之间;蝶窦位于两下眼眶与外耳道连线的后 1/3 处;上颌窦位于眼眶下 1.5cm。

8. 鼻部　包括鼻前庭部。

9. 颞颌关节　外耳道孔前 1cm 处,分左右侧。

【理疗方法举例】

1. 额枕法　100cm^2 电极×2,一极横置于前额部位,电极下界达眉弓水平,另一极横置于颈后部位,以枕外隆凸为电极上界。

2. 眼枕法　30cm^2 圆形电极×2,分别置于双眼眼睑上(闭眼)。另一 100cm^2 电极置于颈后部位。

3. 眼部直流电药物离子透入疗法　圆形或椭圆形眼电极(30cm^2)置于眼睑上,副作用极置颈后(100cm^2)或肩胛间(200～300cm^2)。

4. 耳部超短波疗法　中号圆形电极×2,以外耳道孔为中心,左右两侧对置。或一极以下颌关节为中心,另一极置于同侧耳郭后以乳突为中心,斜对置。

5. 颞下颌关节超短波疗法　中号圆形电极,以外耳道孔前 1cm 处为电极中心,两侧对置。

6. 上颌窦微波疗法　聚焦辐射器,直径 4cm,置于患侧眶下缘下 1.5cm 处。

7. 额窦超短波疗法　小号圆形电极,以眶上缘内 1/4 上方 1.5cm 处为中心并置。

(二)头面部神经标志

1. 三叉神经　三叉神经半月节,出口位于眉弓外缘至外耳道连线后 1/3 处。分上、中、下三支,分别走向眼、鼻、颏部。

2. **面神经** 膝状神经节位于外耳道孔。面神经干自外耳道经乳突向前至耳垂前方。分上、中、下三支,分别走向额、上颌及颏部。

3. **枕大神经(出口处)** 两耳根上部枕后连线、距中线 2cm (相当于玉枕穴)。

4. **枕小神经(出口处)** 两耳垂后部枕后连线、斜方肌的外缘或距中线 4cm 处(相当于风池穴)。

5. **耳大神经(出口处)** 胸锁乳突肌后缘中上 1/3 交点。

【理疗方法举例】

1. **面神经电刺激(或电体操)疗法** 点状(直径 1cm)刺激电极作为作用电极,选用以下各点:①面神经干点:乳突尖前方 2cm 处;②颧支点(闭眼):颧突;③颊支点(牵口角):面神经干点至口角连线的后 1/3 处。100cm² 电极作为非作用电极,置于后颈部。

2. **枕小神经超短波疗法** 大或中号圆形电极,以风池穴为电极中心。

(三)颈部标志

1. **咽部** 以下颌角前下区为中心,分左右侧。

2. **扁桃体** 以下颌角为中心,分左右侧。

3. **喉部** 以喉结稍上方为中心,分左右侧。

4. **耳咽管** 乳突与鼻翼连线,分左右侧。

5. **甲状腺** ①前后位为喉结至胸骨切迹;②侧位为胸锁乳突肌前缘中、下 1/3 交点直下至锁骨上缘。

6. **颈部淋巴结** ①颏下淋巴结,在颏下;②颌下淋巴结,在颌下三角内;③耳前淋巴结,在耳屏前方,腮腺表面处;④耳后淋巴结,在胸锁乳突肌止点表面处;⑤颈浅淋巴结,在胸锁乳突肌表面处;⑥锁骨上淋巴结,在锁骨上窝胸锁乳突肌后。

【理疗方法举例】

1. **咽部超短波疗法** 根据病变侧重情况,中号圆形电极置于下颌角后 2cm(鼻咽部)或直上、直下 2cm 处(咽喉部);或大号圆形电极,以下颌角后 2cm 为中心,左右两侧对置。

2. 扁桃体超短波疗法　中号圆形电极,以下颌角为中心,左右两侧对置。

(四)颈部神经标志

1. 颈交感神经节　以胸锁乳突肌中段为中心点;①颈上节,在下颌角后 1cm,相当于第 2、3 颈椎水平;②颈中节,在胸锁乳突肌后缘与环状软骨同高,相当于第 6 颈椎水平;③星状神经节,在颈中节下 2cm 锁骨上窝深部,相当于第 7 颈椎下缘水平。

2. 臂丛神经节　锁骨中点上方。经锁骨后深入腋窝。分桡、尺、正中神经等若干支,分布于上肢及手部。

【理疗方法举例】

1. 颈交感神经节超短波疗法　大或中号圆形电极,对置于左右两侧,为兼顾颈上节、颈中节和星状神经节,可以胸锁乳突肌中点为电极中心位置。

2. 臂丛神经节电刺激疗法　点状电极(直径 1cm)作为作用极,在锁骨中点上方至胸锁乳突肌后缘的垂直线上取上肢肌肉收缩最佳点,非作用极置于肩胛间。

(五)背部标志

上界:第 7 颈椎,两肩胛骨上缘;下界:第 12 胸椎。

1. 脊柱　第 2 颈椎棘突,乳突尖水平;第 4、5 颈椎棘突,喉结水平;第 6 颈椎棘突,环状软骨水平;第 7 颈椎棘突,低头时项部最隆起之棘突;第 3 胸椎棘突,两肩胛冈连线水平;第 7 胸椎棘突,肩胛下角水平;第 8 胸椎棘突,胸骨体与剑突连接水平;第 2、3 腰椎棘突,肋弓两侧最下缘连线水平;第 4 腰椎棘突,两髂嵴最高处连线水平。

2. 肩胛区　肩胛骨所在区。

3. 肩胛间区　为两肩胛骨之间。

【理疗方法举例】

1. **脊柱短波疗法**　用电缆电极,绕两圈半做成长板状,中间隔以隔线板,置于脊柱部位。

2. **脊柱微波疗法**　用长辐射器,竖放在脊柱部位。

3. **脊柱紫外线疗法**　上界为发际,下界为尾骨末端,两侧至脊中线旁开4~5cm处,上下可分为两区或三区照射。

(六)胸部标志

前面:上界为胸骨颈切迹,双锁骨上缘;下界为双侧肋弓。后面:上界为第7颈椎;下界为第12胸椎及第12肋骨。

1. **肋软骨**　胸骨角旁为第2肋软骨。

2. **气管及支气管**　前自喉结以下至第3肋间分左右支;后自第4、5颈椎至第5胸椎。

3. **肺**　①前部,上界自锁骨上窝,下界锁骨中线第6肋间,腋中线第8肋间;②后部,上界第7颈椎,下界为肩胛线第10肋水平,脊柱上平第11胸椎棘突。

4. **心**　上界位于左第2肋间;下界位于左第6肋间;左界位于左锁骨中线以内;右界位于右胸骨旁线以内。

5. **食管**　上界位于环状软骨;下界位于剑突。

【理疗方法举例】

1. **肋软骨磁疗法**　以小号磁头直接接触或用磁片贴敷于病变肋软骨。

2. **气管及支气管超短波疗法**　以中号电极竖放于上胸部,电极上界为环状软骨水平。另一电极与前极对置于背后相对应部位。

3. **气管及支气管部位紫外线照射疗法**　分前后两野照射。前野:环状软骨至第4肋间,前正中线左右各旁开5~8cm(约达锁骨中线)。后野:第5颈椎棘突水平线至第6胸椎棘突水平线,后正中线左右各旁开5~8cm。

4. **两肺门超短波疗法**　中号电极,竖放,上界平胸骨切迹,前后对置。

5. 心前区直流电疗法　300cm² 矩形电极,放于心前部位,以左第 4 肋间距前正中线 6cm 处为电极中心,另一同型电极对置于左后背部。

(七)腹部标志

上界:剑突及两侧肋弓;下界:双侧腹股沟,耻骨联合以上。由前正中线及脐水平分为左、右上腹和左、右下腹。

1. 肝　上界与膈同高,约与右侧第 5 前肋齐平;下界在右季肋区;肝下缘在肋缘以上;在腹上区,肝下缘可达剑突下约 3cm。

2. 脾　左季肋区。

3. 胰　上腹区,中心点在两肋弓最下缘连线之中点。

4. 胃　腹上区、左季肋区及脐区三区内、中心点在锁骨中线与肋弓的交点。

5. 十二指肠球部　中心点在两肋弓最下缘连线中点右侧约 3cm 处。

6. 阑尾　中心点有两种定位法。麦氏点:脐与右髂前上棘连线中外 1/3 交点。兰氏点:两髂前上棘连线中右 1/3 交点。

7. 直肠　骶尾部。

8. 膀胱　耻骨联合上缘。

9. 前列腺　耻骨联合下缘。

10. 男性生殖器　精囊;耻骨联合;睾丸与附睾;阴囊。

11. 女性生殖器　子宫及附件:下腹部;子宫:耻骨联合上缘;卵巢:耻骨联合上缘左右旁开约 6cm。

【理疗方法举例】

1. 肝区直流电药物离子透入疗法　用 2 块 300cm² 矩形电极,以右第 5 肋为电极上缘,横放,前后对置。

2. 胰腺部超短波疗法　用 2 块中号电极,以左右肋弓最下缘连线中点为电极中心,横放,前后对置。

3. 胃区干扰电流疗法(治疗胃下垂)　前面两极分放于左右侧腹区,后面两极与前极相对应。注意:务必使两组输出交叉。

4. 阑尾超短波疗法　中号电极,以阑尾中心点为电极中心,横放,前后对置。

5. 膀胱区超短波疗法　中号电极,以耻骨联合为电极中心,前后横对置。

6. 前列腺超短波疗法　中号电极,以耻骨联合为电极中心,前后对置。或用大或中号电极,一极置于以耻骨联合上,另一极置于会阴部。

7. 子宫及附件超声波疗法　声头置于耻骨联合上方,向两旁各 6cm 的范围内接触移动。

(八)胸腹、腰部神经及反射区标志

1. 肋间神经　第 2 至第 12 肋骨下缘处。

2. 腹腔神经丛　中心点位于剑突与脐连线中点。

3. 腰交感神经节　第 2 腰椎棘突旁开 3cm 处。

4. "短裤"区　前上界位于两髂嵴连线;前下界位于两大腿中上 1/3 交点;后上界位于第 2 腰椎棘突水平;后下界位于两臀沟连线。

5. "领区"　前上界位于甲状软骨水平;前下界位于腋前皱襞连线;后上界位于发际水平;后下界位于腋后皱襞连线。

6. 颈膨大　上界在第 2 颈椎棘突;下界在第 1 胸椎棘突;中心点在第 7 颈椎棘突。

7. 腰膨大　上界位于第 10 胸椎棘突;下界位于第 2 腰椎棘突;中心点在第 12 胸椎棘突。

8. 颈胸神经根　与同序棘突等高,神经根出口处约在后正中线两旁 1.5cm 处。

9. 腰骶神经根　与同序棘突等高,神经根出口处约在后正中线两旁 2cm 处。

10. 太阳神经丛　位于剑突与脐连线中点。

【理疗方法举例】

1. 肋间神经紫外线照射疗法　照射野以该肋间神经所在肋

间为基线,上下各包括 1 或 2 个肋间。前、侧、后三野照射,后野应超过脊中线约 2cm。

2. 腹腔神经丛短波透热疗法　盘状电极,以剑突与脐连线中点为中心。

3. 腰交感神经节超短波疗法　中号电极,以第 2 腰椎棘突为中心,电极竖放,前后对置。

4. "短裤"区紫外线照射疗法　前后面两野照射,前面:两髂嵴连线至大腿上 1/3;后面:第 2 腰椎棘突至臀沟处。

5. "领区"直流电疗法　用特殊形状的领式电极,上界达第 7 颈椎棘突水平。另一副作用极 $400\sim500cm^2$,以第 1 腰椎棘突为中心横放。

6. 颈、上胸神经根及其支配区紫外线照射疗法　分四野。第一野:上界为发际水平,下界为腋连线,内界为过脊中线 2cm,外界为体缘;第二野:上界为颌下缘,下界为腋连线,内界为前正中线,外界为体缘;第三野:上臂伸侧;第四野:前臂至手指指端伸侧。

7. 腰骶神经根超短波疗法　中号电极,以第 3、4 腰椎棘突为中心,横放,另一同型电极并置于患侧臀部、股前或小腿部位。

(九)腰部标志

1. 腰骶部　第 12 胸椎至第 5 骶椎,以后正中线分为左右侧。

2. 骶髂关节　髂后上棘沿骶骨与臀肌之间往下约 10cm 范围内。

3. 尾部　尾骨部位。

【理疗方法举例】

双骶髂关节超短波疗法　中号电极,以髂嵴最高点连线为电极上界,横放,前后对置。

(十)四肢关节标志

1. 上肢关节　上臂:分内、外侧及远、近端(或上、下端);前臂:分桡、尺侧及远、近端(或上、下端)。

（1）肩关节：前自锁骨中线以外齐腋前皱襞处；后自肩胛线以外腋后皱襞处；内侧为腋前皱襞与腋后皱襞的连线。

（2）肘关节：上界为上臂中下 1/3 交界处，下界为前臂中上 1/3 交界处。伸侧由尺骨鹰嘴、肱骨内、外上髁组成，屈侧为肘窝。

（3）腕关节：腕横纹上、下各 5cm 处。分伸、屈侧。

（4）手及指关节：分手掌、手背、手指、各指关节。

2. 下肢关节

（1）髋关节：上界自脐及第 3 腰椎水平线，下界至大腿中上 1/3 交界处；分前、后面。

（2）膝关节：前后位——髌骨；侧位——内侧髁与外侧髁。

（3）踝关节：踝上、下各 2cm，分内、外侧。

（4）足部关节：分足跖部、跟腱、跟骨、趾、跖趾关节。

【理疗方法举例】

1. 肩关节超短波疗法　中号电极，以三角肌与胸大肌间沟的中点为电极中心，斜放，前后对置。

2. 肱骨内外上髁超声疗法　声头置于肱骨内、外上髁处，用固定或移动法。

3. 腕关节紫外线照射疗法　照射野包括前臂下 1/3 至掌指关节处，伸、屈侧二野或伸侧一野照射。

4. 膝关节超短波疗法　中号电极，以髌骨为电极中心，前后对置。或以内侧、外侧髁为电极中心，内外侧对置。

5. 踝关节紫外线照射疗法　小腿下 1/3 至足尖，分内、外侧两区照射。

（十一）坐骨神经标志

坐骨神经自第 1 腰椎以下经两臀部及两股后侧至两小腿后外侧及足部。

1. 坐骨神经出口处　坐骨结节与大转子连线中点（稍偏内侧）。

2. 坐骨神经干　自坐骨神经出口处至腘窝上角。

【理疗方法举例】

坐骨神经超短波疗法　中号电极,上界以坐骨结节与大转子连线的中心点为中心,另一电极置于股后、小腿后或足底处。

第2章 电疗法

第一节 直流电疗法

一、单纯直流电疗法

应用低电压(30～80V)、小强度(小于 50mA)的平稳直流电作用于人体以治疗疾病的方法称直流电疗法。不加其他治疗成分(如药物离子透入)的直流电疗法称为单纯直流电疗法。

(一)主要治疗作用

1. 促进血液循环,加强组织再生　在直流电作用下,治疗电极下皮肤充血潮红,局部血流量可增加 140％左右,并可持续 30～40min 或以上。这种促进局部小血管扩张的作用在阴极下尤为明显。血液循环的改善,可进一步使细胞膜通透性升高,加快物质代谢,改善组织的营养和代谢,提高细胞的再生能力。

2. 对神经系统功能的影响　直流电因极性作用,而引起中枢神经系统的兴奋或抑制。当通以弱或中等强度的直流电时,阴极下组织兴奋性升高,阳极下组织兴奋性降低。例如:舞蹈症患儿,通以下行电流(阳极在颈后,阴极在腰骶部),可使抽搐和无意识的运动迅速减轻或消失。

3. 消散炎症,促进溃疡愈合　直流电阴极有软化瘢痕、松解粘连,促进溃疡肉芽组织生长的作用;阳极有减少渗出的作用。对经久不愈的慢性溃疡有显著疗效。

4. 促进骨再生修复 微弱直流电可促进骨再生修复。

5. 改善冠状动脉血液循环 微弱直流电有改善冠状动脉血液循环的作用。

6. 促进静脉血栓溶解 恒流型直流电可用于治疗静脉血栓。

7. 电解作用 电解反应使阴极下产生碱性物质,阳极下产生酸性物质,可借此治疗某些疾病。

(1)肿瘤治疗:肿瘤组织在直流电作用下,电解产物所形成的电场区域改变了肿瘤组织生存的微环境,使肿瘤组织发生电生理、电化学反应,导致肿瘤组织的变性、死亡,适用于体积不大的内脏肿瘤或转移癌。这一方法称为电化学疗法,或称肿瘤的直流电疗法。

(2)电解拔毛:适用于倒睫。

(3)电解除赘法:利用电解方法除去皮肤和黏膜的赘生物。适用于疣、小血管瘤、淋巴管瘤和痔。

(二)适应证

1. 神经系统疾病 周围神经伤病、自主神经功能紊乱、神经症。

2. 循环系统疾病 高血压病、血栓性静脉炎。

3. 骨关节疾病 关节炎、颞下颌关节功能紊乱。

4. 慢性炎症性疾病 慢性炎症浸润、慢性溃疡、慢性胃炎、慢性盆腔炎、慢性附件炎、前列腺炎。

5. 其他 瘢痕、粘连、过敏性鼻炎、功能性子宫出血等。

(三)禁忌证

1. 全身状况不佳 高热、昏迷、恶病质、恶性肿瘤、心力衰竭。

2. 局部条件不允许 出血倾向,急性化脓性炎症,急性湿疹,孕妇腰部、腹部、骶部,皮肤破损部位,金属异物局部,安装有心脏起搏器相应部位。

3. 过敏体质 对直流电过敏者。

(四)治疗技术

1. 仪器设备

(1)直流电疗机:利用晶体管或电子管将交流电经全波整流,通过滤波电路输出平稳的直流电流。一般输出电压100V以下;输出电流0~50mA,可调。

(2)导线:一端接在直流电疗机的输出插口,另一端用电极夹,夹在金属电极板上。要求选用富于柔韧性、绝缘性能良好的导线,长度1.5~2m,单股导线或双股导线(分叉导线)。导线外表应使用不同颜色,以便于治疗时区分极性。一般阳极固定为红色。

(3)接线夹:用于连接导线和电极板。要求金属夹子表面必须用橡皮布绝缘,形状要小巧、咬合紧密。

(4)电极:要用质地柔软、导电性好和化学惰性大的金属;厚度0.2~0.5mm;可根据治疗要求制成各种形状。电极板的长度和密度要比衬垫短2cm,边缘平整,四角钝圆。

(5)衬垫:为避免电极板下形成的酸、碱电解产物直接刺激皮肤,必须在电极板与皮肤之间放置一个衬垫。衬垫规格见表2-1。要求由吸水性较好的绒布制成。绒布在做衬垫之前要以热水浸泡12h,以充分缩水,制成的衬垫厚度不得小于1cm,衬垫的另一面缝一口袋,放置铅板。衬垫的边缘应比铅板宽2cm。治疗中为防止衬垫放反,造成灼伤,可在放置铅板的一面做标记。

(6)沙袋、绷带:为固定电极的用品。

表 2-1　常用衬垫规格

形状	面积(cm^2)	长×宽(cm)
长方形	400	25×16
	300	22×14
	250	21×12
	200	18×11
	150	15×10
	100	13×8
	80	12×6.5
	60	10×6
圆形	约12.56	4(直径)
椭圆形	28	4×7

(7)油绸或橡皮布:治疗中防止浸湿衣服。

2. 电极放置

(1)对置法:两电极分别置于人体的两侧。适用于局部或病变较深的疾病。

(2)并置法:两电极并列放置人体的一侧。作用范围较大,适于神经、血管和肌纤维较长的肌肉病变处,但作用较浅。

要求:作用电极(主电极)面积应比非作用电极(副电极)小,以增强作用极的电流密度,使治疗作用增强。

3. 治疗剂量由电流密度和治疗时间两种因素决定

(1)电流密度:以作用电极的面积为标准。成人 $0.05 \sim 0.2 mA/cm^2$;电极面积大于 $200cm^2$ 时,电流密度要适当减少;儿童 $0.02 \sim 0.05 mA/cm^2$;反射疗法 $0.02 mA/cm^2$。剂量上限为 $0.5 mA/cm^2$。

(2)治疗时间:头面部或神经反射疗法每次 $15 \sim 20 min$;较大部位或关节部位每次 $20 \sim 25 min$。每日 1 次或隔日 1 次,15～20 次为 1 个疗程。

4. 操作方法

(1)根据医嘱选好所需电极及衬垫。将电极铅板放入已消毒好、温度和湿度适宜的衬垫内。

(2)患者取舒适体位,暴露治疗部位。检查治疗区域的皮肤有无破损,如有小面积抓伤或点状破损,可垫以绝缘的橡皮布。皮肤感觉障碍及术后瘢痕部位应酌情减低电流强度。

(3)将治疗衬垫紧密平整地接触治疗部位皮肤,覆盖橡皮布后,酌情用绷带、尼龙搭扣、沙袋、浴巾等将电极固定。

(4)检查治疗仪器的输出调节旋钮是否在"0"位,电流极性转换开关、导线的正、负极和导线的连接极性是否处在治疗的正确位置。

(5)启动电源开关,缓慢调节电流输出,并根据患者感觉,3～5min 内逐渐增加强度至治疗量。

(6)治疗结束,按逆时针方向缓慢将输出调至"0"位,关闭电源。取下电极,检查皮肤。

5. 注意事项

(1)治疗前仪器的检查、准备:检查仪器的输出是否平稳、正常;各开关、旋钮能否正常工作;导线、接线夹、电极、导线电极焊点是否完整无损;导电橡胶电极是否老化、裂隙。仪器各部件均正常时方可用于治疗。

根据治疗需要决定电极的极性;选择的主极与辅极等大,或辅极大于主极,两极对置、斜对置或并置。衬垫有电极套时,应注意检查衬垫部分是否紧贴皮肤,严防反置,而使电极与患者皮肤之间只隔一层单布。

选用两种不同颜色的导线,以易于区别(+)(-)极连接正确无误。导线夹下必须垫以绝缘布,电极插头必须紧紧插入电极的导线插口,切勿使导线夹和导线的金属裸露部分直接接触皮肤。

(2)治疗前患者治疗部位的检查、准备:检查治疗部位皮肤是否清洁完整,感觉是否正常。同时,去除治疗部位及其附近的金属物,若治疗局部皮肤破损,可在该处贴以小块胶布或垫上塑料薄膜,以防止灼伤。

电极与衬垫必须平整,尤其在治疗体表弯曲不平的部位时,必须使衬垫均匀接触皮肤,通电时电流得以均匀作用于皮肤,以免电流集中于某点。

(3)治疗前对患者的解释工作:告知患者治疗中的正常感觉应为均匀的针刺感。若局部有刺痛、灼痛等异常感觉应及时告诉操作人员,检查原因,妥善处理。

(4)治疗中操作者注意事项:应经常检查电流表的指针是否平稳,是否在所调节的电流强度读数上。

注意观察患者表情,询问患者电极下的感觉。

对有局部感觉障碍、血液循环障碍的患者尤应注意巡视观察,防止灼伤。

须调换电极极性或电流分流挡时,应先将电流输出调至零位,再行调节。

如患者感觉电极下有局限性疼痛或烧灼感,应立即调节电流至零位,中止治疗,检查电流强度是否过大,电极衬垫是否滑脱,导线夹是否裸露或直接接触皮肤,局部皮肤有否烧伤。对不符合要求的情况予以纠正或处理。如无明显异常或错误,则可继续治疗。

如有皮肤灼伤,则应停止治疗,予以妥善处理。

头部治疗时,要注意电流强度不要过大,以防对脑组织产生强烈刺激。

(5)治疗中患者的注意事项:不得任意挪动体位,以免电极衬垫移位、电极脱落或直接接触皮肤而发生灼伤。不得触摸治疗仪或接地的金属物。

(6)治疗结束时的注意事项:应先调节电流至零位,关闭电源,才能从患者身上取下电极和衬垫。

(7)治疗结束后的注意事项:告诉患者不要搔抓治疗部位皮肤,必要时可使用护肤剂。治疗后,如局部皮肤有刺痒或红色小丘疹,可涂止痒液。嘱患者勿抓破,以免影响治疗。

止痒液配方:

阳极止痒液(pH 9)　　　　阴极止痒液(pH 4.6)

磷酸二氢钠 0.5g　　　　磷酸二氢钠 4.0g

磷酸氢二钠 9.5g　　　　磷酸氢二钠 0.6g

甘油 50.0g　　　　　　甘油 50.0g

75%乙醇 150.0g　　　　75%乙醇 150.0g

水加至 500ml　　　　　水加至 500ml

使用过的衬垫,必须彻底冲洗干净,煮沸消毒,整平后在阴凉处晾干备用。破旧的衬垫应予修补或更新。

电极用于治疗后,必须用肥皂水刷洗,去除电极表面的污垢与电解产物。铅板电极应予压平。破裂电极应予更新。

(五)常用治疗方法

1. 头面部直流电疗法

(1)眼-枕法:适用于脑血管意外后遗症、神经症、脑血管硬化、眼科疾病。电极:直径 3~4cm 圆形电极×2;60cm^2 电极×1。方法:圆形电极分别置于双侧闭合的眼睑上,用分叉导线相连;60cm^2 电极置于枕部发际下。极性视需要而定。剂量:电流强度 2~5mA,治疗时间 15~20min。注意事项:为了使电极与皮肤接触紧密,可在眼睑上放一浸湿的药棉。眼科疾病需滴眼药者,每只眼内滴药液 2 滴。

(2)额-枕法:适用于血管性头痛、枕大神经痛、高血压等。电极:60~80cm^2 电极×2。方法:一电极置于前额部,下界在眉弓上方,另一电极置于枕部发际下。剂量:电流强度 3~5mA,治疗时间 15~20min。

(3)颞-枕法:适用于神经性头痛、三叉神经痛等。电极:30cm^2 电极×2;100cm^2 电极×1。方法:30cm^2 电极分别置于两侧颞部,用分叉导线相连;100cm^2 电极置于枕部发际下。极性视需要而定。剂量:电流强度 2~5mA,治疗时间 15~20min。

(4)耳部治疗法:适用于神经性聋、耳鸣,急、慢性中耳炎。电极:60cm^2 电极×1;30cm^2 电极×1;棉花一小块。方法:一电极置于耳部,将浸湿的棉花塞入外耳道内,充填至与耳郭平,其上压上 30cm^2 衬垫;另一电极置于枕部发际下。剂量:电流强度 0.5~1mA,治疗时间 15~20min。

(5)半面具疗法(面部疗法):适用于三叉神经痛、外周性面神经麻痹。电极:特制半面具电极×1;200cm^2 电极×1。方法:半面具电极放置于患侧面部;另一电极置于肩胛区或对侧上臂。剂量:电流强度 8~15mA,治疗时间 15~20min。注意事项:电极的各叶面应分别与前额、颊部、下颌部紧密接触。

2. 颈部直流电疗法

(1)颈部治疗:适用于甲状腺术后瘢痕、咽喉部疾病。电极:80cm² 电极×2。方法:一电极置于前颈部,以喉结为中心;另一电极置于后颈部。剂量:电流强度 5～8mA,治疗时间 15～20min。

(2)扁桃体治疗:适用于急、慢性扁桃体炎。电极:30cm² 电极×2;60cm² 电极×1。方法:30cm² 电极置于颈两侧,以下颌角为中心,用分叉导线连接;另一 60cm² 电极置于颈部。剂量:电流强度 3～6mA,治疗时间 15～20min。

(3)颈交感神经节治疗:适用于失眠、溃疡病、偏头痛、更年期综合征。电极:60cm² 电极×2;150cm² 电极×1。方法:60cm² 电极分别斜置于颈两侧(胸锁乳突肌中段为中心);150cm² 电极竖置于肩胛区。剂量:电流强度 6～10mA,治疗时间 15～20min。

3. 四肢直流电疗法

(1)肩关节治疗:适用于肩关节周围炎、陈旧性肩关节损伤等。电极:200cm² 电极×2 或×4。方法:单肩,两电极以肩关节为中心前后斜对置;双肩,两电极放双肩前,用分叉导线相连,另两电极放置双肩后,也用分叉导线相连。剂量:电流强度 10～15mA,治疗时间 15～20min。

(2)肘关节治疗:适用于肘关节炎、陈旧性肘关节损伤等。电极:100cm² 电极或 150cm² 电极×2。方法:两电极分别置于肘关节的内、外侧(对置)。剂量:电流强度 6～10mA,治疗时间 15～20min。

(3)膝关节治疗:适用于膝关节炎、膝关节周围韧带损伤等。电极:200cm² 电极×2 或×4。方法:单膝,两电极分别竖置于膝关节的内、外侧(对置)。双膝,四个电极用分叉导线相连,双膝内侧连一极;双膝外侧连一极。剂量:电流强度 10～15mA,治疗时间 15～20min。

(4)踝关节治疗:适用于踝关节韧带损伤等。电极:100cm² 电极×2 或×4。方法:单踝,两电极分别竖置于踝关节的内、外侧对置;双踝,四个电极用分叉导线相连,踝内侧连一极,踝外侧连一极。剂量:电流强度 10mA,治疗时间 15～20min。

(5)足跟部治疗:适用于足跟骨刺、筋膜炎等。电极:60cm² 电极×1 或 ×2;100cm² 或 200cm² 电极×1。方法:单足,60cm² 电极横置于足跟部,100cm² 电极置于腰骶部;双足,两个 60cm² 电极用分叉导线相连,双足跟部连一极,200cm² 电极置于腰骶部。剂量:电流强度 6～10mA,治疗时间 15～20min。

4. 躯干直流电疗法

(1)脊柱治疗:适用于脊椎关节炎、急性炎症性脱髓鞘性多发性神经病、脊髓炎、脊髓空洞症等。电极:200cm² 电极×2。方法:两电极分别竖置于脊柱上并置。上界:以第 7 颈椎为中心;下界:以第 4～5 腰椎为中心。剂量:电流强度 15～20mA,治疗时间 15～20min。

(2)颈椎治疗:适用于颈椎病。电极:100cm² 电极×2 或 150cm² 电极×2。方法:一电极竖置于后颈及上背部;另一电极竖置于左或右前臂尺侧或桡侧。剂量:电流强度 10～15mA,治疗时间 15～20min。

(3)胸背部治疗:适用于气管炎、哮喘。电极:300cm² 电极×2。方法:一电极竖置于肩胛区;另一电极竖置于前胸部。剂量:电流强度 10～15mA,治疗时间 15～20min。

(4)腰骶部治疗:适用于腰椎间盘突出症、坐骨神经痛、陈旧性腰扭伤等。电极:400cm² 电极×2;200cm² 电极×2。方法:对置法,一电极横置于腰部,另一电极横置于腹部;并置法,一电极横置于腰部,另一电极竖置于患侧小腿后外侧。或将 400cm² 电极横置于腰部,两个 200cm² 电极分别竖置于双小腿后外侧。剂量:电流强度 15～20mA,治疗时间 15～20min。

(5)太阳神经丛疗法:适用于过敏性结肠炎。电极:300cm² 电极×2。方法:一电极置于上腹部(以剑突与脐连线中点为中心);另一电极置于腰部。剂量:电流强度 15～20mA,治疗时间

20～30min。

（6）腹部疗法：适用于妇科急慢性炎症、慢性结肠炎、过敏性结肠炎、术后肠粘连。电极：400cm² 电极×2。方法：两电极分别横置于腹部与腰部（对置）。剂量：电流强度 10～15mA，治疗时间 15～20min。注意事项：可根据病情选择上腹、中腹、下腹、左腹或右腹部。

5. 神经反射疗法

（1）鼻黏膜反射疗法：适用于溃疡病、哮喘病。电极：1cm×3cm 电极×1；60cm² 电极×1。方法：将浸湿的棉条用镊子塞入鼻腔内，与鼻黏膜紧密接触，上唇放一小塑料布，将露出的棉条与 1cm×3cm 的小电极相连；60cm² 电极置于枕部。剂量：电流强度 1～2mA，治疗时间 10～20min。

（2）领区反射疗法：适用于高血压Ⅰ～Ⅱ期、神经症、雷诺现象等。电极：特制领式电极（1000～1100cm²）×1；400cm² 电极×1。方法：领式电极置于领区，400cm² 电极置于腰骶部。剂量：电流强度 6～16mA 或 10～20mA，治疗时间 6～30min。注意事项：领区接阳极，腰部接阴极。首次治疗时电流强度应偏小，从 6mA 6min 开始，每隔 1 日递增 2mA 2min，至 16mA 16min 止。

（3）双上臂反射疗法：适用于气管炎、肺结核（咳嗽重者）等。电极：200cm² 电极×2；400cm² 电极×1。方法：2 个 200cm² 电极分别竖置于两上臂外侧，用分叉导线连接；400cm² 电极竖置于肩胛区。剂量：电流强度 15～20mA，治疗时间 15～20min。

（4）乳腺反射疗法：适用于功能性子宫出血、月经不调等。电极：特制乳腺电极×2；300cm² 电极×1。方法：两乳腺电极分别置于两侧乳房部；300cm² 电极横置于耻骨联合上。剂量：电流强度 15～20mA，治疗时间 15～20min。

（5）短裤式反射疗法：适用于盆腔炎、遗尿等。电极：200cm² 电极×2；400cm² 电极×1。方法：两个 200cm² 电极分别横置于大腿前上 1/3 处，用分叉导线连接；400cm² 电极横置于腰骶部。

剂量:电流强度 15～30mA,治疗时间 20～30min。

(6)全身反射疗法:适用于高血压病Ⅰ～Ⅱ期、动脉粥样硬化、自主神经功能紊乱、神经症等。电极:300cm² 电极×1;150cm² 电极×2。方法:300cm² 电极置于肩胛间区;150cm² 电极置于两小腿腓肠肌表面,用分叉导线连接。剂量:电流强度 15～25mA,治疗时间 15～25min。

6. 心前区直流电疗法 适用于冠心病。电极:150cm² 电极×2。方法:一电极置于心前区;另一电极置于左肩胛或左上臂外侧。剂量:电流强度 8～12mA,治疗时间 5～20min。

7. 心脏节段区疗法 适用于冠心病。电极:150cm² 电极×2。方法:一电极置于左上臂外侧;另一电极置于左肩胛区。剂量:电流强度 4～8mA,治疗时间 10～15min。

8. 女性盆腔器官直流电疗法

(1)腰-骶法:适用于妇科盆腔脏器疾病。电极:150cm² 电极×2。方法:一电极置于耻骨联合上;另一电极置于腰部。剂量:电流强度 10～15mA,治疗时间 15～30min。

(2)骶部-阴道法:适用于妇科盆腔脏器疾病。电极:200cm² 电极×1;特制阴道体腔电极。方法:200cm² 电极置于骶部;特制体腔电极置于阴道内。剂量:电流强度 10～20mA,治疗时间 15～30min。

(3)腹部-阴道法:适用于妇科盆腔脏器疾病。电极:200cm² 电极×1;特制阴道体腔电极。方法:200cm² 电极置于腹部;特制体腔电极置于阴道内。剂量:电流强度 10～20mA,治疗时间 15～30min。

(4)腹-骶-阴道法:适用于妇科盆腔脏器疾病。电极:200cm² 电极×2;特制阴道体腔电极。方法:两个 200cm² 电极分别置于耻骨联合上及骶部,以分叉导线相连;特制体腔电极置于阴道内。剂量:电流强度 10～20mA,治疗时间 15～30min。

二、直流电药物离子透入疗法

（一）概述

1. 概念　利用直流电将药物离子经皮肤、黏膜或伤口透入体内治疗疾病的方法，称直流电药物离子透入疗法。

2. 原理　药物溶液中某些成分可以离解为离子，根据电学的同性相斥、异性相吸的原理，在直流电场力的作用下，带电的药物离子发生定向移动。在阴极衬垫中，带负电荷的药物离子向人体方向移动进入人体；在阳极衬垫中，带正电荷的药物离子向人体方向移动进入人体。

3. 作用方法

(1)途径：药物离子透入的主要通道是皮肤表面大量的毛孔、汗腺管口及黏膜的细胞间隙。

(2)分布：药物离子进入人体后，可直接作用于局部直接起治疗作用；也可在皮肤内形成离子堆，通过血液、淋巴循环逐渐分布全身。

(3)深度：根据皮肤情况、透入药物的性质，在临床治疗剂量的条件下，药物离子直接透入皮内的深度较浅，一般在 1～1.5mm。

(4)药量：透入药物量的多少与电流类型、治疗剂量、药物离子的直径、溶液的浓度和人体各部位皮肤、黏膜的导电性等因素有关；实验证明，简单的无机离子，每次治疗透入药量相当于衬垫上药量的 2%～5%；复杂的有机物，透入药量只有衬垫上药量数的百分之一。为了提高药物离子的透入量，可用二甲亚砜作为溶剂（可以使透入量提高 1.5～2 倍）；也可与中波、短波、微波、超声波等疗法并用。

(5)作用方式：直流电对于较表浅的组织如眼结膜、角膜、鼻黏膜、口腔黏膜、皮肤及指(趾)等有直接作用。通过体液或神经反射，引起人体的反应可达到间接治疗作用。

(二)治疗特点

1. 通过直流电直接将药物透入治疗部位,不改变透入药物的药理作用,且只透入其有效成分。

2. 具有直流电和药物的综合作用,两者作用相互加强。

3. 在局部表浅组织中,药物浓度可比肌内注射途径用药高20~100倍。因在皮内形成药物"离子堆",作用时间比注射或口服持续时间长。

4. 直流电药物透入可以通过神经反射途径引起机体反应,达到治疗目的。如领区钙离子透入,可通过自主神经影响颅内中枢神经、颈、上肢的血液循环和心、肺的功能。用于治疗神经症、血管性头痛等。

5. 透入药量少,不损伤皮肤和黏膜,不引起疼痛,不刺激胃肠道,不会产生药物不良反应,患者易于接受。

(三)适应证

与单纯直流电疗法的适应证相同。常可用于以下疾病。

1. **神经系统疾病**　周围神经损伤、神经炎、神经根炎、神经症、自主神经功能紊乱。

2. **骨关节疾病**　关节炎、颈椎病、肩关节周围炎。

3. **外科疾病**　慢性炎症浸润、瘢痕、粘连。

4. **内科疾病**　高血压。

5. **眼科、耳鼻咽喉科、口腔科疾病**　角膜斑翳、白内障、玻璃体混浊、视神经炎、慢性喉炎、颞下颌关节功能紊乱等。

(四)禁忌证

1. **局部皮肤条件不允许**　治疗部位皮肤感觉缺失、初愈的瘢痕、邻近有金属异物。

2. **过敏体质**　对拟透入药物过敏者。

3. **其他**　与单纯直流电疗法相同。

(五)治疗技术

1. **透入药物的选择**

(1)药物必须能够电离成离子或胶体质点,才能用于直流电透入人体。

(2)药物的成分要纯,最好易溶于水,而且不易被酸或碱所破坏。从阴极透入的药物 pH 不宜小于 6,从阳极透入的药物 pH 不宜大于 8。

(3)明确药物透入的极性和浓度。溶液浓度一般以 1%~5% 为宜;某些剧毒药的浓度则应在 1% 以下;酶制剂的浓度不能超过 1%,高浓度的酶极不稳定,会自行消化。中草药透入煎剂常用 10% 以上,因成分复杂,最好先行药物化学和药理作用分析,提取有效成分,并测定其透入的极性。

2. **透入药物的浓度、极性和主要作用** 见表2-2。

表2-2 常用直流电透入药物浓度、极性和主要作用

药物名称	透入离子或有效成分	浓度(%)	极性	主 要 作 用
氯化钙	钙	2~10	+	保持神经、肌肉的正常兴奋性,降低细胞膜通透性,消炎收敛
硫酸镁	镁	2~10	+	缓解平滑肌痉挛,舒张血管、降血压、利胆
硫酸锌	锌	0.25~2	+	降低交感神经兴奋性、收敛、杀菌,促进肉芽生长
硫酸铜	铜	0.5~2	+	抑制真菌、病毒生长
硝酸银	银	1~3	+	杀菌、收敛、腐蚀组织
氯化钾	钾	2~5	+	维持神经、肌肉组织兴奋性
氯化锂	锂	2~5	+	加强尿酸盐的溶解

药物名称	透入离子或有效成分	浓度(%)	极性	主　要　作　用
碘化钾	碘	2～10	－	软化瘢痕,松解粘连,促进慢性炎症消散
氯化钠	氯	2～10	－	软化瘢痕,促进慢性炎症消散
溴化钾(或钠)	溴	2～10	－	增强大脑皮质抑制过程
氟化钠	氟	1～3	－	加强牙质,减弱牙体对冷热的传导
亚硫酸钠	硫	2～5	－	软化角质层,抑制炎症过程,利胆
水杨酸钠	水杨酸	2～10	－	抗风湿、抗炎,抑制真菌,止痒、止汗
苯甲酸钠咖啡因	咖啡因	0.5～1	－	增强大脑皮质兴奋过程
氨茶碱	乙二胺		－	松弛支气管平滑肌,扩张冠状血管
	氨茶碱	1～2	＋	松弛支气管,扩张冠状血管
盐酸罂粟碱	罂粟碱	0.1～0.5	＋	解除平滑肌痉挛
毒扁豆碱	毒扁豆碱	0.02～0.1	＋	缩瞳,使平滑肌收缩,横纹肌兴奋
盐酸麻黄碱	麻黄碱	1～2	＋	使皮肤、黏膜和腹腔器官血管收缩,支气管平滑肌松弛
盐酸肾上腺素	肾上腺素	0.01～0.02	＋	使皮肤、腹腔内血管收缩,骨骼肌、心肌血管扩张,支气管平滑肌松弛,抗过敏

(续 表)

药物名称	透入离子或有效成分	浓度(%)	极性	主要作用
磺胺嘧啶钠	磺胺嘧啶	2~5	－	抑制大多数革兰阳性球菌和某些革兰阴性球菌、杆菌
青霉素钠盐	青霉素	5~10 (万 U/ml)	－	对革兰阴性和革兰阳性球菌有抑制作用
硫酸链霉素	链霉素	0.5~1 (g/ml)	＋	对革兰阴性菌、结核杆菌有抑制作用
盐酸金霉素	金霉素	0.5~1	＋	抑制多数革兰阳性、阴性菌
盐酸土霉素	土霉素	0.5~1	＋	抑制多数革兰阳性、阴性菌
氯霉素	氯霉素	0.25	＋	抑制多数革兰阳性、阴性菌,对阴性菌作用较强
硫酸新霉素	新霉素	0.5	＋	对大部分革兰阴性菌和某些阳性菌有抑制作用
硫酸庆大霉素	庆大霉素	4~8U/次	＋	对铜绿假单胞菌、大肠埃希菌、金黄色葡萄球菌有抑菌作用
红霉素	红霉素	2	＋	对革兰阳性和阴性球菌有抑菌作用
水杨酸钠	水杨酸	2~10	－	镇痛、抗风湿、抗炎
对氨水杨酸	水杨酸	2~10	－	对结核杆菌有抑制作用
异烟肼	异烟肼	1~2	＋	对结核杆菌有抑制作用
旧结核菌素	结核菌素	0.1~0.25	－	对结核杆菌有脱敏作用
溴化新斯的明	新斯的明	0.1	＋	缩瞳,增强平滑肌张力和蠕动,兴奋横纹肌

药物名称	透入离子或有效成分	浓度(%)	极性	主　要　作　用
氢溴酸加兰他敏	加兰他敏	0.02～0.5	＋	使平滑肌收缩、横纹肌兴奋
硫酸阿托品	阿托品	0.05～0.1	＋	散瞳,缓解平滑肌痉挛、抑制汗腺、唾液腺分泌
溴化六甲双胺	六甲双胺	0.5～1	＋	阻断交感神经冲动,使小动脉扩张、血压降低
盐酸乙基吗啡	乙基吗啡	0.1～0.5	＋	镇痛、促进渗出物吸收
磷酸组胺	组胺	0.01～0.02	＋	使毛细血管扩张、增加通透性
盐酸苯海拉明	苯海拉明	1～2	＋	抗组胺、抗过敏
盐酸氯丙嗪	氯丙嗪	1～2	＋	抑制大脑皮质及皮质下中枢功能活动、降低血压
枸橼酸钠	枸橼酸	1～5	－	抗凝
阿司匹林	阿司匹林	2～10	－	解热、镇痛、抗风湿
安乃近	安乃近	0.5	－	镇痛、解热、抗风湿
盐酸奎宁	奎宁	0.25～2	＋	镇痛、减轻横纹肌强直收缩
盐酸普鲁卡因	普鲁卡因	2～5	＋	局部麻醉、止痛
盐酸利多卡因	利多卡因	1～2	＋	局部麻醉、止痛
维生素 C	维生素 C	0.5～5	－	促进伤口愈合、增强抵抗力

药物名称	透入离子或有效成分	浓度(%)	极性	主要作用
盐酸硫胺	维生素 B_1	1～2	+	维持神经、消化系统正常功能
维生素 B_{12}	维生素 B_{12}	50～100 μg/次	+	抗贫血
谷氨酸钠	谷氨酸	3～5	－	参与脑内蛋白和糖代谢，改善细胞营养
烟酸	烟酸	0.5～1	－	促进细胞代谢、扩张血管
肝素	肝素	5000U/ml	－	抗凝,同时有抗炎作用
胰蛋白酶	胰蛋白酶(等电点 pI 5.8)	0.05～0.1	－	抗炎,加速伤口净化,促进肉芽生长
糜蛋白酶	糜蛋白酶(等电点 pI 8.3)	0.05～0.1	+	提高组织通透性,改善微循环,抗炎,促进肉芽组织生长
透明质酸酶	透明质酸酶(以 pH 5.2 醋酸缓冲液作溶剂)	5～10U/ml	+	提高组织通透性,促进渗出物吸收
蜂毒注射液	蜂毒	15U/ml	+	扩张血管、消炎止痛
氢化可的松	氢化可的松	5～20 mg/次	+	抗炎、脱敏
水溶性促皮质素	促皮质素	10～15U/次	+	促进肾上腺皮质制造和释放皮质激素
硫酸小檗碱	小檗碱	0.5～1	+	对革兰阳性菌和某些革兰阴性菌有抑制作用
延胡索乙素硫酸盐	延胡索	30～40 mg/次	+	镇痛、镇静

(续 表)

药物名称	透入离子或有效成分	浓度(%)	极性	主 要 作 用
草乌液	草乌总生物碱	10	+	消炎、镇痛
钩藤液	钩藤总生物碱	10～20	+	镇静、降压
洋金花液	洋金花总生物碱	0.5	+	降血压
黄柏液	黄柏	10～50	+	对革兰阳性菌和某些革兰阴性菌有抑制作用
大蒜原液	大蒜	1～5	+	对革兰阳性及阴性菌有抑制作用
黄芩煎剂	黄芩	10	+	对革兰阳性菌和某些革兰阴性菌有抑制作用
萝芙木煎剂	萝芙木	10	+	镇静、降血压
杜仲煎剂	杜仲	50	+	降血压
川芎煎剂	川芎	30	—	扩张血管
毛冬青煎剂	毛冬青	50～100	—	扩张血管、消炎
五味子煎剂	五味子	20～50	—	兴奋中枢神经系统,调节心血管功能
酸枣仁煎剂	酸枣仁	10	—	安心安神、敛汗生津
陈醋液	陈醋	原醋	—	消炎、止痛、软坚

3. 透入药物的作用方式

(1)衬垫法:将药液均匀洒在面积与衬垫相近的绒布或滤纸上,药量以浸湿为准,一般 5～15ml,与皮肤紧密接触,然后放上普通的电极衬垫。

(2)体腔法:将浸有药物溶液的棉花塞入耳道、鼻腔,或将特制的体腔电极插入直肠、阴道等治疗部位,向电极内灌注药液,非作用极置于邻近部位的皮肤上。

（3）水浴法：将药液放在水槽内，用炭质电极，治疗部位浸入槽内，非作用极置于身体相应部位的皮肤上。主要适用于肢体末端及眼部治疗。水浴法用药量比衬垫法多。

（4）窦道离子透入法：用抗生素或其他药物溶液浸泡的无菌纱条填入窦道内，然后放上普通的电极衬垫，与皮肤紧密接触，非作用极置于病灶对侧。

（5）体内电泳法：根据治疗需要以口服、注射、灌肠、导尿管透入等方式输入人体，在体表相应部位放置电极进行治疗。例如：胃溃疡，口服0.25%普鲁卡因100~200ml，然后在胃区放置电极进行治疗。

4．操作方法

（1）带正电的药物离子从阳极透入，反之从阴极透入。

（2）透入的药物溶液均匀洒在与作用电极衬垫面积相同的绒布或滤纸上，将绒布或滤纸与皮肤紧密接触，再放上普通的电极衬垫，非作用极下不放药物。

（3）所用药物极性必须与主电极一致，其常用药物透入的浓度、极性及主要作用参阅表2-2。

（4）抗生素（青霉素、四环素等）透入时，因药物极易被电极下的电解产物破坏，因此需要采用非极化电极。

第一层：浸有抗生素药液的滤纸，直接接触皮肤。

第二层：浸湿的衬垫。

第三层：浸有能吸收电解产物的缓冲液（5%的葡萄糖液或1%甘氨酸液）的滤纸。

第四层：浸湿的衬垫。

第五层：铅板。

（5）链霉素、新霉素对pH变化的耐受性强，可不用非极化电极，但治疗衬垫要厚，通电时间不宜过长。土霉素、氯霉素在碱性环境中易破坏，但这些药物由阳极透入，阳极下的电解产物为酸性,因此也可以不用非极化电极。

(6)溃疡、窦道药物透入前应先将创面的坏死组织、分泌物清除干净。电极的极性应根据溃疡、窦道的情况和选用药物的极性而定,分泌物较多的创面一般采用阳极,分泌物较少的创面采用阴极,以促进组织生长。

(7)眼部药物透入时,用眼杯法治疗要求患者睁开眼,若不适应,可先滴 0.5%丁卡因 1～2 滴,麻醉角膜及结膜。用衬垫法,宜先用药液滴眼,再将浸有同种药液的衬垫放置于闭合的眼睑上。其他操作方法与直流电疗法相同。

5. **注意事项**

(1)用于阳极与阴极的衬垫必须严格区分,分别冲洗,煮沸消毒,分别放置,以防止寄生离子。

(2)药物应保存于阴凉处,易变质的药物应保存于棕色瓶内。剧毒药应单独加锁存放,专人管理。

(3)药物使用前必须检查其保质日期,观察有否变色、变浑,使用后应将瓶盖盖严,防止污染。剧毒药的剂量一般不应超过注射用剂量。中药透入时,应明确极性和浓度,必要时通过实验确定后再使用。青霉素等药物透入之前,应先做皮肤过敏试验。

(4)配制药物的溶液,除特殊需要外,一般采用蒸馏水、无离子水、乙醇、葡萄糖溶液等,以避免溶液中的寄生离子。配制的药液存放时间不宜超过 1 周。

(5)每次浸滤纸或纱布的药液量一般约 $3ml/100cm^2$。

(6)透入刺激性大的药物,会引起局部皮肤瘙痒、干燥以至皲裂,可在治疗后涂抹止痒液。

(7)其他注意事项与直流电疗法相同。

(六)常用治疗方法

1. **眼部离子透入疗法**　适应证、透入药物及极性:结核性炎症,1%链霉素(＋);病毒性炎症,0.25%氯霉素(＋);眼部革兰阳性细菌感染,5000U/ml 青霉素(－);疱疹性结膜炎,0.1%～

0.2%硫酸铜(＋);风湿性虹膜睫状体炎,0.5%水杨酸钠(＋);青光眼,0.5%～1%硝酸毛果芸香碱(＋);视神经炎,0.5%～1%烟酸(－);角膜斑翳,1%～2%碘化钾(－);薄翳、玻璃体混浊,50～100U/ml 透明质酸酶(＋)。[注:(＋)为阳极,(－)为阴极]

(1)眼杯法。电极:眼杯电极 1～2 个;60cm² 电极×1。方法:采用底部有孔的特制眼杯电极 1～2 个,孔内插入炭棒或白金电极,杯内盛药液。嘱患者低头,将眼睁开,紧贴眼杯边缘,使角膜与眼杯内液体相接触;60cm² 电极横置于后颈部。剂量:电流强度 1～2mA,治疗时间 10～15min。

(2)衬垫法。电极:直径 3～4cm 圆形电极×2;60cm² 电极×1。方法:先向眼内滴入 1～2 滴所需透入的药液,然后嘱患者闭眼,在眼睑上放浸有药液的滤纸或绒布,最后将圆形电极置于闭合的眼睑上,用分叉导线相连;60cm² 电极置于枕部。剂量:电流强度 1～3mA,治疗时间 10～20min。

2. 耳部离子透入疗法 适应证:鼓膜有穿孔但分泌物不多的亚急性或慢性中耳炎。

(1)一般药物透入。电极:棉条;60cm² 电极×1。方法:用药液将棉条浸湿后塞入外耳道,若有鼓膜穿孔,可先滴药液 1～2 滴,然后再塞入棉条;压在小电极上;60cm² 电极横置于枕部。

(2)抗生素透入。电极:特制缓冲电极,由细玻璃管、琼脂、缓冲液、生理盐水、金属丝等组成;60cm² 电极×1。方法:玻璃管直径 0.3～0.5cm,长 7～8cm,底部有小孔。管的下半部有由 1%甘氨酸配制的琼脂,琼脂层上为生理盐水,金属丝浸没于生理盐水中。治疗前先将 1～1.5ml 抗生素(青霉素、四环素)溶液滴入外耳道,然后插入缓冲电极;60cm² 电极置于对侧颊部。剂量:电流强度 1～2mA,治疗时间 15～20min。

3. 鼻黏膜离子反射疗法 适应证和透入药物选择:溃疡病,维生素 B₁;哮喘,普鲁卡因、氨茶碱;月经紊乱,镁;三叉神经痛,普鲁卡因;瘙痒性皮肤病,普鲁卡因、维生素 B₁、苯海拉明;高血压、脑外伤、神经功能性及脑血液循环障碍引起的头痛,维生素 B_1、普鲁卡因、氯化钾、氯化钙。

电极:直径 1cm,长 6cm 的棉条×2;60cm² 电极×1。

方法:用药液将棉条浸湿后缓慢塞入鼻腔内,将剩余的棉条叠在鼻前庭下,用一小块塑料布放在鼻唇部,使棉条与皮肤隔开,用接线夹将棉条夹住为一电极,接线夹下注意绝缘;60cm² 电极横置于枕部。

剂量:电流强度 1～2mA,治疗时间 10～20min。

4. **牙齿离子透入疗法** 适应证、透入药物及极性:消毒根管,2%～3%碘化钾(—);龋齿引起的牙痛,2%普鲁卡因加肾上腺素(1/10 000)(＋);牙质过敏,3%氟化钠(—)。

(1)根管离子透入。电极:小棉球×1;直径 3cm 电极×1。方法:将浸湿药液的小棉球塞入龋洞内,导线从棉球上引出,药棉球上再盖以纱布或棉花,嘱患者咬合固定并与小电极相连;直径 3cm电极置于病牙根尖对应的皮肤上。剂量:电流强度 0.05～1.5mA;治疗时间 15～20min。

(2)牙本质离子透入。电极:1cm 厚的纱布块;直径 3cm 电极×1。方法:与病牙咬合面相应大小的纱布块和电极板,后者镶在纱布块中,嘱患者咬合固定;3cm 电极置于病牙根尖对应的皮肤上。剂量:电流强度 1～2.5mA,治疗时间 10～20min。

5. **前列腺离子透入疗法** 适用于前列腺炎、前列腺增生症。

(1)体腔法。电极:用有机玻璃或硬橡皮特制的体腔电极;150cm² 电极×1。方法:治疗前嘱患者排空大便或清洁灌肠,取俯卧位,下腹部稍垫高。在体腔电极的前半部涂以少许液状石蜡,使凹弯向腹侧缓慢插入直肠内 9～10cm,然后从外开口处注入加温的药液 4～5ml;150cm² 电极置于下腹部。剂量:电流强度 6～10mA,治疗时间 20～30min。

(2)体内电泳法。电极:150cm² 电极×1;200cm² 电极×1。方法:治疗前嘱患者排空大便或清洁灌肠,然后经灌肠器或导尿管将 20～25ml 加温的药液注入直肠内。150cm² 电极置于下腹部；200cm² 电极置于腰骶部。剂量：电流强度 8～12mA，治疗时间 20～30min。

（3）衬垫法。电极：150cm² 电极×1；200cm² 电极×1。方法：将浸有药液的 150cm² 电极置于耻骨联合上方；200cm² 电极置于腰骶部。剂量：电流强度 8～12mA，治疗时间 15～30min。

6. 直肠离子透入法　适应证、透入药物：细菌性痢疾后的肠黏膜溃疡、糜烂，结肠下端的肠系膜病，4%普鲁卡因加 5%硫酸镁灌肠后透入。

电极：150cm² 电极×1；200cm² 电极×1。

方法：治疗前嘱患者排空大便或清洁灌肠，然后经灌肠器或导尿管将 50～100ml 加温的药液注入直肠内。150cm² 电极置于下腹部；200cm² 电极置于腰骶部。

剂量：电流强度 15～20mA，治疗时间 15～20min。

7. 膀胱内离子透入疗法　适应证、透入药物：结核性膀胱溃疡，链霉素和丁卡因混合液；膀胱内非特异性营养性溃疡，亚甲蓝和丁卡因混合液。

电极：150cm² 电极×1；200cm² 电极×1。

方法：经导尿管将 30～100ml 加温的药液注入膀胱内。150cm² 电极放置于膀胱区腹壁；200cm² 电极置于腰骶部。

剂量：电流强度 15～20mA，治疗时间 20～30min。

8. 胃内离子透入疗法　适应证：胃溃疡、慢性胃炎等。

电极：400cm² 电极×2。

方法：治疗前嘱患者口服 0.25%普鲁卡因 100ml，一电极置于胃区腹壁，连接阳极（＋）；另一电极横置于背部第 7 胸椎至第 1 腰椎处，连接阴极（－）。

剂量：电流强度 15～20mA，治疗时间 20～30min。

9. 伤口或窦道离子透入疗法　透入药物及极性：1%链霉素（＋）；0.25%氯霉素（＋）；0.5%新霉素（＋）；1%硫酸小檗碱（＋）

等抗生素;还可以用锌、铜、银等离子透入。

电极:消毒纱布块×1(用于伤口)或棉栓(用于窦道,30cm² × 1);50cm² 电极×1。

方法:先将创面分泌物清洗干净,周围皮肤消毒,然后用抗生素或其他药液浸湿无菌纱布或棉栓,敷于创面或塞入窦道,再放置衬垫和电极板;50cm² 电极置于创面的对侧或相应部位。

剂量:电流强度 0.5～1mA,治疗时间 15～20min。

10. 心前区离子透入疗法　透入药物及极性:冠心病,2%烟酸(一);0.5%罂粟碱(＋);2%毛冬青黄酮(一);5000～10 000U/30ml 肝素(一)。其余参见直流电疗法。

11. 领区离子透入疗法　透入药物及极性:神经衰弱、脑震荡后遗症、更年期综合征,1%氯丙嗪(＋);高血压病、脑血管硬化供血不足,1%烟酸(一)、0.5%罂粟碱(＋)、1%六甲溴铵(＋)、0.1%潘必啶(＋);支气管哮喘,0.01%肾上腺素(＋)、2%氨茶碱(＋)、1%异丙肾上腺素(＋)、0.5%洋金花总生物碱(＋)。其余参见直流电疗法。

12. 乳腺区离子透入疗法　适应证、透入药物及极性:乳腺炎,抗生素;月经紊乱,痛经,乳腺分泌不足等,钙、溴、镁、普鲁卡因;功能性子宫出血,3%氯化钙(＋)。其余参见直流电疗法。

(七)常见疾病的直流电离子透入方法

直流电离子透入疗法的应用范围较为广泛,国外也常应用此项技术。现根据国外资料,介绍常见疾病的直流电离子透入方法如下。

1. 足癣　①选用离子及极性:铜(＋)。②生物效应:抑制真菌。③药物:1%硫酸铜溶液。④剂量:10mA×15min。⑤频度:2次/周。

2. 鼻炎　①选用离子及极性:锌(＋)。②生物效应:收敛黏膜。③药物:2%硫酸锌软膏。④剂量:3mA × 3min 渐增至 8mA×8min。⑤频度:1/d。

3. 压疮 ①选用离子及极性:锌(＋)。②生物效应:杀菌。③药物:1%～2%硫酸锌溶液或 2%硫酸锌软膏。④剂量:25～100mA×15min。⑤频度:1 次/周×2～3 周。

4. 创伤后水肿 ①选用离子及极性:透明质酸酶(＋)。②生物效应:降解透明质酸。③药物:150U 透明质酸酶溶于 250ml 缓冲液(三水醋酸钠 11.42g、冰醋酸 0.923ml、蒸馏水 1000ml)。④剂量:10mA×15min。⑤频度:1/d。

5. 跖疣 ①选用离子及极性:水杨酸盐(－)。②生物效应:镇痛。③药物:2%水溶液。④剂量:10mA×3min。⑤频度:2～3 次/周。

6. 急性风湿性关节炎 ①选用离子及极性:枸橼酸盐(－)。②生物效应:预防变态反应。③药物:1%枸橼酸钾加入蒸馏水。④剂量:7.5～10mA×20min。⑤频度:1/d 或 3 次/周。

7. 急性和亚急性炎症 ①选用离子及极性:地塞米松(＋)加盐酸利多卡因。②生物效应:抗炎。③药物:4mg 地塞米松溶液加入无菌水 1ml,4%利多卡因 2ml。④剂量:4～5mA×15～20min。⑤频度:1/d。

8. 周围循环不良 ①选用离子及极性:组胺(＋)。②生物效应:扩张血管。③药物:1:10 000 组胺。④剂量:3～12mA×5～20min。⑤频度:2～3 次/周。

9. 痛风 ①选用离子及极性:锂(＋)。②生物效应:消除尿酸。③药物:2%氯化锂。④剂量:5mA×20min。⑤频度:1 次/周×4 周。

(八)离子透入综合治疗方法

在临床应用中,直流电离子透入方法常与其他理疗因子联合应用。这种综合治疗可以用新的方式对机体产生刺激,加强治疗作用,使离子透入的深度加深,局部药量多,药效增强。

中波直流电离子透入疗法

(1)方法:采用特制的中波直流联合器。联合器结构包括电容器和扼流线圈,电容器阻止直流电进入中波电疗机内,扼流线圈阻止中波电流进入直流电疗机内。中波直流电离子透入时,先通以中波电流,使组织产热,血管扩张,待患者有温热感后,再接通直流电。此时,皮肤电阻降低,使透入的深度和药量增加。

(2)注意事项:一般应用10％高浓度的药物溶液,非作用极用10％氯化钠溶液,以增强导电性,避免衬垫过热,引起烧伤。

三、直流电水浴疗法

(一)概述

1. **概念** 将身体或局部浸入含有药液的水槽中,再通以直流电进行治疗的方法。

2. **作用机制** 电水浴的治疗因素包括电流、水温、水的压力、浮力和药物作用等。

(1)电流是电水浴的主要作用因素,以浴水作为电极,治疗面积较大。

(2)利用水的可塑性,对体表凹凸不平部位,如手足等处均可进行治疗。

(3)静水压及水的浮力能改善血液、淋巴循环,增加肢体的活动能力。

(4)通常电水浴中的水为温水,并在水内加入各种药液,这种温水药液在直流电作用下,既有温热刺激作用又有药物透入的作用。

3. **作用方式** 电水浴对机体作用的强弱与浴槽内电极的数目和安放方式有关。

(1)局部电水浴:用于四肢,按应用的槽数分为四槽浴(两手两足);两槽浴(一手一足,两手或两足);单槽浴(一手或一足)。

(2)全身电水浴:全身进行电水浴。

(二)适应证

1. **局部电水浴** 多发性神经炎、四肢小关节炎、雷诺现象、早期血栓闭塞性脉管炎等。

2. 全身电水浴 神经症、疲劳综合征、多发性关节炎、多发性肌炎、多发性神经炎、肥胖症等。

(三)禁忌证

1. 全身状况不允许 高热、昏迷、恶性肿瘤、心肺肝肾功能不全、出血倾向、急性化脓性炎症、急性传染病和妊娠。

2. 局部条件不允许 皮肤破损、金属异物、对直流电过敏、心脏起搏器局部及其周围、对直流电过敏、对拟透入药物过敏及皮肤感染、传染性疾病。

(四)治疗技术

1. 局部电水浴疗法

(1)仪器设备

浴槽:一般为与地绝缘良好的瓷或搪瓷制作的特殊容器。手槽较浅,主要浸泡手、前臂、肘及上臂的下部。足槽较深,主要浸泡足、踝及小腿中下部。每个槽的底部有一个排水孔,治疗时用橡皮塞塞住。每个槽内放置炭制电极,由特制栏加以保护。

浴槽台:为长 100～110cm,宽 90～95cm,高 30～40cm 的木质结构。台上铺一层厚橡皮垫,放上浴槽支架及治疗椅。

直流电疗机和极性转换交替器:用一般直流电疗机附加一极性转换交替器即可。极性转换交替器设于直流电疗机和浴槽之间,用于改变各槽极性或切断任一浴槽的电路,可变换多种方式进行治疗。

(2)操作方法:根据病情选用浴槽的数目、水量和水温。一般手槽水量 3000ml,水位以浸及上臂下 1/3 为宜;足槽水量 6000ml,水位以达小腿下 1/3 为宜。水温根据气候不同,夏天 36～37℃;冬天 38～39℃。使用两手槽或两足槽时两槽的水温与水量必须相等。

检查浴槽有无漏水现象。

将离子透入的药液倒入槽水内。药量:上肢每槽 80～100ml;

下肢每槽 100～120ml,并搅拌均匀。药物浓度:为衬垫透入浓度的 1/10 左右,如碘化钾,衬垫透入浓度 10%,而电水浴只用 1%的浓度。浴槽的极性根据透入药物的极性而定。

治疗前,应告诉患者通电后的正常感觉为轻度针刺感,如出现针刺感不均匀,或一槽有感觉,另一槽无感觉等,应报告工作人员。

治疗时患者坐在治疗椅上,裸露治疗部位并浸入水槽内,将导线接好,检查极性后方可打开电源。先开总开关,再开各槽的开关。

缓慢增加电流强度,5min 内应只给治疗量的 2/3 左右,5min后再调至所需治疗强度。即电流强度 30～50mA,治疗时间 20～30min。

治疗结束,关闭机器,患者出浴后用毛巾擦干肢体。

将槽内的水排净,清水冲洗后,用 3%煤酚皂(来苏儿)溶液消毒,擦干备用。

2. 全身电水浴疗法

(1)仪器设备:采用瓷、搪瓷、塑料制成的浴盆。为了避免接地,浴盆下要垫以橡皮地毯,浴盆底下的排水管不可与地下水道相连,两者之间要有一段空隙,治疗时排水孔的塞子要紧密。浴盆内设置一对或数对炭制电极,电极外用绝缘物隔开。直流电机输出电流 200～300mA。

(2)操作方法:患者半卧于盆内,将水温调到 36～38℃,加入透入的药液。打开电源,缓慢增加电流强度,一般为 50～150mA,治疗时间 15～30min。

3. 注意事项

(1)电水浴槽应绝缘良好,不接地。浴槽出水口不得与下水道直接相连。

(2)经常刷洗炭棒电极,清除电极表面的污物及电解产物。

(3)每次使用后应将槽内水放净或倒净,保持清洁,按时消毒。

(4)不得在患者入浴前打开电源开关。

(5)治疗过程中不得加水或放水。

(6)治疗中须随时观察患者反应,如出现头晕、出汗、面色苍白、虚脱等情况,应立即停止治疗并及时处理。

(7)患者在空腹、饭后或过度疲劳等情况下不宜进行治疗。

(8)患者在浴盆中不得接触水源开关、不能直接接触槽中炭质电极或其他接地金属物。

(9)治疗中,患者肢体不得自行离开水面,也不得使水流入或流出水槽。

(10)在未切断电源前,患者不可随意移动并离开水面。

(11)其他注意事项同直流电疗法、直流电药物离子透入疗法。

(五)常用治疗方法

1. 单槽直流电水浴治疗　电极:手槽或足槽×1(+);200cm^{2}电极×1 或 400cm^2 电极×1。方法:将上肢浸入手槽内,接阳极;200cm^2 电极置于肩胛间,接阴极;下肢浸入足槽内,接阳极;400cm^2 电极置于腰骶部,接阴极。剂量:电流强度 6～10mA,治疗时间 15～25min;水温 37～38℃。

2. 两槽直流电水浴治疗　电极:手槽或足槽×2(+);200cm^{2}电极×1 或 400cm^2 电极×1。方法:将两上肢浸入两手槽内,用分叉导线连接,接阳极;200cm^2 电极置于肩胛间区,接阴极;双下肢浸入两足槽内,用分叉导线连接,接阳极;400cm^2 电极置于腰骶部,接阴极。剂量:电流强度 8～15mA,治疗时间 15～25min;水温 37℃。

3. 四槽直流电水浴治疗　电极:手槽×2(+);足槽×2(-)。方法:双上肢浸入两手槽内,用分叉导线连接,接阳极;双下肢浸入两足槽内,用分叉导线连接,接阴极。手槽与足槽极性每次交替。剂量:电流强度 10～30mA,治疗时间 10～30min;水温 37～38℃。

常用槽浴疗法用药见表 2-3。

表 2-3　常用槽浴疗法用药

药　名	用药量（ml）		槽中药液浓度（%）
	手槽	足槽	
50%氯化钾	100	120	1
50%碘化钾	100	120	1
5%氨基比林	100	120	0.1
5%鱼石脂	100	120	0.1
25%水杨酸钠	200	240	1
27%氯化钠	200	240	1
25%硫酸镁	200	240	1

(六)常见疾病治疗的药物选择

1. 风湿性、类风湿手足关节炎，末梢神经痛　0.3%～0.6%草乌总生物碱(＋)、25%水杨酸(－)。

2. 手足类风湿关节炎　除上述药外，还可用1%～2%磷酸氯化奎宁。

3. 末梢关节的痛风性关节炎　3%氯化锂(＋)。

4. 末梢神经炎　1%维生素 B_1(＋)。

5. 多发性关节炎　水杨酸钠(－)、氯化钙(＋)。

第二节　低频脉冲电疗法

一、基　础　知　识

应用频率低于 1000Hz 各种波形的脉冲电流治疗疾病的方法，称低频脉冲电疗法。由于这种电流对感觉、运动神经有较强的刺激作用，又称刺激电疗法。

(一)电流的特点

1. 电压低、频率低、可调节。

2. 除感应电外,均有极性区别,电极下可产生电解产物。

3. 对感觉、运动神经有较强的刺激作用。

4. 有止痛作用,而热作用不明显。

(二)电流的种类及应用

1. 感应电电流用于感应电疗法、电兴奋疗法、电体操疗法和古典电诊断。

2. 方波电流用于电诊断、电兴奋疗法、电睡眠疗法和超刺激疗法。

3. 指数曲线形(简称三角波)电流用于电兴奋疗法、电体操疗法和肌肉神经电刺激疗法。

4. 正弦波电流用于间动电疗法。

5. 调制波(调幅波)电流用于调制各种电流频率和幅度的改变。

(三)治疗作用

1. 兴奋神经肌肉组织 感应电仅适于治疗无神经变性的疾病,如失用性肌萎缩;三角波、正弦波、方波可治疗神经部分变性和完全变性的疾病。

2. 改善局部血液循环、促进水肿吸收 以间动电疗法最显著。

3. 镇痛作用 间动电优于方波(超刺激),方波优于感应电疗法。

二、感应电疗法

感应电流是应用电磁感应原理产生的,又称法拉第电流,应用这种电流治疗疾病的方法,称感应电疗法。

(一)生理特性

1. 电解作用不明显 感应电流是一种双相、不对称的低频脉冲电流,脉冲持续时间很短,所以不产生明显的电解作用。治疗时皮肤无针刺或烧灼感。

2. 兴奋正常神经肌肉　感应电的频率为 60～80Hz,刺激人体肌肉可产生完全强直性收缩,由于强直收缩的力量比单收缩大4倍,对锻炼肌肉有明显作用。但强直性收缩易引起肌肉的疲劳或萎缩,所以不能持续应用感应电流,临床常用节律性感应电疗法。

3. 促进局部血液循环　感应电流引起肌肉收缩可使肌肉内血管扩张,促进静脉和淋巴回流。

(二)治疗作用

1. 防治失用性肌萎缩　应用感应电刺激肌肉,使之发生被动的收缩,以防止肌肉萎缩。因为感应电脉冲持续时间仅达 1ms 左右,而失神经支配肌肉的时值长达正常值的 50～200 倍,由于脉冲有效宽度不足,不能引起失神经支配肌肉的收缩反应,所以,感应电的治疗作用主要针对失用性肌萎缩。

2. 防治粘连,促进肢体血液循环　感应电能增强肌肉活动,增加组织间的相对运动,可有效地防止粘连的形成或松解轻度的粘连。强烈的肌肉收缩可使肌肉内血管扩张,静脉和淋巴回流,促进血液循环。

(三)适应证与禁忌证

1. 适应证　①运动系统疾病,如失用性肌萎缩、肌张力低下、软组织粘连、落枕;②消化系统疾病,如胃下垂、弛缓性便秘;③泌尿系统、妇产科疾病,如尿潴留、术后或产后排尿无力;④神经系统、精神疾病,如感觉障碍、癔症性瘫痪、癔症性失语等。

2. 禁忌证　①肌肉痉挛;②其余禁忌证与直流电疗法相同。

(四)治疗技术

1. 仪器设备　感应电疗机、直流感应电疗机。带有可断续的手柄圆形电极、碾状电极、板状电极与刷状电极。

2. 电极放置

(1)滚动法:用碾状电极,在治疗部位滚动,非作用极为板状电极,放在相对应部位。适用于面积较大的肌群刺激。

(2)固定法:用两个面积相同的板状电极置于肢体或肌肉的两端,适用于对单块肌肉或一组肌群的刺激。

(3)断续法:用手动断续点状电极,根据治疗的要求在患部及神经运动点上轮流刺激,非作用极为板状电极,置于背部或腰骶部,适用于肌肉的锻炼。

(4)移动法:以金属刷电极为作用极,与病变部位接触移动,非作用极为板状电极,放在相应部位,适用于皮神经分布感觉迟钝的区域。

(5)穴位法:用小圆形电极刺激穴位。

3. 剂量和频率的调节

(1)剂量:强剂量,可见肌肉出现强直性收缩;中剂量,可见肌肉弱收缩;弱剂量,无肌肉收缩但患者有刺激感。

(2)频率:15~50/min,$t_宽$ 1ms,$t_升$ 1ms,频率50Hz。

4. 操作方法

(1)根据病情选择治疗方法、治疗部位和运动点。

(2)电极表面用普通温水浸透,温湿度要适宜。

(3)接通电源按所需治疗量调节频率,然后缓慢增加电流强度至所需电流强度。

(4)治疗中不能依据患者的反应,而应以肌肉收缩情况决定或调整治疗剂量。

(5)治疗结束,按相反顺序关闭开关,取下电极。

5. 注意事项

(1)电子管感应电极有电解作用(电磁感应产生的感应电无电解作用),治疗时要注意电极的厚度。

(2)治疗时应由弱到强,逐渐增加电流强度。但其电流强度难以精确表示,一般以治疗部位肌肉收缩反应和电极下有麻刺感为度,而不应出现灼痛感。

(3)治疗神经麻痹,应在电诊断后进行。

(4)癔症患者治疗时,须结合必要的暗示,并应适当增加刺激强度。

(5)骨折早期,骨痂未长牢时,不宜在骨折附近的肌肉上应用感应电。

(6)痉挛性麻痹的肌肉及内脏器官痉挛时不使用感应电。

(7)对有感觉障碍者治疗时,电流强度不宜过大。

(五)常见疾病治疗方法

1.股部伸肌群失用性肌萎缩　电极:手柄电极;直径 2～3cm 的板状电极×1。方法:板状电极置于股神经运动点处;手柄电极置于肌运动点,各点轮流刺激。剂量:每点 20～30 次,通电 1～2s,断电 1～2s;治疗时间 15～20min;使每块肌肉收缩 80～100 次。

2.腓神经传导刺激　电极:手柄电极;100cm^2 板状电极×1。方法:手柄电极置于腓神经运动点;板状电极置于腰骶部。剂量:每分钟刺激 15～20 次,通电 1～2s,断电 1～2s;治疗时间 5min;共刺激 80～100 次。

3.遗尿症(或夜尿症)　电极:碾状电极;200cm^2 板状电极×1。方法:碾状电极于下腹部缓慢滚动;板状电极置于腰骶部。剂量:强剂量;治疗时间 10～15min。

4.弛缓性便秘　电极:碾状电极;150cm^2 板状电极×1。方法:碾状电极于结肠、直肠的腹壁投影区缓慢滚动;板状电极置于腰骶部。剂量:强剂量;治疗时间 10～15min。

5.术后局部感觉障碍　电极:刷状电极;100cm^2 板状电极×1。方法:刷状电极于感觉障碍部位接触移动;板状电极置于相应部位。剂量:弱剂量;治疗时间 10～15min。

三、电兴奋疗法

应用感应电、断续直流电在病变部位或穴位做短时间的通电,给患者能够忍受的超强度电流刺激以治疗疾病的方法,又称强量感应直流电疗法。

(一)电流特点

电兴奋疗法采用经过改装的蜂鸣式直流感应电疗机,其感应电流具有波距不等,波峰高度各异的特点,治疗中以其电流强度大,通电时间短对人体产生强烈的刺激,使神经肌肉高度兴奋,从而调节机体功能。

(二)治疗作用

1. 对神经衰弱的治疗作用　采用大强度电流给末梢神经以强刺激,使大脑皮质高度兴奋,皮质兴奋过程增强到一定强度即转变为抑制。

2. 对皮神经炎的治疗作用　用高强度直流电流负极刺激末梢神经,可使神经在短期内脱离抑制状态,恢复正常功能。

3. 对腰肌劳损的治疗作用　电兴奋治疗可使腰肌短时间内完全收缩,随后充分舒张,改善局部血液循环,促进致痛物质的吸收。

4. 对胆道蛔虫症的治疗作用　强烈的电刺激可使肝胰壶腹括约肌(Oddi 括约肌)强烈收缩后松弛,解除了痉挛,使胆囊内物质及虫体退出胆道进入肠管。

(三)适应证与禁忌证

1. 适应证　①神经系统疾病,如神经症、失眠、股外侧皮神经炎、坐骨神经痛、弛缓性瘫痪;②运动系统疾病,如扭伤、挫伤、慢性腰痛、肌纤维组织炎;③内脏疾病,如胆道蛔虫症、胃肠功能紊乱、内脏下垂、膀胱功能障碍等。

2. 禁忌证　与直流电疗法、感应电疗法相同。

(四)治疗技术

1. 仪器设备

(1)直流感应电疗机。

(2)直径 3cm 圆形手柄电极 2 对,电极外用双层 2cm 厚的海绵包上,再以一层纱布包扎裹紧,其中留有一小按钮,用以接通电流;$100cm^2$ 衬垫;换药碗 1 个。

2. 治疗方式

(1)断续通电法:用手柄电极在患部或穴位间断通电,断续给予电刺激。每个部位感应电通电时间:每次 5～10s,共 3～4 次,直流电通电时间:每次 1s,共 3～4 次。

(2)点送法:机器自动断续通电。

(3)移动法:用圆形手柄电极,紧压患部皮肤,以环形或纵形方式缓慢移动电极。通电时间:每次 5～10min。

3. 操作方法

(1)治疗前应向患者说明治疗反应,消除顾虑,使肌肉放松,以便取得合作。

(2)根据生理解剖、病理特点及经络穴位选好电极放置部位。

(3)接通电源,选好电流种类及点送频率,从小量开始逐渐增加至所需电流强度,先做感应电;后做直流电。

(4)治疗中,电极要紧密接触患部皮肤,但在骨骼突出的表浅部位,接触要轻。

4. 注意事项

(1)第 3 腰椎以上用强直流电刺激时,勿做脊椎横跨越通电,应将两电极置于身体同侧。以免引起脊髓休克,也不应在心前区对置。

(2)重症高血压病患者不宜做头部治疗,治疗期间尽量不服或少服安眠药物。

(3)皮肤过敏、破损或溃疡不宜进行治疗。

(4)其他注意事项与直流电疗法、感应电疗法相同。

(五)常见疾病的治疗方法

1. 神经衰弱

(1)枕大神经。电极:圆形手柄电极×2。电流:感应电。方法:电极分别置于枕后隆凸旁开 2～3cm,再向下 2～3cm 处,接通电源,将电流增大至整个枕大神经分布区有"流水样"麻木感为准。时间:3～5min 后调回"0"位。

（2）眶上神经。电极：圆形手柄电极×2。电流：感应电。方法：电极分别置于两侧眶上切迹处,接通电源,将电流增大至出现由电极下向上放散到发际或头顶的麻木感为准。时间：1min 左右调回"0"位。

（3）太阳穴。电极：圆形手柄电极×2。电流：弱感应电。方法：电极分别置于两侧太阳穴,接通电源,将两电极缓慢移向阳白穴,再移至头维穴。时间：30s,重复 2～3 次。

（4）内关、外关穴。电极：圆形手柄电极×2。电流：直流电。方法：电极分别置于内关和外关穴,先将两电极相碰（短路）,接通电源,将电流调至 50～60mA,断开开关。患者有较强的麻痛感及肌肉收缩感。时间：左右侧各 1s。注意：将电极放在治疗部位上,点按开关即通电。

2. 股外侧皮神经炎　电极：手柄电极;60～80cm² 电极×1。电流：直流电。方法：手柄电极为主电极,接阴极置于皮肤感觉障碍区内做圆形或直线性运动;60～80cm² 电极接阳极置于患肢股内侧。剂量：电流强度 60～80mA;主电极移动次数 2 次,时间 5～7s,间隔 1min,再进行 1 次。

3. 腰肌劳损

（1）圆形手柄电极×2。电流：强感应电。方法：电极分别置于腰肌两侧,接通电源,电极分别沿肌肉纵轴、横轴滑动,电流调至腰部有向四周散射的麻木感为止。时间：10min 后调回"0"位。

（2）圆形手柄电极×1;60cm² 电极×1。电流：直流电。方法：手柄电极置于痛点,接阳极;60cm² 电极置于腰骶部,接通电源,将电流调至阳极下有灼痛感,按一下手柄电极钮,使腰部肌肉有跳动感。剂量：直流电强度 50～60mA,时间 2～3s,连续 2～3 次。

4. 胆道蛔虫症　圆形手柄电极×2。电流：强感应电。方法：可选择 5 组电极放置方法,当用一种治疗 5～7min 后仍不止痛时,可改用另一组。①一极置于剑突下,另一极置于右肋下缘与锁骨中线交点处;②一极置于剑突下,另一极置于右锁骨中线与胸骨旁线间第 6～7 肋间隙;③一极置于锁骨中线肋下缘,另一极置于中脘穴;④一极置于胆囊区(左髂前上棘与脐连线向右上延长交于肋下缘处),另一极置于右小腿腓骨小头前下 6～7cm 处;⑤一极置于右肋缘下锁骨中线上,另一极置于右后背与前面电极对置。时间:每通 1～2s 断 1 次;通断持续到疼痛消失后再进行 7～10min。

四、神经肌肉电刺激疗法

应用低频脉冲电流刺激受损伤的神经和肌肉,使之产生被动收缩,促进肌肉的运动功能及神经再生,以达到治疗目的的方法称为神经肌肉电刺激疗法,或低频脉冲电疗法或电体操疗法。神经肌肉电刺激的主要部位为肌肉的运动点。所谓的肌肉运动点是指与运动终板区相对应的皮肤投影点,对神经而言,该点是神经靠近皮肤的点,当运动点受刺激时,与肌肉或神经的其他部位相反,可观察到较强的收缩反应,若肌肉缺乏神经支配,运动点则不再存在。

(一)分类

1. 单极运动点刺激法　用一个小的活动电极和另一个较大的电极。等量的电流通过两者,但由于活动电极的面积较小,故通过它的电流强度更大,效应更强。

2. 双极组刺激法　应用两个等大的电极。由于两者之间大小无差异,故两个电极下的电流强度相同。根据电极的不同摆位产生效应。这一方法适用于肌群或较大的肌肉。应用 2 个小电极和合适的刺激,双极组刺激也可用于单一应答较难获得的失神经支配肌肉。

(二)治疗作用

1. 单极运动点刺激法　对不能自主收缩的患者,肌肉的电刺激意味着提供了肌肉主动训练的方法。

(1)对失神经支配肌肉的作用:可促进血流而保证肌肉营养;

降低肌肉纤维变性;减缓肌肉失神经支配性萎缩。

(2)对神经支配肌肉的作用:增强健康肌肉的肌力;预防或逆转失用性萎缩;保持或改善活动能力;促进外周循环;预防纤维变性;提供本体感觉反馈。

2. 双极组刺激法　与单极运动点刺激法相同。

(三)波形的选择

理想的电流应能够选择性刺激病肌而不波及其邻近的正常肌肉。三角波、指数曲线波和锯齿波三种波形的 $t_{升}$ 可以调节,波形的最大优点是可以利用正常神经肌肉的适应能力好而病肌适应能力差的特点,通过 $t_{升}$ 的选择,避免刺激正常肌肉而选择作用于失神经肌肉。

(四)适应证与禁忌证

1. 适应证

(1)单极运动点刺激法:外周神经损伤;腱移植术后。

(2)双极组刺激法:外周神经损伤;由于关节疼痛和渗出导致的肌肉活动抑制;上运动神经元损害(降低痉挛和促进主动收缩);使失用性肌萎缩者增强肌力;制动者辅助静脉和淋巴回流;骨关节疾病和神经疾病导致的关节活动度受限;便秘;子宫收缩乏力。

2. 禁忌证

(1)单极运动点刺激法:主动运动被禁忌者(如关节融合术后、未固定的骨折、近期神经或肌腱吻合术后);装有心脏起搏器者;金属置入物表面的直接刺激;治疗部位活动性出血;治疗部位恶性肿瘤。

(2)双极组刺激法:与单极运动点刺激法相同。

(五)治疗技术

1. 通用操作方法

(1)仪器使用前,检查电源(电线、插头)确保使用安全;若使用电池,则确保电池有电,接触良好,无腐蚀。

(2)仪器使用前,检查保险丝是否完整,以防止过量电流;同时,必须良好显示电极极性;操作前后电流强度控制钮必须为零;电流强度计(毫安表)读数显示为零;导线不要缠绕、扭曲,以免折断。

(3)清洁刺激部位,同时除去珠宝等饰物。

(4)患者若为干性或油性皮肤,则会增加皮肤电阻抗,油性者或使用化妆品者,可用肥皂和水清洗,也可采用局部热疗、摩擦皮肤、去除毛发等其他方法降低皮肤电阻抗。

(5)准备电极时,先将粗帆布电极覆盖一纱布并完全浸入温水中,然后取出,去除过量水分,保持电极清洁,并在放置前涂布导电膏,导电膏必须充分涂布电极,用量以在电极应用前不压出周边为度。

(6)电极贴敷平整,并良好固定,但不能有压迫感,在治疗过程中也应保持电极不松动。同时,不要使电极相互接触或过分靠近,以预防短路。

2. 单极运动点刺激法的操作方法

(1)治疗前向患者进行必要的解释。

(2)检查患者治疗局部皮肤的完整性和感觉。

(3)根据肌肉条件选择刺激点和适宜的刺激量。

对神经支配肌肉,一般刺激时间为 $200\sim300\mu s$,频率$>30/s$,以使大部分肌肉产生平滑、强有力的收缩,较高的频率易产生疲劳但患者感觉较舒适。可根据治疗目的和患者的感觉选择。

对失神经支配的肌肉,需要较长的刺激时间,若知道肌肉的时值,则采用这一时间长度;若不知道时值,则用$>100ms$ 的刺激时间。

(4)患者体位舒适,以利于受刺激的肌肉处于良好状态(若治疗的目的是增强肌力,则理想的是使受刺激的肌肉具有一定的伸展状态,由此更好地产生等长收缩)。

(5)将大电极与导线相连,并将其置于小电极放置的同侧身体且远离刺激区域,注意不要将其放置在敏感的肌肉处。用患者自身体重或皮带固定大电极,以避免短路。

(6)另一导线连接于电极把手的插孔。

(7)在治疗开始前告诉患者治疗时应有的感觉。

(8)根据需要降低刺激区域皮肤电阻抗。

(9)将小的活动电极置于所要刺激的运动点所在区域,肌肉的运动点通常位于肌腹中央,保持活动电极在刺激过程中固定并接触。

(10)调节开关,增大电流强度直至观察到轻微的肌肉收缩,松开开关,停止增加强度。

(11)寻找运动点。慢慢移动活动电极至新的位置,以中等速度有节律地开启、关闭开关,观察收缩力量;逐渐移动电极并操作开关,若不增加电流强度而收缩达到最强处则为运动点。由于运动点的皮肤电阻抗较低,故患者常自诉运动点处的刺激感觉较好。

(12)根据不同的治疗目的选择电流强度。若治疗的目的是增强肌力,则增大电流强度直至观察到较强的肌肉收缩,患者的耐受性是一个重要指标,本法要求刺激应无痛感,收缩次数可为 10～25 次(但收缩越强,则次数越少)。

若为近期发生的失神经支配肌肉,在初始治疗时则收缩程度要小,收缩次数宜少,以避免肌肉疲劳。

若治疗目的是肌肉运动训练,则增大电流强度至产生中等程度收缩,并让患者观察这一过程,要求患者与刺激同步产生收缩。

(13)治疗时间 10～30min,具体可根据患者心理和生理疲劳情况而定。

(14)治疗结束时,先使电流强度降至零,然后将活动电极从皮肤处移去。

(15)治疗结束后,进行包括皮肤完整性在内的治疗后评定。

(16)失神经支配肌肉 3/d,每次时间间隔至少 10min;神经支配的肌肉与主动训练的频度相同。

(17)注意事项

①皮肤感觉缺失的患者治疗时要谨慎,若需要在皮肤感觉缺失部位治疗时,电流强度要低,并密切观察皮肤情况。

②开放性伤口由于缺乏高阻抗的角质层,电流极易集中于伤口。

③避免用于较严重的水肿处,传导性良好的液体不利于电流达到靶组织。

④避免出现过度刺激,过度刺激表现为治疗过程中肌肉收缩由强变弱,或有震颤现象。

⑤治疗数小时后仍有僵硬时,应适当减小电流强度或减少收缩次数。

⑥如有条件,病情发生变化时可再进行 1 次强度-时间曲线检查,以及时调整电流参数。

3. 双极组刺激法操作方法

(1)治疗前向患者进行必要的解释。

(2)检查患者治疗局部皮肤的完整性和感觉。

(3)取患者舒适且有利于治疗的体位,并注意根据治疗目的选择有利于肌肉收缩形式的体位。

(4)选择治疗肌群的启动肌。

(5)选择治疗参数。所有治疗参数应与治疗目的相应,若神经支配肌肉,200～300ms 的治疗相,30～50/s,与收缩形式相应的中等程度的渐升电流强度较为适宜(患者有较好的舒适感),并根据治疗目的选择占空比。

(6)分别将两个电极与相应的导线相连。

(7)将两个电极置于所需刺激肌肉的运动点上,为预防短路,电极之间的距离至少大于 1 倍直径。将电极有序排列,以便电流纵向通过肌肉或肌群。

(8)增大电流强度直至观察到肌肉或肌群按需要产生相应的收缩;若无,则将电流强度回零,移动电极,重复上述操作;若观察到适当的收缩,调节电流强度至治疗目的所需水平。

(9)若与治疗目的一致,让患者尝试与刺激同步主动运动,直到刺激过程中可进行肢体自主训练,但注意此过程应确保电极的位置稳定。

(10)根据治疗目的确定治疗时间。增强肌力一般可选定 10 次收缩;促进耐力则需数小时。

(11)治疗结束时,降低电流强度至零,移去电极,清洁皮肤。

(12)治疗结束后,进行包括皮肤完整性在内的治疗后评定。

(13)治疗频度根据治疗目的确定,作为运动疗法的辅助手段时,其频度应与运动疗法的治疗频度一致。

(14)注意事项与单极运动点刺激法相同。

(六)常见疾病的治疗方法

1. 完全失神经

(1)腓总神经损伤,小腿伸肌完全失神经。电极:60cm^2 电极×2。电流:三角波 t$_{宽}$ 800ms;t$_{升}$ 500ms;t$_{降}$ 300ms;频率 0.2Hz。方法:一电极置于小腿伸侧上端(+);另一电极置于小腿下 1/3 处(-),电流强度以引起明显足背屈为宜。时间:通电 50~75s,断电 3~5s,反复 4 次。

(2)肌皮神经损伤,肱二头肌完全失神经。电极:30cm^2 电极×2。电流:三角波 t$_{宽}$ 800ms;t$_{升}$ 500ms;t$_{降}$ 300ms;频率 0.2Hz。方法:一电极放置上臂伸侧(+);另一电极放置上臂伸侧下 1/3(-),电流强度以引起明显屈肘为宜。时间:通电 50~75s,断电 3~5s,反复 4 次。

2. 部分失神经

(1)腋神经损伤三角肌部分失神经。电极:40cm^2 电极×2。电流:三角波 t$_{宽}$ 500ms;t$_{升}$ 300ms;t$_{降}$ 200ms;频率 0.5Hz。方法:一电极置于肩峰及锁骨上窝(+);另一电极放置三角肌下(-),电流强度以引起明显肩外展为宜。时间:通电 20~30s,断电 3~5s,反复 4 次。

(2)胫神经损伤小腿屈肌部分失神经。电极:40cm^2 电极×2。

电流:三角波 $t_宽$ 500ms;$t_升$ 300ms;$t_降$ 200ms;频率 0.5Hz。方法:
一电极置于小腿屈侧上 1/3(＋);另一电极置于小腿屈侧下 1/3
(－),电流强度以引起明显足跖屈为宜。时间:通电 20～30s,断
电 3～5s,反复 4 次。

3. 平滑肌电刺激

(1)习惯性便秘。电极:200cm² 电极×2。电流:三角波 $t_宽$
230～300ms;$t_升$ 150～200ms;$t_降$ 80～100ms;频率 1Hz。方法:一
电极置于升结肠区(＋);另一电极置于降结肠区(－);电流强度以
耐受最大量为佳。时间:20～30min。

(2)弛缓性便秘。电极:200cm² 电极×2。电流:三角波 $t_宽$
300～450ms;$t_升$ 200～300ms;$t_降$ 100～150ms;频率 0.5Hz。方
法:一电极置于升结肠区(＋);另一电极置于降结肠区(－);电流
强度以耐受最大量为准。时间:20～30min。

(3)子宫收缩无力:产妇其他分娩条件均已具备,唯子宫收缩
无力,可用电刺激助产。电极:400cm² 电极×2。电流:$t_宽$ 160～
800ms;$t_升$ 100～500ms;$t_降$ 60～300ms;频率 1Hz。方法:一电极
置于腰骶部(＋);另一电极置于腹部(－);电流强度以有电刺激感
为宜。时间:20～30min。

4. 痉挛肌电刺激　痉挛肌电刺激疗法是波宽和频率相同,先
后出现两组方波,分别刺激痉挛肌和它的对抗肌,使两者交替
收缩。

(1)臂部痉挛性瘫痪。电极:双极法,直径 2.6cm 的小圆电
极×4。电流:方波 $t_宽$ 0.3ms;频率 1Hz;延迟时间 100ms。方法:
甲 1——肱二头肌;2——肱三头肌;乙 1——屈指浅肌或大鱼际
肌;2——桡神经支配的伸肌;丙 1——斜方肌与三角肌;2——菱
形肌。剂量:电流强度以引起肌肉明显收缩为宜。时间甲、乙、丙
各 10min。

(2)股的单侧痉挛性瘫痪。电极:双极法,直径 2.6cm 的小圆
电极×4。电流:方波 $t_宽$ 0.3ms;频率 0.6Hz;延迟时间 100ms。

方法:甲 1——病侧股屈肌;2——健侧股伸肌;乙 1——健侧股屈肌和骶棘肌;2——两侧股伸肌。剂量:电流强度以引起肌肉明显收缩为宜。时间甲、乙各 10min。

五、间动电疗法

在直流电基础上,叠加 50Hz 正弦交流电经过半波或全波整流的低频电流,构成各种脉冲电流,用以治疗疾病的方法。

(一)电流种类及特点

1. 密波(DF) 由 50Hz 正弦交流电经全波整流后获得的半正弦波。频率 100Hz,周期 10ms,无脉冲间隙时间。

特点:密波作用于人体 10～30s 后,可使皮肤电阻明显下降,能促进血液循环。适用于解除交感神经紧张状态及痉挛性疼痛。

2. 疏波(MF) 由 50Hz 正弦交流电经半波整流后获得的半正弦波。频率 50Hz,脉冲持续时间 10ms,间隙时间 10ms。

特点:适用于缓解肌肉及血管痉挛性疼痛。

3. 疏密波(CP) 疏波与密波交替出现,各持续 1s,周期 2s。又称短期调制型电流。

特点:频率 50Hz 与 100Hz 交替更换,避免组织出现适应性反应,表现为动力作用。适用于长时间止痛及促进渗出物的吸收。

4. 间升波(LP) 是疏密波的另一种形式。密波持续 8s,疏波持续 4s,周期 12s。间升波由两组幅度不同的疏波组成,一组疏波幅度不变,间插另一组幅度缓升缓降的疏波。又称长期调制型电流。

特点:频率 50Hz 与 100Hz 缓慢更换,防止了组织强烈的兴奋和动力。而以抑制为主,有明显的止痛作用。

5. 断续波(RS) 间断出现的疏波,通电和断电时间各为 1s,周期 2s。又称节律断续型电流。

特点:频率 50Hz 断续出现,由于电流为间断的,组织不易产生习惯性,动力作用最强,引起强烈的感觉和对神经肌肉有明显的刺激作用。适用于神经肌肉电刺激,对失用性肌萎缩和部分失神经有治疗作用。

6. **起伏波(MM)** 是断续波的另一种形式。通电和断电时间各为4s,且疏波幅度为缓升缓降。又称单相调制型电流。

特点:由于电流为缓升缓降,刺激性小,变化慢。适用于电刺激及内脏平滑肌部分神经损伤引起的瘫痪。

7. **直流电(G)** 作为间动电流的基础电流。

(二)治疗作用

1. **止痛作用** 研究发现50~250Hz正弦交流电有明显的止痛作用,治疗后痛阈增高13%~30%。间动电流脉冲频率为50~100Hz,止痛效果优于直流电和感应电。止痛作用最显著的是间升波,次之为疏密波。

2. **改善局部血液循环** 用间动电治疗动脉内膜炎,供血量可增加50%;治疗动脉硬化,血流量增加80%;作用于星状神经节时,上肢血流量增加40%;经间动电治疗后,局部皮肤有充血发红等现象,说明间动电流的扩张血管作用与降低交感神经的兴奋性有关。

3. **兴奋神经肌肉组织的作用** 对神经肌肉刺激最适宜的频率为50~100Hz,因此间动电流对神经肌肉的刺激最佳。断续波、起伏波常用于神经肌肉电刺激疗法。

4. **不同波组的治疗作用** 单一波型的重复刺激,人体容易产生适应性(习惯性)。从而失去激活组织细胞功能的"动力"作用。间动电流不同波组的波形和幅度的变化,可以保持间动电流的生理作用不致因出现习惯性而减弱。

(三)适应证与禁忌证

1. **适应证**

(1)运动系统伤病:扭伤、挫伤、肌肉劳损、肌纤维组织炎、肩关节周围炎、肱骨外上髁炎、失用性肌萎缩、颞下颌关节紊乱等。

(2)其他:神经痛、神经炎、雷诺现象等。

2. 禁忌证　与直流电疗法相同。

(四)治疗技术

1. 波组的选择

(1)止痛:选用疏密波和间升波,阴极作用于痛点。

(2)改善局部血液循环:选用阴极密波,作用于相应的交感神经节,疏密波作用于局部。

(3)促进渗出物的吸收:选用疏密波。

(4)失用性肌萎缩的锻炼:选用断续波或起伏波。

(5)缓解骨骼肌紧张:选用疏密波或疏波。

2. 电极放置

(1)痛点治疗:以直径 2～3cm 小圆形电极接阴极,置于痛点;阳极置于痛点近端距阴极 2～3cm 处。

(2)沿血管或神经干治疗:阴极置于患部,阳极沿血管或神经干走行方向放置。

(3)交感神经节与神经根治疗:小圆形电极或小片电极置于交感神经节或神经根投影区,接阴极;稍大的电极置于相应部位接阳极。

(4)离子透入:间动电流具有明显的电解作用,可用于药物离子透入,方法同直流电。

3. 操作方法

(1)根据病情选择不同波组,每次可选择 2～3 个波组。

(2)打开电源开关预热。

(3)按要求选好电极,衬垫厚度 1cm,阴极置于痛点,阳极置于痛点近端距阴极 2～3cm 处,肢体可选择前后对置。

(4)调节直流电流至 1～2mA,在直流电基础上再加脉冲电流。一般先用密波 1～3min 以降低皮肤电阻抗,然后改换所需波形,电流强度以电极的大小而定,以患者有较明显的震颤感为宜,不应有刺痛感。

4. 注意事项　①治疗时必须先调直流电,再调脉冲电流;②其他注意事项与直流电疗法相同。

(五)常见疾病的治疗方法

1. 痛点治疗

(1)腕关节扭伤。电极:小圆形电极×2。方法:腕部痛点接阴极,对侧接阳极。波形和治疗时间:密波 2min,疏密波 3min,间升波 3min。电流强度:直流电 1mA,脉冲电流耐受量。

(2)膝关节痛。电极:60cm² 电极×2。方法:膝关节痛点接阴极,对侧接阳极。波形和治疗时间:密波 2min,疏密波 3min,间升波 3~5min。电流强度:直流电 1~2mA,脉冲电流耐受量。

(3)踝关节扭伤。电极:大圆形电极×2 或 60cm² 电极×2。方法:踝关节痛点接阴极,对侧接阳极。波形和治疗时间:密波 1min,疏密波 3min,间升波 3min。电流强度:直流电 1mA,脉冲电流耐受量。

(4)肩关节周围炎。电极:小圆形电极×2。方法:肩前肱二头肌长头压痛点处接阴极,对侧接阳极。波形和治疗时间:密波 2min,疏密波 4min,间升波 4min。电流强度:直流电 1mA,脉冲电流小于耐受量。

(5)肱骨外上髁炎。电极:大圆形电极×2。方法:肘部痛点置阴极,前臂桡侧肱桡肌处置阳极。波形和治疗时间:密波 1min,疏密波 3min,间升波 3min。电流强度:直流电 1mA,脉冲电流耐受量。

2. 神经痛治疗

(1)坐骨神经痛。电极:100cm² 电极×2。方法:沿坐骨神经分布区,一极放置腰骶神经根部接阴极;另一极置于患侧小腿内侧接阳极。波形和治疗时间:密波 2min,疏密波 4min,间升波 4min。电流强度:直流电 1~2mA,脉冲电流耐受量。

(2)三叉神经痛。电极:30cm² 电极×2。方法:沿三叉神经分布区,一极放置于面部三叉神经处接阴极;另一极置于对侧接阳极。波形和治疗时间:密波 2min,疏密波 3min,间升波 3min。电流强度:直流电 1~2mA,脉冲电流耐受量。

3. 肌肉萎缩　电极:100cm² 电极×2。方法:两电极置肌肉或肌群两侧对置。波形和治疗时间：密波 2min,断续波 3～4min或起伏波 3min。电流强度：直流电 1～2mA,脉冲电流耐受量。

六、超刺激疗法

利用超出一般强度的电流进行低频脉冲电疗的一种方法,又称刺激电流按摩。

(一)电流特点

超刺激疗法是采用频率 5～143Hz(常用 143Hz)、波宽 2ms的方波电流,治疗时电流密度达 0.3mA/cm^2。由于治疗时在100cm^2 电极的电流峰值可达 80mA,平均值达 23mA,这样的电流强度远超过一般低频电疗所用的电流强度,故称为超刺激疗法。

(二)治疗作用

1. 促进局部血液循环　强电流刺激皮肤感受器,通过轴突反射使血管扩张;通过电解效应使组织蛋白发生微量的变性分解,形成血管活性肽或胺,引起血管扩张;抑制交感神经也可引起血管扩张。实验表明,超刺激治疗后,皮肤充血可持续 5h 左右。

2. 止痛作用　为超刺激电流改善局部血液循环的间接效果。血液循环改善后,局部供氧好转,使肌肉缺氧所致的疼痛缓解;促进水肿、渗出物的消散,使疼痛减轻;并加速排出致痛化学介质。

(三)适应证与禁忌证

1. 适应证

(1)骨关节、软组织伤病,如颈椎病,脊柱退行性骨关节病,腰椎间盘突出症,软组织挫伤、劳损,韧带扭伤、挫伤。

(2)神经系统疾病,如神经痛、神经炎。

2. 禁忌证　皮肤及皮下急性化脓性炎症、出血倾向、对直流电过敏和严重心脏病等。

(四)治疗技术

1. 电极

(1)厚度:由于治疗中应用的电流强度大,电解作用也较明显,又属低频范围,治疗衬垫的厚度要求同直流电,厚 1～2cm。

(2)规格:30cm² 电极——适用于腕、踝等关节;50cm² 电极——适用于颈椎、胸椎、膝、肩等关节;100cm² 电极——适用于腰骶部。

(3)极性:治疗时将阴极放置于痛区。

2. 剂量

(1)电流强度:0.2～0.3mA/m²。颈胸椎可达 16～18mA;腰骶椎可达 18～23mA;肢体关节可达 10mA。

(2)治疗时间:不超过 15min。

3. 操作技术

(1)根据治疗部位选择电极,阴极置于痛点,阳极置于相应部位。

(2)在通电开始 1min 内,要求以较快的速度增大电流强度至 8～12mA(小部位则小些),然后在 2～7min 内增加至患者所能耐受的最大值,保持治疗强度 5～8min,整个治疗时间 15min。

(3)治疗初始患者有触电感,但随即消失,代之以起伏样肌肉颤动感。治疗后皮肤充血明显,可在局部涂以 50% 甘油,反应重者可涂氢化可的松软膏。

4. 注意事项

(1)由于超刺激电流的强度较大,治疗后局部皮肤可能会有烧灼感,必要时可局部涂布氢化可的松软膏等,以防止烫伤。

(2)其他注意事项参见电刺激疗法。

(五)常见疾病的治疗方法

1. 颈椎病、颈神经根炎、颈肌劳损　电极:30cm² 电极×2。方法:两电极沿颈椎上下并置,上位电极下界齐 C₇ 水平,下位电极上界距上位电极 3cm。电流强度:16～18mA,达耐受量。

2. 胸椎早期慢性类风湿脊柱炎、胸段神经根炎、肋间神经痛　电极:30cm² 电极×2。方法:两电极沿胸椎上下并置,上位电极上界齐 C₇ 水平,下位电极上界距上位电极 3cm。电流强度:16～

18mA,达耐受量。

3. 腰椎增生性关节炎、类风湿脊柱炎、腰骶神经根炎、腰肌劳损 电极:100cm^{2}电极×2。方法:一电极横置于骶区;另一电极竖置于腰部。两电极间距离 3cm。电流强度:18～23mA,达耐受量。

4. 腕关节扭伤、挫伤 电极:40cm^{2}电极×2。方法:一电极置于前臂伸侧上方;另一电极置于腕背部。电流强度:6～10mA,达耐受量。

5. 超刺激电流电水浴 可用四槽、二槽浴的形式,根据病情选择电流参数。

七、电睡眠疗法

以微弱的低频脉冲电流通过头颈部引起睡眠的治疗方法。

(一)作用机制

1. 重复单调刺激引起的泛化抑制和条件反射的作用。

2. 电流刺激脑中与睡眠有关的中枢。

3. 电流作用于脑,使脑组织释放出与睡眠有关的神经递质 5-羟色胺等。

(二)适应证与禁忌证

1. 适应证 各种原因引起的失眠。

2. 禁忌证 装有心脏起搏器的患者,癫痫、脑血管病急性期等。高度近视者禁用眼-枕法。

(三)治疗技术

1. 技术参数 ①频率:100～200Hz。②脉冲宽度:0.2～0.3ms(不能超过 0.5ms)。③波形:方波、梯形波或叠加在直流电上的方波、正弦波。

2. 治疗环境 安静的室内外环境是电睡眠治疗取得成功的必要条件,要求室内光线应暗淡,温度适宜,并备有舒适的治疗床与寝具。

3. 电极

(1)眼部:用柔软的金属铅板制成镜框形状,放在同样形状的衬垫内。

(2)乳突部:$2cm^2$ 电极×2。

(3)枕部:$100cm^2$ 电极×1。

4. 剂量

(1)电流强度:$15\sim18\mu A$(平均值),以患者有舒适感为宜。

(2)治疗时间:根据患者兴奋与抑制过程减弱的程度而定,一般 $40\sim70min$。抑制过程轻度减弱——$1.5\sim2h$;兴奋与抑制过程明显减弱——$40\sim60min$。

5. 操作方法

(1)患者脱衣卧床盖好被单。

(2)眼部电极接阴极,枕部接阳极,如采用乳突部连接法,分别将两个 $2cm^2$ 电极置耳后乳突部接阳极。

(3)接通电源,指示灯亮后 $1\sim2min$ 可见指示管发出荧光,随频率变化而颤动,同时能听到与频率相应的"嘀嘀"声,然后旋转频率调节器调到所需频率,再缓慢调节电流输出至所需电流强度。

(4)第一次治疗时间 $15\sim20min$,以后每次延长 $20\sim30min$ 逐渐增加到最长治疗时间。如在电睡眠治疗的同时给予适量的咖啡因、溴剂或镇静药物,可提高治疗效果。

6. 注意事项　同神经肌肉电刺激疗法。

八、经皮神经电刺激疗法

应用低频脉冲电流经皮肤刺激以治疗疼痛的方法,又称周围神经粗纤维电刺激疗法,简称为 TENS。

(一)电流特性

1. TENS 是为刺激感觉纤维而设计的,其频率为 $2\sim160Hz$。

2. 脉冲时间短,脉宽在 $9\sim350\mu s$。

3. 多种脉冲波形,包括对称双向方波、两种形状不对称的双向脉冲波、单向方波、被单向方波调制的中频波组。

(二)分类

由于技术的不断发展,目前有各种模式的 TENS 治疗仪。不同的模式由不同的波幅、频率、脉宽等参数所决定,具体可分为:

1. **普通模式 TENS** 也称为高频模式 TENS。

(1)参数特点:脉宽 50～125μs;频率 50～100 次/s;波幅为低于产生运动的波幅。由此使患者产生舒适的震颤感。

(2)作用机制:根据闸门学说,治疗作用通过激活粗大周围神经纤维获得。

(3)优点:患者感觉较为舒适;镇痛作用相对快速,因此可在数分钟内评定所选择参数的效果;因刺激无运动反应,故可用于急性、慢性疼痛;若用于疼痛控制,实际治疗时间可持续24h。

(4)缺点:每次治疗后患者无痛持续的时间较短(但也可因疼痛-肌肉痉挛循环被打破等其他因素而使疗效时间延长);可有刺激适应发生,因此需要随时调整波幅或脉宽。

2. **低频模式 TENS** 也称为针灸样 TENS。

(1)参数特点:脉宽 200～500μs;频率 1～5 次/s;波幅为足以引起相关节段的局部肌肉收缩。这些刺激参数与普通模式 TENS 窄脉宽、高频率、低波幅的特点相反。

(2)作用机制:由于其产生的镇痛效果可被阿片拮抗药所逆转,因此其作用机制可能与刺激产生内啡肽有关,即通过募集一系列传入神经以内啡肽途径产生中枢抑制效应。

(3)优点:由于 β-内啡肽的半衰期约 4h,故其最基本的优点是每次治疗后无痛持续时间较长;刺激适应性较低,故仅需要很小的波幅和脉宽调节就可保持运动阈上刺激。

(4)缺点:需要有运动反应以激发产生内啡肽,故患者所需的肌肉收缩可能是不舒适的,患者的耐受性相对较差;若刺激部位位于疼痛和功能障碍部位,则运动反应可能对急性疼痛的早期不适宜;在刺激状态下运动反应可限制患者的功能活动;为减轻重复收缩造成的潜在肌肉疼痛和疲劳,刺激一般应限制在 1h;由于 β-内啡肽释放至系统的时间关系,镇痛效果常在治疗后 20～30min 才能出现。

3. **断续模式 TENS**　也称为突发模式 TENS。

(1)参数特点:使用高、低频率脉冲,每一突发包括了 7 个 70～100 次/s 的脉冲,突发模式的脉宽 200～500μs;突发频率 1～5 次/s;波幅为足以产生局部肌肉收缩,肌肉收缩发生于与功能障碍区域相关的肌节节段。

(2)作用机制:与刺激产生内啡肽有关。

(3)优点:每次治疗后无痛持续的时间较长;在突发内增加刺激次数可使患者相对于低频模式 TENS 的单一刺激感到舒适。

(4)缺点:需要运动反应激发产生内啡肽;部分患者会感到肌肉收缩不适,但比单一脉冲的低频 TENS 刺激舒适些;若刺激部位位于疼痛和功能障碍部位,则运动反应可能对急性疼痛的早期不适宜;为降低重复收缩造成的潜在的肌肉疼痛和疲劳,刺激一般应限制在 1h;在刺激状态下运动反应可限制患者的功能活动。

4. **强刺激模式 TENS**　也称为短暂强烈刺激模式 TENS。

(1)参数特点:各参数接近它们的高限(脉宽 250μs;频率 110 次/s;波幅为产生最大异常感觉的耐受量),即采用可使患者舒适和耐受的频率、脉冲时间和波幅高值抑制疼痛,在这种强度下可产生少许节律不规则的肌肉收缩。

(2)作用机制:为神经镇痛效应发生较快的一种形式,开机后几乎立即就能产生镇痛作用。可能是刺激减缓了沿 A-δ 和 C-纤维的传导所致。虽然是一种疼痛传递的选择性阻滞方式,但不产生触觉和压觉的缺失。

(3)优点:这种刺激形式基本上是舒适的;镇痛起效快;可用于极为急性的疼痛。

(4)缺点:关机后,治疗区域快速恢复原来的感觉;因为每次治疗时间为 15min,故不能有效地作为慢性疼痛长期治疗的手段;当电极置于较大的周围神经处时镇痛效果最大,但这可使神经干处密度较大的皮下组织产生不适感;对腰背部和颈部疼痛的治疗效果较差;强度过大可使患者产生厌烦感。

5. 调制模式 TENS

(1)参数特点:通过对波幅、脉宽和频率进行周期性调制而提供舒适的刺激。对这些参数的调制可以是单一的,也可以是联合的(如同时调制脉宽和频率)。

(2)作用机制:与普通模式 TENS 的作用机制相同,但可更好地降低经常发生在恒定的、非调制刺激时神经或感觉的适应。

(3)优点:针对性地降低神经适应性;舒适感较好,患者更易接受;作用机制发生较快,在短时间内可快速确定治疗的有效性;因为刺激不产生运动反应,故可用于急性、慢性疼痛;若应用于疼痛控制,实际刺激时间可持续 24h。

(4)缺点:每次治疗后患者无痛的时间相对较短;部分患者认为仍有实际的不适感。

6. 力量-时间模式 TENS

(1)参数特点:刺激模式与神经兴奋性的力量-时间曲线有直接关系,微处理机根据调节后的 TENS 参数计算近似的力量-时间曲线,一般将现有参数值的刺激脉宽增加 32%,波幅降低 25%。

(2)作用机制:由于追踪了正常的力量-时间曲线,可根据患者个体情况设定、提供相应的波幅和脉宽,获得最大的神经冲动释放率。此外,这一模式在持续刺激时可降低适应性。

(3)优点:可降低神经适应性;有较好的舒适感,大部分患者易于接受;作用机制发生较快,在短时间内可快速确定治疗的有效性;因为刺激不产生运动反应,故可用于急性、慢性疼痛;若应用于疼痛控制,实际刺激时间可持续 24h。

(4)缺点:由于作用机制的缘故,每次治疗后患者无痛的时间相对较短,然而临床上因为其他因素(如打破了疼痛-肌肉痉挛的循环)而疗效时间较长。

(三)适应证与禁忌证

1. 适应证　扭挫伤、肌痛、肌筋膜痛、术后伤口痛、截肢后残端痛、头痛、神经痛、幻肢痛、癌痛、关节痛、骨折、伤口愈合迟缓、中枢性瘫痪后感觉和运动功能障碍等。

2. 禁忌证　①心脏起搏器及其邻近部位、颈动脉窦、孕妇下腹及腰骶部、头颅、体腔内等部位禁用;②皮肤破损及化脓,对电流过敏者;③认知障碍者不得自己使用本治疗仪。

(四)治疗技术

1. 普通模式 TENS

(1)准备必要的辅助设备,如皮带、导电膏等。

(2)向患者进行必要的解释和说明。

(3)设定每一项参数。

(4)在电极放置之前进行皮肤准备,以确保良好的导电性。

(5)将电极与导线相连。

(6)将电极置于预定的刺激部位。选择合适的电极放置方法,其中重要的是对患者进行全面的评定以确定疼痛和功能障碍与病理改变之间的关系,具体位置包括皮区、肌节、脊柱旁区运动点、肌筋膜痛扳机点或经络穴位等。

初始,若疼痛与功能障碍有关,成对电极可置于疼痛局部的周围(包括有关的皮区、肌节、肌筋膜痛扳机点、经络穴位、周围神经干),电极放置后疼痛部位和功能障碍区域可产生相应的感觉。

若按初始的放置位置进行治疗,未达到满意的疼痛缓解效果,可在与疼痛部位相关的远端和节段进行联合治疗或附加成对电极。注意每一患者及每次治疗的最佳刺激部位是变化的。

(7)连接导线与治疗仪。

(8)开机,并增高波幅至患者局部舒适感,患者运动阈下感觉。根据患者反应,增加波幅至肌肉出现可见的小的收缩,然后降低波幅至肌肉恰出现收缩的水平。

总之,确定刺激部位和参数调节需要 5~10min。若疼痛缓解程度不满意,则重新调节参数或改变刺激部位,以保证最大的疗效。

(9)大部分疼痛患者刺激时间为 30~60min。治疗时间的确定原则是以最小的刺激时间获得最大的镇痛效果。有些患者(如术后患者)需要刺激时间达 24h。

(10)治疗结束,关机并使所有参数回零。

(11)移去电极,清洁患者皮肤和电极。

(12)进行皮肤完整性在内的治疗后评定。

(13)治疗频度为 1~2/d 或更多,原则是尽可能使患者保持最长时间的无痛状态。

(14)本法仅供外用;仪器应存放在儿童够不着的地方;电极放置处可发生皮肤刺激;在无监测或安全防护下不能用于心肌疾病或心律失常患者。

2. 低频模式 TENS

(1)准备必要的辅助设备,如皮带、导电膏等。

(2)向患者进行必要的解释和说明。

(3)在波幅设置于零位的情况下,设定有关参数(低频、宽脉宽)。

(4)在电极放置之前进行皮肤准备,以确保良好的导电性。

(5)将电极与导线相连。

(6)将电极置于预定的刺激部位。选择合适的电极放置方法,其中重要的是对患者进行全面的评定以确定疼痛和功能障碍与病理改变之间的关系,具体位置包括肌节、脊柱旁区运动点、肌筋膜痛扳机点、经络穴位、外周神经干或与功能障碍相关的局部区域。这一模式下肌肉收缩是必需的,因此,初始点应在与肌节相关节段的运动点上。

(7)连接导线与治疗仪。

(8)开机,并增加波幅至引发强烈的节律性肌肉收缩。这一水平的电流强度会使患者有不舒适感,产生镇痛的时间为 20~

30min。临床实践表明,普通模式 TENS 与低频模式 TENS 联合应用是有益的,初始采用普通模式 TENS 10～20min,然后低频模式 TENS 20min。这一方法初始时患者因快速激活闸门机制而感到舒适,随后的内啡肽长效镇痛机制可使疗效持续更长。

(9)治疗时间应限制在 1h 内,以避免重复收缩产生肌肉疼痛和疲劳。

(10)治疗结束,关机并使所有参数回零。

(11)移去电极,清洁患者皮肤和电极。

(12)进行皮肤完整性在内的治疗后评定。

(13)治疗频度为 1/d,原则是尽可能使患者保持最长的无痛状态。

(14)注意事项与普通模式 TENS 相同。

3. **断续模式 TENS**

(1)准备必要的辅助设备,如皮带、导电膏等。

(2)向患者进行必要的解释和说明。

(3)在波幅控制处于零位的情况下,设定有关参数(低突发率、宽脉宽)。

(4)其他同低频模式 TENS。

4. **强刺激模式 TENS**

(1)准备必要的辅助设备,如皮带、导电膏等。

(2)向患者进行必要的解释和说明。

(3)在波幅控制处于零位的情况下,设定有关参数(高频率、宽脉宽)。

(4)在电极放置之前进行皮肤准备,以确保良好的导电性。

(5)将电极与导线相连。

(6)将电极置于预定的刺激部位。选择合适的电极放置方法,重要的是对患者进行全面的评定以确定疼痛和功能障碍与病理改变之间的关系。

若疼痛与功能障碍相关,成对电极可置于疼痛区域周围表浅的周围神经处,也可置于相关的皮区、肌节、肌筋膜痛扳机点、经络穴位、周围神经干等所有与功能障碍或病理改变直接相关的部位,其中表浅的外周神经是最佳刺激处。电极放置后疼痛部位和功能障碍区域可产生相应的感觉。

若初始放置位置未达到满意的疼痛缓解效果,可在与疼痛部位相关的远端和节段部位进行联合治疗或附加成对电极。注意每一患者及每次治疗的最佳刺激部位是变化的。

(7)连接导线与治疗仪。

(8)开机,并增加波幅至患者局部产生舒适感,这种感觉应在运动阈下。根据患者反应,增加波幅至肌肉出现可见的轻微收缩。

确定刺激部位选择和参数调节的效果需要 5~10min。若疼痛缓解程度不满意,则重新调节参数或改变刺激部位,以保证最佳疗效。

(9)对大部分疼痛患者,刺激时间为 15min。

(10)关机并使所有参数回零。

(11)移去电极,清洁患者皮肤和电极。

(12)进行包括皮肤完整性在内的治疗后评定。

(13)治疗频度每日可达数次。

(14)注意事项与普通模式 TENS 同。

5. 调制模式 TENS

(1)准备必要的辅助设备,如皮带、导电膏等。

(2)向患者进行必要的解释和说明。

(3)在波幅控制处于零位的情况下,设定有关参数(高频率、窄脉宽)。

(4)在电极放置之前进行皮肤准备,以确保良好的导电性。

(5)将电极与导线相连。

(6)将电极置于预定的刺激部位。选择合适的电极放置方法,重要的是对患者进行全面的评定以确定疼痛和功能障碍与病理改变之间的关系,电极的放置位置与功能障碍相关,具体位置包括皮区、肌节、脊柱旁区运动点、肌筋膜痛扳机点或针灸穴位等。

若疼痛与功能障碍相关,成对电极可置于疼痛局部的周围(包括有关的皮区、肌节、肌筋膜痛扳机点、经络穴位、周围神经干),电极放置后疼痛部位和功能障碍区域可产生相应的感觉。

若初始放置位置未达到满意的疼痛缓解效果,可在与疼痛部位相关的远端和节段部位进行联合治疗或附加成对电极。注意每一患者及每次治疗的最佳刺激部位是变化的。

(7)连接导线与治疗仪。

(8)开机,增大波幅至舒适度,根据患者反应,波幅增加至较弱的肌肉收缩,然后降低波幅至肌肉恰出现收缩的水平。

若疼痛缓解程度不满意,则重新调节参数或改变刺激部位,以保证最佳疗效。

(9)对大部分疼痛患者,刺激时间为 30～60min。总的原则是以最小的刺激时间获得最大限度的疼痛缓解。一些患者可能需要持续 24h。

(10)治疗结束,关机并使所有参数回零。

(11)移去电极,清洁患者皮肤和电极。

(12)进行包括皮肤完整性在内的治疗后评定。

(13)治疗频度可 1～2/d 或更多。

(14)注意事项与普通模式 TENS 同。

6. 力量-时间模式 TENS

(1)准备必要的辅助设备,如皮带、导电膏等。

(2)向患者进行必要的解释和说明。

(3)在波幅控制处于零位的情况下,设定有关参数(高频率、窄脉宽)。

(4)在电极放置之前进行皮肤准备,以确保良好的导电性。

(5)将电极与导线相连。

(6)将电极置于预定的刺激部位。选择合适的电极放置方法,重要的是对患者进行全面的评定以确定疼痛与功能障碍及与病理改变之间的关系,电极的放置位置与功能障碍相关,具体位置包括皮区、肌节、脊柱旁区运动点、肌筋膜痛扳机点或针灸穴位等。

若疼痛与功能障碍相关,成对电极可置于疼痛局部的周围(包括有关的皮区、肌节、肌筋膜痛扳机点、经络穴位、周围神经干),电极放置后疼痛部位和功能障碍区域可产生相应的感觉。

若初始放置位置未达到满意的疼痛缓解效果,可在与疼痛部位相关的远端和节段部位进行联合治疗或附加成对电极。注意每一患者及每次治疗的最佳刺激部位是变化的。

(7)连接导线与治疗仪。

(8)开机,增大波幅至舒适度,根据患者反应,波幅增加至较弱的肌肉收缩,然后降低波幅至肌肉恰出现收缩的水平。记录波幅值。

(9)以此为基准以25%的幅度降低波幅。

(10)将波幅保持于这一水平,增加脉宽以达到需要的刺激强度。

(11)关机,再开机,按照(8)慢慢再调节波幅值。

若疼痛缓解程度不满意,则重新调节参数或改变刺激部位,以保证最佳疗效。

(12)对大部分疼痛患者,刺激时间为30~60min。总的原则是以最小的刺激时间获得最大限度的疼痛缓解。一些患者可能需要持续24h。

(13)治疗结束,关机并使所有参数回零。

(14)移去电极,清洁患者皮肤和电极。

(15)进行包括皮肤完整性在内的治疗后评定。

(16)治疗频度可1~2/d或根据需要增多。

(17)注意事项与普通模式TENS相同。

(五)临床应用

1. TENS对疼痛的治疗　治疗时电极可放在外周神经、针灸穴位及疼痛部位的皮区。

(1)普通模式 TENS:采用低强度(2～3倍感觉阈)、低频高段(60～100 Hz)选择性地刺激粗的传入纤维,减少小直径纤维对伤害的传递,降低对疼痛的分辨力及知觉,从而关闭疼痛在脊髓水平传递的"闸门"。

(2)低频模式,也称针灸样 TENS:采用高强度(大于3倍感觉阈值)、低频低段(2～4 Hz),通过促进脑和脊髓内源性内啡肽的释放而减轻痛觉。

2. TENS 促进脑卒中患者运动功能的恢复　采用高段(100Hz)治疗,30min,1/d,共8周。高段 TENS 刺激脑卒中患者的外周神经,能缓解痉挛和反射亢进,降低被动牵拉中的抗阻力矩,增强瘫痪肌群的肌力,改善慢性脑卒中患者的日常生活活动能力。

九、经颅直流电刺激疗法

利用恒定、低强度的直流电(1～2mA)作用于头部,调节大脑皮质神经元活动及兴奋性的治疗,从而诱发脑功能发生变化。称为经颅直流电刺激(transcranial direct current stimulation),简称 tDCS。

(一)作用机制

依据刺激的极性不同,引起大脑皮质静息膜电位超极化或去极化的改变,阳极刺激通常使皮质的兴奋性提高,阴极刺激使皮质的兴奋性降低。

(二)适应证与禁忌证

1. 适应证

(1)神经内科疾病:脑卒中后肢体运动障碍、认知障碍、失语症、阿尔茨海默病(老年痴呆)、帕金森病、抑郁症等。

(2)神经外科疾病:纤维肌痛综合征、脊髓损伤、脑损伤的恢复。

(3)儿科疾病:小儿脑瘫、抽动症、多动症等。

2. **禁忌证** 慢性皮肤病、颅脑损伤昏迷意识不清、体内有金属或植入性电子装置。

(三)治疗技术

治疗设备由直流微电刺激器、阳极和阴极两个电极、控制软件设置刺激类型的输出组成。

1. **电极的位置** 分为刺激电极和参照电极。刺激电极一个置于待刺激大脑皮质区的颅骨上方,另一个放在对侧眼眶或眼窝上,参照电极置于肩上或颅外的其他部位,使电极间形成回路,避免两个刺激电极相互干扰。

2. **刺激方式** 阴极刺激、阳极刺激和对照假刺激。阳极刺激使静息电位的阈值下降,神经元的放电增加,兴奋性增强;阴极刺激使静息电位的阈值增加,神经元的放电减少,兴奋性减弱。假刺激则是一种对照刺激。对照假刺激即给予非常短暂的电流刺激(约 30 s),仅使被试者产生与真刺激相同的主观感觉。对照假刺激的电极放置模式一般同其相应的真刺激的放置模式一致,一般在进行双盲实验时使用。

3. **操作方法** 将两个(5cm×5cm)导电电极分别套入浸有等渗生理盐水湿润明胶海绵内,阳极置于刺激点,阴极置于健侧脑区部位,刺激强度 2mA,刺激时间 10~20min,1/d,共 10 次。

第三节　中频电疗法

一、基础知识

应用频率为 1~100kHz 的脉冲电流治疗疾病的方法,称为中频电疗法。

(一)电流特点

1. 中频正弦交流电

(1)无电解作用:中频电流是一种等幅正弦交流电,正、负极性不断快速变化,作用于机体时,无极性之分,因此治疗时不会产生电解产物,无电解作用使治疗后局部皮肤不易产生"刺激点",有利于长期治疗。

(2)刺激作用:由于哺乳动物运动神经每次兴奋后有一个绝对不应期,持续约1ms,要使每个脉冲周期刺激都能引起一次兴奋,频率必须在1kHz以下,如低频电。而中频电的频率在1kHz以上,每个脉冲周期刺激已不能引起一次兴奋,需要综合多个刺激的连续作用才能引起一次兴奋,称为中频电刺激的综合效应。它对皮肤感觉神经刺激性低,治疗时电流强度比直流电大而不引起疼痛。

(3)热作用:中频电流在人体组织中传导,由于电阻耗损而产生热。所以中频电的热作用不能忽视。实验表明:用等幅正弦中频电流密度为 $4.2mA/cm^2$,作用20min,实验动物深层肌肉(距体表1cm)温度升高 $2.2\sim2.6℃$。治疗中若采用较大的电流密度($0.5\sim1mA/cm^2$),热作用明显,甚至发生皮肤灼伤。

(4)作用深度:中频电流通过组织的电阻明显低于直流电和低频电,电流作用深度增大,可治疗深部组织(骨骼肌)的病变。

2. 低频调制中频电流

(1)克服习惯性:幅度恒定的中频电流易为人体所适应,采用 $0\sim150Hz$ 的低频电流调制中频电流,使中频电流的幅度随低频电流的频率而发生变化,由于其波形、波幅、频率不断变化,人体不易产生习惯性。

(2)兼有低、中频电流的作用:除具备中频正弦交流电流的特点外,还有低频电流的特点。

对运动神经肌肉:$1\sim10Hz$ 可引起肌肉单收缩

$\qquad\qquad\qquad$ $25\sim50Hz$ 可引起肌肉强直收缩

$\qquad\qquad\qquad$ $100Hz$ 可引起肌肉收缩减弱或消失

对感觉神经:$50Hz$ 震颤感明显

$\qquad\qquad$ $100Hz$ 镇痛

对血管:1～20Hz 增高血管张力

50～100Hz 扩张血管

对自主神经:4～10Hz 兴奋交感神经

20～40Hz 兴奋迷走神经

100～250Hz 抑制交感神经

(二)治疗作用

1. 止痛作用 中频电的止痛作用以低频调制的中频电流最显著,治疗后使局部的痛阈增高。有即时止痛作用和后续止痛作用。

2. 促进血液、淋巴循环 50～100Hz 的低频调制的中频电流有显著的促进局部血液和淋巴循环的作用,可使小血管、毛细血管、淋巴管扩张。作用后可见局部开放的毛细血管数目增多。

3. 对骨骼肌的作用 可使骨骼肌产生收缩活动,电流作用深度较大,因此常用于锻炼骨骼肌。

4. 软化瘢痕和松解粘连的作用 等幅正弦中频电流(音频电)有软化瘢痕和松解粘连的作用。

二、等幅正弦中频电疗法

应用频率为 1～5kHz 的等幅正弦交流电治疗疾病的方法,又称音频电疗法。常用频率为 2kHz。

(一)治疗作用

1. 软化瘢痕和松解粘连 音频电刺激瘢痕或粘连组织,使之产生震动,使粘连松解和软化。术后早期应用有预防瘢痕增生的作用,瘢痕的痒痛经数次至十数次治疗后可显著减轻或消失。经数十次治疗,瘢痕可变软、变薄、缩小;术后肠粘连、肌腱粘连经音频电疗也可以松解或软化。

2. 促进局部血液循环、消炎、消肿 音频电疗时,人甲皱微血管襻数目显著减少,疗后 10min 则微血管襻数目显著增加。临床常用于治疗亚急性、慢性炎症。

3. 镇痛、止痒 音频电治疗后虽然痛阈明显上升,镇痛作用仍不如脉冲中频电,而且持续时间不长;但对术后或烧伤后瘢痕的疼痛、剧痒,其镇痛、止痒效果相当显著。

(二)适应证与禁忌证

1. 适应证

(1)软组织、骨关节伤病:如挫伤、挫伤、肌纤维组织炎、肌肉劳损、肩关节周围炎、腰椎间盘突出症、肱骨外上髁炎、狭窄性腱鞘炎、退行性关节病、关节纤维性挛缩。

(2)其他外科疾病:如瘢痕、瘢痕挛缩、术后粘连、肠粘连、炎症后浸润硬化、注射后硬结、阴茎海绵体硬结、血肿机化、血栓性静脉炎。

(3)内科疾病:风湿性关节炎、类风湿关节炎、肌炎。

(4)神经科疾病:神经损伤、神经痛、神经炎。

(5)妇科疾病:慢性盆腔炎、附件炎、绝育术后并发症。

(6)耳鼻咽喉科疾病:慢性咽喉炎、声带小结、术后声带麻痹。

(7)皮肤科疾病:局限性硬皮病、局限性脂膜炎、带状疱疹。

2. 禁忌证 恶性肿瘤、急性炎症、出血倾向、局部金属异物、心脏起搏器、心区、孕妇下腹部、对电流不能耐受者。

(三)治疗技术

1. 电极

(1)规格:常采用厚 0.08cm 的铜板材料,分板状、条形两种。板状电极尺寸:100cm²;80cm²;30cm²。

条形电极尺寸:宽 1.2cm;长 5~30cm 不等。

(2)电极放置:电极放置的原则是使电流通过病变部位,电极的大小(长度)应小于病变部位长度。

并置法:电极放置于治疗部位上下或左右并置,适用于表面不平的表浅病变。

对置法:电极放置于治疗部位前后,适用于表面较平的面积较大、部位较深的病变。

2. 电流强度　以患者有明显震颤感、轻度的紧缩感为宜。

3. 操作方法

(1)根据病变部位选择电极及衬垫。

(2)检查皮肤情况,将电极放于治疗部位后,用尼龙搭扣或沙袋妥善固定。

(3)接通电源,1～2min 后开始治疗。

(4)通电过程中,应自始至终保持其明显的震颤感,由于患者对电流刺激易产生习惯性,其震颤感逐渐减弱,应随时增加电流强度以保持应有的刺激感觉。

4. 注意事项

(1)等幅正弦中频电疗仪不应与高频电疗仪同放一室或同时工作,以免高频电疗仪对其干扰,患者可能出现"电击"样的不安全感。

(2)治疗前应对治疗仪进行安全检查,并除去治疗部位及其附近的金属异物。严防电极、导线夹和导线裸露部分直接接触皮肤。

(3)严防将衬垫放反而使电极与皮肤之间只间隔一层单布;同时,电极衬垫必须均匀紧贴皮肤,防止电流集中于某一局部或某一点。

(4)电流密度不得过大,不应产生疼痛感。

(5)治疗过程中,患者不可挪动体位。电极下不应有灼痛感。如治疗中出现疼痛,应中止治疗,检查电极是否滑脱、接触皮肤或电极、衬垫不平,若未出现灼伤,应予纠正;若已出现灼伤,则应中断治疗,处理灼伤。

(6)如治疗局部区域有瘢痕,应注意掌握电流强度。如治疗部位皮肤有破损,应避开或贴小胶布予以保护。禁止在孕妇下腹部、腰部及邻近部位治疗。于脑部及心脏区治疗时,不得采用对置法。用并置法时,电流量要小,并密切注意患者的反应。

(四)常见疾病的治疗方法

1. 瘢痕

(1)电极:长条电极×2(长度依病变部位大小而定)。

（2）方法：当瘢痕表面凹凸不平时，为避免接触不良，可将两条形电极并置于瘢痕两侧的健康皮肤上；若大面积瘢痕表面比较平整，将一电极置于瘢痕表面，另一电极并置于健康皮肤上；若瘢痕广泛波及整个肢体时，可用长条形电极围绕于肢体上下端。

（3）治疗时间：20～30min。

（4）治疗次数

瘢痕前期：即创面愈合后经过1～2个月的潜伏期，出现局部潮红和毛细血管扩张，但红肿不突出也没有明显纤维化的阶段，约需30次治疗，此期疗效最好。

急性期：即炎症反应期，呈鲜红色，毛细血管扩张，水肿和增殖突出，显著高出皮面，常伴有奇痒和功能障碍，宜治疗100次，直到功能恢复，可以工作即停止治疗。

慢性期：即急性期过后，红肿已不显著，治疗70～100次。

2. 肠粘连 ①电极：100cm^{2}电极×2。②方法：将电极并置于肠粘连疼痛区，对置。③治疗时间：20～30min。④治疗次数：约50次。

3. 盆腔炎与附件炎 ①电极：80cm^{2}电极×2。②方法：将电极置于下腹部，对置。③治疗时间：20～30min。④治疗次数：20～30次。

4. 腰肌劳损 ①电极：100cm^{2}电极×2。②方法：将两电极并置于腰部痛点两侧。③治疗时间：20～30min。④治疗次数：20～30次。

5. 甲状腺术后 ①电极：30cm^{2}电极×2。②方法：将两电极并置于瘢痕上下。③治疗时间：20～30min。④治疗次数：20～30次。

6. 带状疱疹 ①电极：80cm^{2}电极×2。②方法：将两电极并置于疱疹两侧或相应节段两侧。③治疗时间：20min。④治疗次数：约20次。

三、干扰电疗法

(一)治疗方法

1. **干扰电流疗法** 又称交叉电流,是将两组不同的等幅中频正弦电流频率(4000Hz 和 4000±100Hz),通过两组 4 个电极交叉输入人体,电力线在交叉处产生干扰,形成干扰场,在干扰场中产生由 0～100Hz 低频调制的中频电流,这种"内生性"的低频调制中频电流,含有中频电流及低频电流两种成分。

2. **动态干扰电流疗法** 它与干扰电疗法的区别是两组电流是正弦调制中频电流(调制深度 30%,调制周期 6s),在两组电流交叉处产生节律性旋转的干扰场。如果两组正弦调制中频电流调制相位相反,就形成电流 A,如果两组正弦调制中频电流调制相位相同,就形成电流 B。

3. **立体动态干扰电流疗法** 它的特点是将三路 5000Hz 等幅中频正弦电流立体交叉输入人体,利用星形电极产生高负荷的中频电流,产生三维效应,对细胞膜可产生刺激;具有多部位刺激及电流的动态性。

(二)电流特点

1. 既有中频电流成分又有低频电流成分。

2. 治疗时通过 4 个电极,将两组相差 100Hz 的中频电流[一组为 4000Hz;一组为(4000±100)Hz]交叉输入人体,形成干扰电流。

3. 在电极下输入的是中频电流,在机体内交叉干扰后得到 0～100Hz 的低频调制的中频电流,这种电流不是体外输入的;而是体内产生的;这种"内生"的电流是干扰电流最突出的特点。

4. 皮肤电阻明显下降,增加了作用深度,而且可以采用较大的电流强度。

5. 差频的变化避免了机体对电流的适应性。

(三)治疗作用

1. **镇痛作用** 100Hz 固定差频和 0～100Hz 或 90～100Hz

变动差频的干扰电流作用后,皮肤痛阈明显上升,有良好的止痛作用。可治疗神经丛、神经根和周围神经疾病引起的疼痛,颈椎、腰椎疾病引起的根性疼痛。

2. 促进局部血液循环 50Hz 固定差频干扰电流作用 20min,皮肤温度平均升高 2℃。若作用于颈、腰交感神经节,可引起相应肢体血循环加强,皮肤温度升高。有促进渗出、水肿、血肿吸收的作用。可治疗缺血引起的肌痉挛、痉挛期的闭塞性动脉内膜炎、肢端发绀症、雷诺现象、关节周围组织的劳损、挫伤、创伤后期的积液和淤血等吸收不良的情况。

3. 对运动神经和骨骼肌的作用 差频 25～50Hz 的电流可引起肌肉强直收缩,人体对干扰电流易于接受,可应用较大的电流强度,使肌肉产生较大的收缩反应。对周围神经损伤的治疗优于三角波。可治疗各种类型的周围神经损伤或炎症引起的神经麻痹和肌肉萎缩、失用性肌萎缩等疾病。

4. 对内脏平滑肌的作用 提高胃肠平滑肌的张力;改善内脏的血液循环;调整支配内脏的自主神经。常用于治疗内脏下垂、习惯性便秘、膀胱张力低下等内脏平滑肌张力不足的疾病。

5. 对自主神经的调节作用 对早期高血压患者有降压作用,使舒张压、收缩压均降低。

(四)适应证与禁忌证

1. 适应证

(1)软组织、骨关节伤病:颈椎病、肩关节周围炎、扭挫伤、肌纤维组织炎、关节炎、骨折延迟愈合、失用性肌萎缩、坐骨神经痛等。

(2)其他疾病:胃下垂、术后肠粘连、肠麻痹、弛缓性便秘;尿潴留、压迫性张力性尿失禁;雷诺现象等。

2. 禁忌证 与等幅中频电疗法相同。

(五)治疗技术

1. 电极种类

(1)一般电极:可采用低频电疗的电极衬垫,每次治疗需要 4

个形状、面积相同的电极衬垫。

(2)四联电极:将 4 个电极嵌在一块绝缘海绵上,用于小部位治疗。

(3)手套电极:电极接触患者的一面是导电的,接触操作者手的一面是不导电的,用于移动法的治疗。

(4)抽吸电极:电极上有一根密闭的塑料管,管内有一根导线,导线与塑料管一并接在机器的输出端,治疗仪器附有产生脉冲负压的装置,用于抽吸。如日本产 Vectrnics 干扰电治疗仪就具有此类抽吸电极,同时配有使电极预热的发热器。

2. 电极放置方法

(1)固定法:治疗时电极的位置固定不动,用一般电极或四联电极,电极放置时应尽量使两路电流在病变处交叉。

(2)移动法:用手套电极在治疗部位移动或固定治疗,做痛点治疗时,可用指尖压紧痛点。

(3)抽吸法:选定治疗部位,将抽吸电极固定于治疗部位,开动产生负压的开关后,通以干扰电流,抽吸电极的负压脉冲为 $16\sim18/min$,此法除有干扰电流的作用外,尚有负压的按摩作用,有改善局部血液、淋巴循环,促进渗出液、水肿吸收的作用。

3. 差频的变化　在治疗中,两组中频电流,一组固定为 $4000Hz$,另一组则有以下几种变化:

(1)每 15s 由 $3900\to4000Hz$ 或由 $4000\to4100Hz$ 变化 1 次,与第一组交叉后出现每 15s 一次的由 $0\sim100Hz$ 的差频变动。

(2)在某一频率做小范围的来回变动,如一组固定为 $4000Hz$,另一组由 $4025\to4050Hz$ 的变化,差频发生每 15s 一次的由 $25\sim50Hz$ 的小范围波动。

(3)可以固定在 $(4000\pm100)Hz$ 的任一频率上,使差频为一固定值,如固定于 $4090Hz$,与另一组交叉后,即得出 $90Hz$ 的差频。

4. 差频的选择　见表 2-4。

表 2-4　差频的选择与作用

差频(Hz)	作　　用
100	抑制交感神经,多用于交感神经节;止痛
90～100	止痛
50～100	止痛;促进局部血液循环;促进渗出物吸收;缓解肌紧张
50	促进局部血液循环
25～50	引起正常骨骼肌强直收缩;促进局部血液循环
20～40	兴奋迷走神经;扩张局部血管
1～10	兴奋交感神经;使正常肌肉发生单收缩;使失神经肌肉收缩(1～2Hz);使平滑肌收缩(1～2Hz)
0～100	兼具以上作用,但针对性不强

5. 电流强度

(1)以电极面积,患者的感觉为标准的电流密度

①电极面积为 $20cm^2$ 时,不宜大于 $0.8～2mA/cm^2$。

②电极面积为 $50cm^2$ 时,不宜大于 $0.5～0.8mA/cm^2$。

③电极面积为 $100cm^2$ 时,不宜大于 $0.5～0.6mA/cm^2$。

(2)以人体感觉阈、运动阈为标准的强度分级

①感觉阈下:电流表有显示,患者无电感。

②感觉阈:掐有麻或颤的电感。

③感觉阈上:有明显的麻或颤感。

④运动阈下:不引起肌肉收缩反应。

⑤运动阈:掐能引起肌肉收缩反应。

⑥运动阈上:引起明显的肌肉收缩反应。

⑦耐受阈:患者所能耐受最大限度的电流强度。

6. 治疗时间　可选用 1～2 种或更多的差频,每种差频作用 1～10min 不等,总治疗持续时间为 20min。

7. **操作方法**

(1)将选好的两组电极固定于治疗部位,使两组电流交叉在病变部位。按治疗要求选用电极种类。

(2)依据病情选择差频的范围,治疗分为定频输出(用固定的某一差频)及变频的输出(用0～100Hz内任意变化的差频)两种。

(3)检查两组输出机钮是否在零位,将差频范围调节至所需位置,然后接通电源,分别调整两组输出,达所需电流强度。

(4)治疗时,如要改变差频范围,不必将输出调回零位,可直接调整定频、变频机钮。

(5)动态干扰电和立体动态干扰电的操作与静态干扰电基本相同。

8. **注意事项**

(1)电极放置的原则是两组电流一定要在病变部位交叉。同组电极不得互相接触。

(2)在调节电流强度时必须两组电流同时调,速度一致,强度相同。

(3)使用抽吸电极时,要注意时间不宜过长,一般每组频率不超过10min,以免发生局部淤血而影响治疗。有出血倾向者不得使用此法。

(4)电流不可穿过心脏、脑、孕妇下腹部及体内含有金属物的部位。

(六)常用治疗方法

1. **固定法** 适用于无须较强刺激的疾病,其适应证依所用频率不同而异。

2. **运动法** 适用于疼痛引起的肌紧张、局部渗出吸收不良、习惯性便秘、胃下垂、周围血液循环不良、周围神经麻痹及其后遗症。

3. **抽吸法** 适用于腰椎间盘突出症、颈椎病、肌肉关节及关节周围组织的慢性炎症、劳损、挫伤及创伤后遗症、神经炎、神经痛等疾病。

(七)常见疾病的治疗方法

1. 颈椎病　电极:50cm² 电极×4。方法:将 4 个电极分别置于颈椎、上胸椎及两侧颈部或第 2、3 胸椎两侧及两侧颈部。差频:50～100Hz。治疗时间:5～15min。

2. 肩关节周围炎

(1)固定法:将 4 个 50cm² 电极分别置于肩关节前后及三角肌和冈上肌。差频:50～100Hz;0～100Hz。治疗时间:各 5～10min。

(2)运动法:用两个手套电极沿肌肉的痛点移动。差频:50Hz。治疗时间:3～5min。

(3)抽吸法:将 4 个吸盘电极分别沿肌肉的痛点移动。差频:50～100Hz;0～100Hz。治疗时间:5～10min。

3. 腰椎间盘突出症、腰骶神经根炎　电极:100cm² 电极×4。方法:将 4 个电极分别于腰部,左、右、上、下并置或腰、腹前后交叉对置(上或下腹)。差频:20～40Hz;0～100Hz。治疗时间:各 10min。

4. 胃下垂　电极:100cm² 电极×4。方法:将 4 个电极分别于腰部和腹部前后交叉对置。差频:0～10Hz;0～100Hz。治疗时间:各 10min。

5. 弛缓性便秘　电极:手套电极×2。方法:用两个手套电极沿结肠走向做按摩式运动。差频:20～40Hz。治疗时间:10min。

6. 膝关节损伤　电极:50cm² 电极×4。方法:将 4 个电极分别置于膝关节周围,方法有三种:①膝关节上、下及内、外固定法;②膝关节前上、下交叉固定法;③膝关节前、后及上、下交叉固定法。差频:50～100Hz;0～100Hz。治疗时间:各 5～15min。

四、正弦调制中频电流疗法

用低频调制的中频电流以治疗疾病的方法。载波中频频率

2000～5000Hz(常用 4000Hz),低频调制频率 10～150Hz,调制深度(幅度)0～100％。它与干扰电的区别在于治疗中只用两个电极,输入人体的电流为机器内部设置的低频调制的中频电流,为一种"外生"低频调制中频电流。

(一)电流类型

1. 波组的类型

(1)连续调制波:调制波连续出现不间断,简称连调。适用于刺激自主神经节,调节神经功能。

(2)交替调制波:调制波和未调制波交替出现,简称交调。有止痛、促进血液循环及炎症吸收的作用。

(3)变频调制波:两种频率不同的调制波交变出现,简称变调。有抑制作用,用于止痛及促进渗出物吸收。

(4)断续调制波:调制波断续出现,简称断调。兴奋神经、肌肉作用最显著,适于神经肌肉电刺激治疗。

2. 波形种类 以上 4 个波组可分别以正、负半波形式出现,通过组合可分成:全波的 4 个波组;正半波的 4 个波组;负半波的4 个波组。

3. 调制幅度 调幅后电流的幅度与等幅时相比,有深、浅的改变,一般能调出 25％、50％、75％、100％的幅度。

(二)电流特点

1. 用 10～150Hz 的低频电流调制的"外生"中频电流,使含有低频成分的中频电流能较顺利地进入机体深部组织,兼有低、中频两种电流的特点。

2. 不同的波形和频率交替出现,可以克服机体对电流刺激产生的适应性。

3. 波幅(调制深度)可改变,在电流强度不变的情况下,对组织的刺激强度可以改变。

4. 断调波组的脉冲、间隙时间是分别可调的,可在 1～5s 范围随意调节。对神经损伤的治疗优于其他低、中频电疗。

5. 半波的正弦调制中频电流有类似间动电流的作用,但优于间动电流,具有增加作用深度和显著改善组织营养的作用。

6. 半波的正弦调制电流疗法可广泛用于药物离子透入治疗,兼有正弦调制中频电流和药物的综合治疗作用。

(三)治疗作用

1. 止痛作用   正弦调制中频电有显著的止痛效果,其止痛持续时间可达数小时。交调、变调波组的止痛作用最显著。

2. 促进局部血液、淋巴循环   在正弦调制中频电流作用下,局部血管、淋巴管扩张,循环加快。同时有提高组织通透性,改善局部组织营养的作用。

3. 对神经肌肉的作用   正弦调制中频电流对神经肌肉的兴奋作用,优于低频电流和其他中频电流。各种波组以断调波组对神经肌肉兴奋作用最显著。

(四)适应证与禁忌证

1. 适应证

(1)软组织、骨关节伤病:颈椎病、肩关节周围炎、肱骨外上髁炎、骨性关节病、类风湿关节炎、软组织扭挫伤、肌纤维组织炎、腱鞘炎、失用性肌萎缩等。

(2)其他外科疾病:瘢痕、粘连、血肿机化、注射后硬结、术后肠麻痹、小腿淋巴瘀滞等。

(3)神经系统伤病:周围神经伤病、面神经炎、坐骨神经痛、糖尿病性神经血管病等。

(4)消化系统疾病:溃疡病、胃肠张力低下、弛缓性便秘等。

(5)其他:喘息性支气管炎、尿路结石、尿潴留、慢性前列腺炎、神经性膀胱功能障碍、慢性盆腔炎等。

2. 禁忌证   与等幅正弦中频电疗法相同。

(五)治疗技术

1. 仪器设备   调制中频电疗仪、电极、沙袋、固定带。

治疗电极可分为:铅片电极、导电橡胶电极、负压吸附电极。

（1）铅片电极（同直流电）必须使用衬垫，衬垫厚度 0.5～1.0cm。

（2）导电橡胶电极（板），可以不使用衬垫，亦可以使用 2～3 层薄绒布制成的衬垫，导电橡胶电极可选择大小不同矩形、圆形或特殊形状。

（3）负压吸附电极可不使用衬垫，直接吸附在治疗区域上与皮肤接触，并可置于身体不同部位，操作简单。

2. 技术参数

（1）止痛：对于疼痛剧烈的患者，采用调制频率 100Hz，调制深度 50%，波组持续时间 2～3s，治疗持续时间 6min，不会因刺激过度而使疼痛加剧。当疼痛减轻后，可逐渐降低调制频率，加深调制深度，延长波组持续时间和治疗持续时间，以加强止痛作用。

（2）锻炼肌肉：应采用调制深度 100% 和较低的调制频率（10～50Hz）以加强对神经肌肉的刺激。一般应用断调波。例如对失用性肌萎缩：调制频率 50Hz，调制深度 100%，通、断比为 1∶1；对部分失神经肌肉：调制频率 10～20Hz，调制深度 100%，通、断比为 1∶2；对完全失神经肌肉：调制频率 10Hz，调制深度 100%，通、断比为 3∶5；对伴有神经、肌肉营养障碍的患者，可加用变调波组治疗，以改善神经、肌肉的营养状况。具体治疗方法见低频神经电刺激疗法。

3. 操作方法

（1）采用全波正弦调制中频电流治疗，其电极面积、放置方法与间动电疗法基本相同。

（2）采用半波正弦调制中频电流进行药物离子透入治疗，其方法与直流电药物离子透入基本相同。

（3）根据病情选择所需波形、调幅度、频率。

（4）开启电源，缓慢调节输出机钮至患者有舒适的震颤感或能耐受为准。

（5）一般每次治疗 15～20min。

(6)每1～2天治疗1次,15～20次为1个疗程。

4. 注意事项

(1)连续采用两个治疗处方治疗或使用一个治疗处方而要更改电流处方前,应先将电流输出调回零位,不要在治疗中途更换电流处方。

(2)其他注意事项与等幅中频电疗法相同。

(六)常用治疗方法

1. 神经痛 电极:60cm² 电极;100cm² 电极。波形:全波-变调、交调。调制频率:100Hz;调幅:50%～75%,不可大于 75%。方法:60cm² 电极置于痛点;100cm² 电极置于相应的神经根区。治疗时间:各 3～5min。

2. 关节扭伤、挫伤后淤血或渗出吸收不良 电极:100cm² 电极×2。波形:全波-变调、交调。调制频率:100Hz;150Hz;调幅:100%。方法:两电极置于关节内外侧或伸屈侧。治疗时间:各 5～10min。

3. 末梢血管循环障碍 电极:150cm² 电极×2。波形:全波-变调、交调。调制频率:50Hz;调幅:75%～100%。方法:一电极置于患肢;另一电极置于相应的神经节段处。治疗时间:各 5～8min。

4. 颈椎病(椎动脉型) 电极:30cm² 电极×2;60cm² 电极×1。波形:正半波-断调。调制频率:50Hz;调幅:75%～100%;通断比:2:3。方法:采用烟酸离子透入,将药物均匀地洒在 60cm² 电极,置于颈后,接阴极;另两个 30cm² 电极分别置于双侧颈前,接阳极。治疗时间:20min。

5. 面神经麻痹 电极:小圆电极×1;60cm² 电极×1。波形:全波-断调。调制频率:10～20Hz;调幅:100%;通断比:2:3。方法:60cm² 电极置于后颈部;小圆电极放在患侧鼻翼旁、口角、下颌等运动点。治疗时间:各 5～10min。

五、双动态调制中频电流疗法

双动态调制中频电流为一种调制波与被调制波同时产生周期性变化的正弦调制中频电流。调制波频率 1～100Hz,载波(被调制波)频率 1～10kHz。

(一)电流特点

1. 双动态调制中频电流中载波的波形为正弦波,其频率在 1～10kHz 范围内变化。调制波有正弦波、三角波、方波 3 种波形供选择,其频率有 0.1～1Hz,1～10Hz,10～100Hz,任意选择。

2. 双动态调制中频电流可进行动态的扫频,范围:1～6Hz(1～10Hz 挡);10～60Hz(10～100Hz 挡),周期 1～6s。

3. 双动态调制中频电流中载波频率的变化使整个波组呈动态性改变,组成一种新型的宽频带、多波形的电流。

4. 扫频周期性的动态变化,对机体的作用深度加强,扩展了治疗区域,对肌肉产生一种收缩的立体动态感觉。

(二)治疗参数的选择

1. 急性、表浅的软组织扭挫伤、劳损　载波频率 4～6kHz;调制频率 80～100Hz;扫频周期 3s;调制深度 50%～75%。

2. 慢性、表浅的软组织扭挫伤、劳损　载波频率 4～6kHz;调制频率 30～50Hz;扫频周期 3s;调制深度 75%～100%。

3. 范围较大的深部软组织损伤　载波频率 5～8kHz;调制频率 50～100Hz;扫频周期 6s;调制深度 50%～100%。

4. 骨关节病　载波频率 2～4kHz;调制频率 30～60Hz;扫频周期 6s;调制深度 50%～100%。

5. 肥胖症(治疗腹部或臀部)　载波频率 3～6kHz;调制频率 20～80Hz;扫频周期 3s;调制深度 100%。

6. 周围神经损伤　电刺激波形为正弦波或方波;载波频率 4～6kHz,调制频率 5～50Hz,扫频周期 6s,调制深度 100%。

六、电脑中频电疗机的应用

BA2008-Ⅲ型电脑中频电治疗仪

由北京奔奥新技术有限公司研制的 BA2008-Ⅲ型电脑中频电治疗仪,采用微电脑控制技术,由中、大规模集成电路组成,有四通道输出及两通道温热输出,并具有各种显示功能。根据理疗专家提供的临床研究资料,设计了 99 个特定的系列程序处方并储存在机器内。其中多步程序中频电流疗法处方 30 个;音频电流疗法处方 10 个;正弦调制中频电流疗法处方 10 个;脉冲调制中频电流疗法处方 20 个;干扰电流疗法处方 29 个。整机外形见图 2-1。

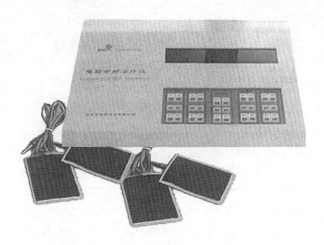

图 2-1　BA2008-Ⅲ型电脑中频电治疗仪

1. 主要技术参数

(1)频率:中频载波频率 2～8kHz;低频调制频率 0.5～140Hz。

(2)输出波形:方波、尖波、三角波、锯齿波、指数波、正弦波及数种组合波形。

(3)调制度:0、100%两种。

(4)调制方式:连续调制、断续调制、间歇调制、变频调制和交替调制。

(5)输出电流调节方式:按键递增递减(100 挡,每挡 1mA)。

(6)输出通道:四路同异步(温热)输出通道,两路直流电输出通道,两路干扰电输出通道。

(7)存储容量:16 000 字节;内存处方 99 个。

(8)最大输出电流:(100±0.1)mA(负载 500Ω);输出电流稳定度<5%。

(9)工作电源:交流(220V±0.1)V;50±1Hz;输入功率:<45VA。

(10)使用环境:温度 5~40℃,相对湿度≤80%。

2. 治疗设备

(1)电极:电极用硅导电橡胶制成,有长方形、圆形和手指等形状;可根据病情和治疗部位选用不同的电极。在使用"双极"或"干扰电"治疗时,电极用 0.1%苯扎溴铵(新洁尔灭)消毒后(未干)直接与皮肤接触,或在电极与皮肤之间垫上一张用温水浸湿的一次性绵纸即可。"直流电离子透入"治疗时,电极必须垫上 10 层以上浸有药液的直流电离子透入衬垫。

使用电极时要注意与其配套的输出线,输出线一端插入电极小孔,另一端插入机器后面板上的相应插孔或插座。

(2)剂量:感受限以引起皮肤感觉为限;收缩限以引起肌肉出现收缩为限;耐受限以能够耐受的电流强度为限。每个处方自动设定治疗时间,常规为 20min;每日或隔日 1 次。

(3)显示器和指示灯:显示器为两位数码管,"No"和"Im"灯为方形发光管,输出灯为圆形,每通道 1 套。当"No"灯亮时,显示处方号(0~99),"Im"灯亮时,显示输出电流强度(mA);当接上负载,输出电流大于 25mA 时,输出指示灯亮。四通道的按键各自独立操作,输出不同处方和电流强度。

(4)复位键:开机时自动复位,等待治疗指示。治疗中要使机器复位,按下"复位"键,复位后,发出约 1s 的长音。

(5)插座:"双极"输出插座为两芯的,每通道有 1 个最常用,适用于多步程序中频电疗、音频电疗、正弦调制中频电疗和脉冲调制中频电疗。"热电"输出插座为六芯,"干扰"输出插座为两芯。"离子透入"输出插座为两芯,适用于多步程序中频电疗,是直流电离子透入专用插座。

3. 操作方法

(1)接通电源:打开机器输出开关,显示器显示"01"处方号。

(2)根据病情选择电极固定在治疗部位上,按"↑↓"键选择治疗处方后,按"启动键"调节电流强度,电流强度以数字形式显示。

(3)20min 后自动切断电源,取下电极,检查治疗部位皮肤。

(4)应用干扰电治疗时,要将两个通道同时同步使用,4 块电极交叉对称放置于治疗部位。

(5)离子透入时,将输出线一端插入"直流输出孔",电极红线为阳极;黑线为阴极。治疗方法同直流电离子透入疗法。

4. 注意事项

(1)应仔细阅读机器说明书后再进行操作。

(2)机器工作时,附近不要有强烈的电器干扰。当启动强电流输出后,不要使输出线末端两插头或两电极相碰,以免短路。

(3)治疗过程中,在未将输出电流设为"0"位时,不要关、开电源,以免电击患者,应在开机后放置电极,在关机前取下电极。

(4)普通电极板和对应通道的热电极板不要同时使用。

(5)若输出电流调节到 20mA 患者仍无感觉,应停止增加输出,将电极板从人体上取下,检查输出线是否有开路或机器是否有故障。

5. 简单故障处理

(1)机器不工作,开机没有音响声和显示时,检查电源保险丝是否烧断,电源线是否接好,是否接通电源。更换保险丝($\varphi5\times20/3A$)时要注意型号。

(2)治疗时显示数字乱跳,按键失灵时,可先按"复位"键,若机器发出一声音响并进入工作状态,表示机器已正常;否则可观察机器各按键是否正常弹起,然后可测量工作电压是否低于187V。如果仍不能正常工作应请专业人员修理。

6. 临床处方应用指导

(1)多步程序治疗处方,见表2-5。

(2)音频电流疗法处方(31~40号处方)。

(3)正弦电流疗法处方(41~50号处方)。

(4)脉冲调制中频电流疗法处方(51~70号处方)。

(5)干扰电流疗法处方(71~99号处方)。

表2-5 多步程序治疗处方表

处方	适应证	调制波形	时间(min)
1	扭伤、挫伤、腰肌劳损	方波、指数波、三角波	20
2	颈椎痛、落枕	方波、三角波、正弦波	20
3	腰背痛、腰椎间盘病变	三角波、方波、指数波	20
4	肩关节周围炎	指数波、方波、尖波	20
5	网球肘	三角波、指数波、正弦波	20
6	腱鞘炎、肌纤维组织炎	正弦波、指数波、等幅波	20
7	关节炎、骨质增生	三角波、指数波	20
8	神经痛、坐骨神经痛	方波、指数波	20
9	神经炎、末梢神经炎	正弦波、方波、指数波	20
10	喉炎、声带麻痹、声带小结	尖波、锯齿波、三角波	20
11	绷紧面部肌肉	三角波、指数波、尖波	20
12	腹部减肥	指数波、变指波、尖波	20
13	物理健胸	尖波、三角波、指数波	20

（续　表）

处方	适应证	调制波形	时间（min）
14	腿、臀部减肥	指数波、变指数波、方波	20
15	功能性电刺激	正弦波、指数波、变指数波	20
16	运动后疲劳	尖波、指数波、正弦波	20
17	经络穴位刺激	正弦波、指数波	20
18	电体操（强）锻炼刺激肌肉	变指数波、锯齿波、方波	20
19	功能性电刺激	方波、变指数波	20
20	失用性肌萎缩	方波、等幅波、变指数波	20
21	鼻炎	三角波、锯齿波	20
22	附件炎、盆腔炎、注射后硬结	正弦波、指数波	20
23	术后粘连、瘢痕疙瘩、前列腺增生、慢性炎症	正弦波、指数波	20
24	胃下垂、胃肠功能紊乱、便秘	指数波、变指数波	20
25	尿潴留	指数波、等幅波、变指数波	20
26	泌尿结石	指数波、变指数波	20
27	胆结石	指数波、变指数波	20
28	肺功能康复	指数波	20
29	电体操（弱）治疗面神经麻痹、周围神经损伤	指数波、变指数波	20
30	电离子透入	正弦波、指数波	20

BA2008-Ⅳ型电脑中频治疗仪

BA2008-Ⅳ型电脑中频（负压吸附式）治疗仪，在 BA2008-Ⅲ型设备基础上采用了单片机控制技术，利用连续和脉冲 2 种模式的负压吸引功能，增加了负压吸附电极。由脉冲负压吸引产生的压力变化具有按摩作用，可以促进皮肤血液循环，从而降低皮肤的阻抗并增强刺激电流的有效性。治疗中负压吸附电极能与治疗区域进行紧密接触，并可放置在身体不同的部位，使治疗面积达到最大化，操作简单（图 2-2）。

1. 主要技术参数

（1）频率：中频载波频率 1～12kHz，低频调制频率 0～150Hz；差频频率 0～100Hz。

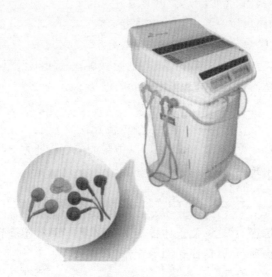

图 2-2 BA2008-Ⅳ型电脑中频治疗仪

（2）差频变化周期：15～30s；动态节律：4～10s。

（3）负压吸附电极模式：连续和动态脉冲。负压动态脉冲吸引：10 次/min、15 次/min、20 次/min；负压吸引最大负压：0～25kPa 连续可调；动态负压压力指示：LED 平面发光管指示（13 级指示，2kPa/级）。

（4）输出波形：方波、尖波、三角波、锯齿波、指数波、正弦波、等幅波、梯形波、扇形波、扇指波以及多种组合波形。

（5）调幅度：0、33%、60%、100%四种。

（6）电极温热温度：37～45℃。

（7）输出电流调节：按键递增或递减（100 挡，每挡 1mA）。

（8）时间可调范围：0～90min；治疗时间 15～20min/部位。

2. 治疗设备

（1）八路独立输出通道，输出电流独立可调。

（2）四路同、异步温热输出通道。

（3）六路负压吸附电极输出通道。

（4）四路离子导入和四路干扰电治疗。

（5）具有输出参数保持功能：通过按输出通道上的"保持"键，激活保持功能，输出波形、频率等参数保持不变。

（6）内置 99 个治疗处方，其中多步程序治疗处方 29 个；离子导入治疗处方 1 个；音频调制中频电流疗法处方 10 个；正弦调制中频电流疗法处方 10 个；脉冲调制中频电流疗法处方 20 个；干扰电流调制中频疗法处方 29 个。

七、音乐-体感振动疗法

通过特定的设备，使人体接受来自听觉的音乐、感受到伴随音乐频率的物理振动，从而达到治疗作用，称为音乐-体感振动疗法。

(一)基本原理

采用频率 16～150Hz，以正弦波为主的专业设备，将音乐疗法（music therapy）与运动疗法（exercise therapy）同时作用于人体，从而达到对心理和生理的治疗作用，用于疾病的治疗和康复。其传导通路与体感音响系统见图 2-3、图 2-4。

(二)治疗设备

1. **基本技术参数**　电源 AC 220V 50Hz；功率 50W。

2. **音响设备**　连接 CD、DVD 或 MP3,通过信号分配器，将音乐中 16～150Hz 低频部分的信号经过增幅器放大，通过换能器转换成物理振动，作用于人体进行传导感知。

3. **音乐体感设备**　沙发、床垫、足垫、靠垫、地台等。

4. **音乐频率信号的选择**　将体感音乐的低频波形，归纳分为 3 大类 16 小类。

（1）慢周期信号波：包括二钟波、念波、交互波、碎波、肾虚波、摇波 6 类，具有放松、镇静、催眠功效。

（2）快周期信号波：包括交断、摇交断、钟风等 5 类波形，能使

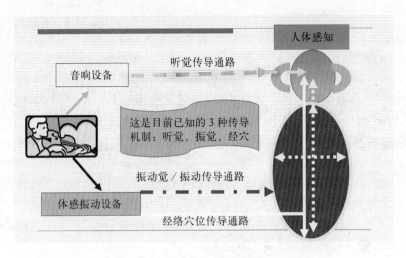

图 2-3 体感音乐人体感知传导通路

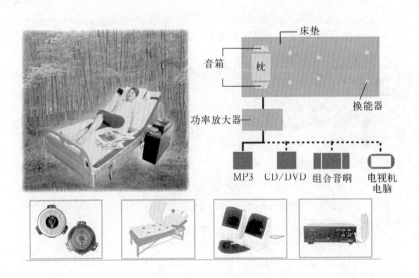

图 2-4 体感音响系统(Vibration Music)

人欢快、轻松。

(3)快周期、紧迫信号波:包括觉醒等 4 类波形,能使人觉醒和振奋。

(三)治疗作用

1. 放松 通过聆听音乐,同时感受作用于人体骨骼、肌肉和神经的振动传导,可用于调整情绪,使精神平静、放松、愉悦。持续监测脑电图中 α 波形,平均治疗 14min 后波幅变大,波形稳定、均匀,且一直可保持放松状态。

2. 催眠 在体感音乐对精神和躯体的双重作用下,可使人体肌肉达到彻底的放松状态,从而快速诱导睡眠,并可进行催眠辅助治疗。

3. 改善微循环 提高血流速度,降低心率和血压,有助于 2 型糖尿病患者控制血糖、预防并发症。

4. 改善亚健康 通过体感音乐减压,可用于各年龄段未病态的预防和调治。

5. 康复护理 对心脑血管疾病引起的中风偏瘫,尤其是卧床不起的慢性病患者,起到提高生命质量的康复护理作用。

(四)音乐处方分类与选择

1. 音乐处方分类 根据中国古典名著《黄帝内经》推论的五音——角、征、宫、商、羽,音乐处方可分为以下 5 种。

(1)金音商调:主要以锣声为主,通肺经、大肠经。

(2)木音角调:木音的乐器来自自然的植物——竹竿制造,以古箫声为主,通肝经、胆经。

(3)水音羽调:主要以鼓声为主,利用不同的声频和声呐,引起人体皮肤和穴位的共振,通肾经、膀胱经。

(4)火音征调:以古琴为主,通心经、小肠经。

(5)土音宫调:以木笛的旋律为主,通脾经、胃经。

2. 常用音乐处方举例

(1)焦躁、易怒:《汉宫秋月》《二泉映月》、贝多芬的《第八交响乐》、肖邦的《A 小调》、舒伯特的《第六交响曲》、费朗克的《D 小调交响曲》等。

（2）神经衰弱：海顿的《G大调托利奥》、莫扎特的《催眠曲》、门德尔松的《仲夏夜之梦》、舒伯特的《小夜曲》等。

（3）疲劳：维瓦尔大提琴协奏曲《四季》中的《春》、德彪西管弦乐组曲《大海》、亨德尔组曲《水上音乐》等。

（4）忧郁、悲伤：柴可夫斯基的第六交响曲《悲怆》、海顿的清唱剧《创世纪》、贝多芬的第五交响曲《命运》、亨德尔的清唱剧《弥赛亚》等。

（5）高血压、糖尿病：《烛影摇红》《平湖秋月》或巴赫的小提琴协奏曲。

（五）体感音乐治疗室的建立

1. 环境 治疗室面积20平方米左右，要求安静、光线适宜、通风透气、环境舒适。墙壁四面贴附吸音壁板，双层密闭窗帘、绿植和若干必要的装饰。

2. 设备 体感音乐功率放大器、体感音乐按摩床垫、投影仪和幕布一套、台式CD播放机一台、音乐曲目。

（六）治疗方法与注意事项

1. 治疗方法

（1）打开电源开关，接入音频信号：采用标有 stereo 的 φ3.5mm 双声道音频输入插座，将音频输入线一端插入 stereo 输入孔，另一端插入 CD 机或 MP3。

（2）乐曲的选择：根据患者情况，可以选择低频部分较多的乐曲，如舒缓、休闲的大自然乐曲。

（3）调整音量：根据患者的感觉调整音量，一般为 50dB。

（4）调整振动量：根据患者的感觉调整振动量，一般振动量为 4～6（刻度级）。

（5）治疗时间：30～50min，6～10 次为 1 个疗程。

（6）治疗结束，可采用"计时""手动"两种方法关机。

2. 注意事项

(1)治疗前对患者的身心状态进行评估,选择音乐处方、音量、振动强度,确定治疗时间及治疗疗程。

(2)向患者讲解音乐体感治疗的过程,选择舒适姿势,开启音乐体感设备,监控并调节音乐/振动幅度。

(七)适应证与禁忌证

1. 适应证　各类疼痛,脑损伤所致运动、语言和认知障碍,失眠症,抑郁焦虑状态,睡眠障碍,功能性高血压,胃肠功能障碍,压疮,便秘;无痛分娩、临终关怀、血液透析过程和老年痴呆、减轻工作压力等。

2. 禁忌证　重度高血压、心脏病,急性炎症,有出血倾向者,活动性肺结核,高热、妊娠、放置心脏起搏器(支架)和重度精神病等。

(八)音乐-体感振动疗法的临床应用

1. 治疗脑卒中后抑郁症　治疗前安静休息 20min,进入音乐治疗室,平躺在音乐-体感振动床上。音乐选择"宽心解郁"的曲目,根据患者的感觉调整音乐音量和感觉振动量,一般为 4～6 级。治疗时间 30～50min,1/d,共 15 次。

2. 阿尔茨海默病(老年痴呆)及轻度脑功能认知障碍　选择患者熟悉的歌曲和音乐(节奏缓慢的轻音乐、古典音乐、戏曲、民歌、民乐等),制定个性化的音乐处方。患者平躺,身心放松,按照音乐的旋律和振动展开想象,激起患者对过去生活的回忆。治疗中保持与音乐治疗师的语言交流,以提高其语言表达能力和认知能力。治疗时间 30～50min,2/d,共 30 次。

3. 音乐＋康复治疗创伤性肘关节僵硬　选择舒缓、高压、舒畅的中国古典民乐,如《春江花月夜》《渔舟唱晚》《高山流水》。治疗时间 30min,1/d,共 20 次。康复治疗包括关节松动术、上肢肌力训练及作业治疗。治疗时间 20～30min,1/d,共 20 次。可显著改善患者的焦虑情绪、肘关节功能障碍和活动度。

第四节 高频电疗法

一、基 础 知 识

医学上将 100kHz 以上的交流电称为高频电,以高频电作用于人体治疗疾病的方法称高频电疗法。

(一)电流特性

1. **无电解作用** 高频电流在治疗中是以全波形式出现的正弦交流电,所以没有电解作用。

2. **对神经、肌肉无兴奋作用** 当交流电的频率大于 100kHz 时,每个脉冲的周期就小于 0.01ms,而实际作用脉冲又只占其中的 1/4(0.0025ms),因此高频电流即使连续多个周期地刺激也不会引起神经肌肉的兴奋收缩反应。

3. **热效应和非热效应**

(1)热效应:通过焦耳-楞次定律可以看出,在低、中频电流中,由于通过的电流小,不会产生足够的热量。但在高频电疗时(共鸣火花除外),由于频率高,容抗降低,通过人体的电流显著增大,高频电流通过人体组织,在组织中耗损,电能转变为热能而产热。这种热称内源热(内生热),有别于外源热。产热的方式有三种:①电阻耗损产热:高频电振荡→离子振动→传导电流→电阻耗损→热;②介质耗损产热:高频电振荡→电介质偶极子旋转→位移电流→介质耗损→热;③共振吸收产热:当高频电频率很高时(厘米波),组织中某些成分(水分子)的固有振动频率与高频电频率相近时产生共振,对电磁波能量产生最大限度的吸收,被电能加强的微粒动能在运动过程中因克服周围阻力而转变为热。

(2)非热效应:在高频电场作用下,目前的测温方法测不到被作用组织温度明显升高,但组织的理化特性发生一系列的变化,称非热效应,又称电磁振荡效应。

4. 治疗时电极可以离开皮肤　由于高频电流频率高,电疗机输出电压在 $100\sim500V$,而容抗只有数十至数百欧姆,其电流很容易通过电极与皮肤的间隙(中波除外)。另外,高频电疗还有以电磁感应方式和电磁波辐射的方式作用于人体的,其电极(辐射器)也可以不接触皮肤进行治疗。

(二)医用高频电疗的分类

1. 按波长分类　见表 2-6。

表 2-6　高频电疗法波长范围

波段		波长范围	常用波长
长波		$1000\sim300m$	$2000\sim300m$
中波		$300\sim100m$	$184m$
短波		$100\sim10m$	$22.12m$、$11.06m$
超短波		$10\sim1m$	$7.37m$、$6.0m$
微波	分米波	$100\sim10cm$	$69cm$、$32.78cm$
	厘米波	$10\sim1cm$	$12.25cm$
	毫米波	$10\sim1mm$	$8.3mm$;$6.5mm$

注:习惯将波长 $12.25cm$ 的微波划归厘米波。

2. 按频率分类

(1)高频电疗法:$150\sim1000kHz$,共鸣火花电疗法(达松伐尔电疗法);$1.625MHz$,中波疗法;$13.56MHz$、$27.12MHz$,短波疗法。

(2)超高频电疗法:$40.68MHz$、$50.0MHz$,超短波疗法。

(3)特高频电疗法:$433.9MHz$、$915MHz$,分米波疗法;$2450MHz$,厘米波疗法;$8.3mm$、$6.5mm$,毫米波疗法。

3. 按波形分类

(1)等幅正弦波(连续波):治疗中常用的波形。

(2)减幅正弦波:电流波幅逐渐递减,最后降至零,间歇一段时间后反复出现。如共鸣火花电疗法(达松伐尔电疗法)。

(3)正弦脉冲波:以短脉冲波的形式出现,脉冲时间短,峰值高,间隙时间长。如脉冲短波、脉冲超短波、脉冲微波。

4. 按作用方式分类

(1)直接接触法:治疗时电极与人体皮肤或黏膜直接接触,如中波疗法。

(2)电容场法:治疗时电极与体表有一定距离,人体作为电介质与电极板形成一个电容,人体在此电容中接受电场作用,如短波、超短波疗法。

(3)线圈电磁场法(电感法):用电缆围绕肢体或线圈置于肢体表面,高频电流通过电缆、线圈产生高频电磁场,使肢体组织受感应产生涡电流而发挥治疗作用,如短波感应透热疗法。

(4)电磁波辐射法:当电流的频率很高时,其波长接近光波,具有光波的某些物理特性。若发射电磁波的天线周围安装灯罩形的反射器(辐射器),可以将电磁波定向辐射至治疗部位,如微波疗法。

(三)治疗作用

1. 热作用 温热能引起血管扩张和促进血液循环。在热的作用下,组织的代谢增强,加速了局部代谢物的排出,促进炎症产物的吸收。降低肌肉和结缔组织的张力,可以缓解痉挛和减轻疼痛。在温热的作用下,还可以使体内的抗体和补体增加,巨噬细胞系统功能和吞噬细胞的吞噬功能加强,增强了机体的免疫防御功能。

2. 非热作用 无热量高频电疗可使植物加速生长发育,使动物神经纤维再生加快、白细胞吞噬作用加强,控制早期急性炎症的发展。一般来说,频率越高,非热作用越显著,但热作用会掩盖非热作用,即热作用明显时非热作用受到抑制。这一点在临床治疗时很重要,当选择非热作用时,应采用无热量或微热量。

(四)常用高频电疗法的特点

高频电磁波的作用深度与波长、治疗方式、产热方式有关。作用的深度依次为中波＜短波＜超短波＞分米波＞厘米波＞毫米波。

高频电疗法作用特点,见表2-7。

表 2-7　高频电疗法作用特点

名称	治疗方式	产热方式	作用深度	热作用分布	非热作用
中波	接触法	电阻损耗产热	表浅,主要在皮下	不均匀,在皮下及电阻小的部位不明显	
短波	电感法为主	电阻损耗产热	较浅,主要在浅层肌肉	主要在浅层肌肉产热	较明显
超短波	电容场法	以介质损耗产热为主	较深,可达肌肉、内脏	皮下脂肪产热较多	明显
分米波	辐射场法	电阻损耗和介质损耗产热	可达 7~9cm	产热较均匀,主要在肌组织	明显
厘米波	辐射场法	共振吸收产热	较浅,可达3~5cm	产热较均匀,主要在表层肌肉	明显
毫米波	辐射场法	共振吸收产热	比厘米波浅,在表皮	主要在皮肤表皮和真皮层	明显

二、共鸣火花电疗法(达松伐尔电疗法)

利用火花放电振荡产生的高频率、高电压、断续、减幅的低强度正弦电流进行治疗的方法称为达松伐尔电疗法。由于机器工作时利用蜂鸣器(电磁感应圈)维持断续的火花放电又称共鸣火花疗法。其波长为 2000~300m,属长波波段,也称长波疗法。

(一)电流特点

1. 频率高　150~1000kHz。

2. 波长　2000~300m。

3. 弱电流　1~30mA。

4. 振荡波形　正弦减幅振荡。

5. 断续出现　通断比约1:500。

(二)生理效应

1. 对神经肌肉无刺激作用　不能引起神经兴奋反应及肌肉

收缩反应。

2. **热作用不明显** 达松伐尔电流为减幅、断续的高频电流,其断电时间比通电时间长数百倍,且电流强度弱,通电瞬间所产生的微弱热量经长时间的断电散失,所以不会产生明显的热作用。

3. **独特的火花刺激作用** 由于达松伐尔电流产生的火花刺激是减幅高频振荡、电压很高、电流强度很弱的刺激,不会引起皮肤或黏膜明显烧伤,又保持对皮肤或黏膜的一定刺激。

(三)治疗作用

1. **镇痛、止痒** 中等强度的火花刺激使皮肤或黏膜产生一种不规则的刺、麻感,这种刺激很可能引起掩盖效应或兴奋了周围神经粗纤维,阻断了痛痒冲动的传导而发挥镇痛止痒的作用。

2. **改善局部血液循环** 火花对皮肤或黏膜的机械性刺激通过轴突反射,引起局部小动脉和毛细血管扩张,促进血液循环;强火花刺激可引起组织蛋白的微量变性分解,形成组胺和血管活性肽,也可以引起血管扩张。

3. **改善局部组织营养代谢** 这是改善局部血液循环的后果。同时由于阻断了病理冲动,使局部神经兴奋性正常化,神经营养改善,使组织营养代谢好转。

(四)适应证与禁忌证

1. **适应证**

(1)疼痛:头痛、枕大神经痛、股外侧皮神经炎、截肢后幻痛等。

(2)神经系统疾病:神经症、癔症性失语、癔症性瘫痪、神经性耳鸣、末梢神经炎、面肌抽搐等。

(3)皮肤科疾病:瘙痒症、湿疹、脱发、痤疮等。

(4)外科疾病:皮肤慢性溃疡、伤口愈合迟缓、早期冻伤、静脉曲张、肛裂、痔等。

(5)内科疾病:支气管哮喘、心绞痛等。

(6)其他:口腔黏膜溃疡、雷诺现象等。

2. **禁忌证** 恶性肿瘤、金属异物、装有心脏起搏器、出血倾向、急性化脓性炎症、传染性皮肤病、妊娠、结核病。

(五)治疗技术

1. 电极　采用玻璃真空电极和金属电极。

(1)玻璃真空电极:电极内充有稀薄的空气、氩气或氖气,电极尾端用长约 2.5cm 的金属套管闭合固定,以便插入由主机引出的绝缘手柄上。常用玻璃电极有三种形状。蕈状电极适用于平整的皮肤表面;梳状电极适用于头部;耳电极适用于耳道。

(2)金属电极:应用于灸灼治疗。

2. 治疗方式

(1)固定法:电极固定不动,用于耳部穴位火花刺激治疗等。

(2)移动法:治疗时在皮肤表面均匀撒少量滑石粉(头部、伤口除外),将电极放在皮肤上并规律性缓慢移动。

(3)烧灼法:用金属电极,用以烧灼小赘生物。

3. 剂量　以火花强度、患者感觉分为三级。

(1)弱剂量:电极与皮肤紧贴,火花细小或看不见火花,患者有轻微麻感。

(2)中剂量:电极稍离皮肤(0.2～0.5mm),火花较明显,患者有明显的痛麻感。

(3)强剂量:电极与皮肤有一定距离,火花多而强,患者有针刺样痛感。

仪器输出强度指示相应为:1～3(弱)、3～5(中)、6～7(强)。每次治疗持续时间 5～15min。

4. 操作方法

(1)患者取舒适体位,除去身上一切金属物品,如治疗区域有汗水,应擦干后治疗。

(2)按病情选择电极,并固定于把柄上,电极接触治疗部位后再接通电源。

(3)体腔内治疗时,在体腔电极表面涂以少许凡士林或液状石蜡,缓慢插入体腔内,固定好;然后调节输出至治疗量。治疗结束,先关输出后将电极取下,用 75% 乙醇浸泡消毒。

(4)移动法治疗时,局部均匀撒少量滑石粉(头部除外),将电极接触或离皮肤 0.2～0.5mm。缓慢而有规律地移动,局部火花明显,患者有麻刺感。

(5)对溃疡、创面的移动法治疗不撒滑石粉,电极与创面轻度接触或距离 0.2～0.5mm,溃疡面上剂量"弱",周围剂量为"中",以电极与体表之间能产生火花放电为宜。

5. 注意事项

(1)治疗时由于高频高压电流在全身传导,患者必须与地绝缘。治疗时应避免患者与接地导体或其他人接触,也避免他人接触患者,同时也不能接触任何金属物品,否则会产生很强的火花放电。

(2)电极必须在手柄通电前插入手柄。任何人不得接触已通电的手柄插口和玻璃电极。治疗过程中不得在未关闭电流输出和电源前将电极自手柄拔出。

(3)治疗时先将电极放在治疗区域上再开机,治疗结束时先关机,后取电极。

(4)操作者手部和患者治疗部位均应保持干燥,操作者有手汗时应戴干手套或用干毛巾包裹电极手柄后再用手握手柄。

(5)治疗过程中,手柄电极与导线不得放在患者或操作者身上;如手柄发热或治疗仪内发出异常响声,应立即关闭电源,中止治疗。

(6)头部治疗时,女患者应梳顺头发后再进行治疗,头发潮湿者不得治疗,注意电极不可碰到耳郭,以免烧灼。如有头晕及其他不适感,应停止治疗。

(7)溃疡及创口处治疗时,应注意消毒电极。直肠内治疗时,应先排空大便。口腔内治疗时,应用木制压舌板将牙齿隔开,电极不可触碰牙齿。

(8)玻璃电极不可煮沸消毒,以消毒液浸泡消毒时不得使消毒液淹过电极的金属插头。

(六)常用治疗方法

1. 头部治疗法

(1)方法:患者取坐位,用梳状电极从前额向后枕部移动。

(2)剂量:弱或中等强度刺激;治疗时间 5～10min。

2. 直肠治疗法

(1)方法:患者侧卧,直肠电极涂以滑润剂,缓慢插入直肠内。

(2)剂量:弱或中等强度刺激;治疗时间 5～8min。

3. 穴位刺激疗法

(1)方法:用尖端电极(耳电极)对准经穴;或先用毫针刺入穴位,再以尖端电极接触针柄进行治疗。

(2)剂量:弱或中等刺激;治疗时间每穴 1～2min。

三、中波电疗法

应用波长 300～100m 的高频振荡电流,通过直接接触法作用于人体以治疗疾病的方法,又称中波透热疗法。近年来中波疗法逐渐被短波、微波疗法取代,应用日趋减少。

(一)电流特点

1. 波长范围　300～100m,医学上常用 184m。

2. 频率范围　1～3MHz,常用 1.625MHz。

3. 输出电压　150～300V。

4. 输出功率　200～350W。

(二)生理效应

1. 治疗时电极不能离开皮肤　中波虽属高频电流,但与其他高频电流相比则频率较低,容抗较大,电压也不高,以传导电流为主,因此电流不能通过电极与皮肤之间的空气层,必须与皮肤紧密接触进行治疗。

2. 作用浅、产热不均匀　由于中波只能通过容抗较小的组织,所以,以传导电流为主的形式作用人体,40%的热量分布在皮肤及皮下脂肪组织,治疗作用表浅。中波电流作用机体时,组织产热量决定于焦耳-楞次定律。

(三)治疗作用

1. **热作用** 中波的治疗作用仍为热效应。其作用浅而不均匀,故适用于治疗浅层组织,如浅血管神经和淋巴管等疾病,或作用于浅组织通过反射引起内脏的反应。由于阴道、直肠黏膜电阻率低,所以利用体腔电极直接作用于黏膜治疗女性生殖系统慢性炎症和男性前列腺炎具有其特有的优越性。

2. **止痛作用** 中波的温热作用可以降低感觉神经的兴奋性而达到镇痛效果。

3. **解痉作用** 其热效应可使横纹肌、平滑肌的紧张度反射性降低,特别是处于痉挛状态的肌肉降低更明显。

4. **抑菌作用** 局部组织温度显著升高,对不耐热的细菌(淋球菌、肺炎球菌)有抑菌作用。

(四)适应证与禁忌证

1. **适应证** 盆腔炎、慢性附件炎、慢性肠炎、胃肠道痉挛、肌炎、慢性前列腺炎、神经痛、关节炎等。

2. **禁忌证** 恶性肿瘤、出血倾向、急性化脓性炎症、结核病、体温调节障碍和知觉障碍、置入心脏起搏器的患者。

(五)治疗技术

1. **电极**

(1)铅板电极:为使电极与皮肤紧密接触,绒布衬垫常浸以10%的氯化钠溶液,以减少衬垫的电阻,加强导电性和避免衬垫过热,引起烫伤。还有阴道、直肠、前列腺体等腔电极。

(2)放置方法:并置法、对置法、腔内法、水槽法。

2. **治疗方式**

(1)体表治疗法:将治疗电极置于皮肤表面,衬垫用10%氯化钠浸湿。

(2)体腔治疗法:先将电极的金属部分消毒后旋上电木把,外涂无菌凡士林或液状石蜡,然后将电极缓慢插入体腔内治疗。

(3)中波直流电离子透入法:同时通以中波和直流两种电流,并进行药物透入。

3. 剂量

(1)电流密度:按衬垫面积计算,体表治疗,$4\sim8mA/cm^2$;体腔治疗,阴道:$0.6\sim1.2mA/cm^2$;直肠:$0.3\sim0.8mA/cm^2$;中波直流联合应用:中波 $2\sim4mA/cm^2$;直流电 $0.05mA/cm^2$。

(2)治疗时间:$15\sim60min$,依病情而定。

4. 操作方法

(1)根据病情选好电极。电极板应压平、微加热。腔内电极应清洁消毒,涂以润滑剂。

(2)治疗时,金属极板应与皮肤贴紧,用沙袋或绷带固定。

(3)如皮肤粗糙、干燥、凹凸不平,可在金属极板下加用 10%氯化钠衬垫。手足部用水槽治疗时,槽中注入 10%温盐水。

(4)接通电源,预热 $1\sim2min$ 再开始治疗。根据患者感觉调至所需治疗强度。

(5)治疗中经常观察患者反应,正常应有舒适的温热感。如过热,应减少输出电流;如电极下有灼痛时,应立即切断电源,检查皮肤。

5. 中波直流电离子透入治疗操作

(1)将药物均匀撒在一电极衬垫上,药物浓度一般为 10%,另一电极用 10%氯化钠浸湿,固定于皮肤上。

(2)通过中波直流联合器,先接通中波治疗机,待患者有湿热感时,接通直流电,将电流调至所需电流强度。

(3)治疗结束,先关直流电再关中波电疗机,这样可减少直流电的刺激性。

6. 注意事项

(1)治疗时必须用木制椅,保证踏板电极与地绝缘。应避免患者接触金属物品,他人亦不可接触患者及电极。

(2)用并置法治疗时,两电极间距不能小于一电极的横径。两电极不能相碰,以防短路损坏机器。导线不能交叉或打圈,交叉时,相交处可能因通电过热而烧坏。

(3)治疗中防止烫伤,尤其要注意:电极板的边缘和转角要圆钝;电极板与皮肤均匀贴紧;电极固定要适中,不要过紧或过松;患者如感过热、灼痛,应立即切断电源。

(六)常用治疗方法

1. 肾区治疗法

(1)电极:$150cm^2$ 电极×2;$300cm^2$ 电极×1。

(2)方法:将两个 $150cm^2$ 电极置于脊柱两侧肾区,用分叉导线连于一极;$300cm^2$ 电极置于腹部。

(3)剂量:电流强度 0.5～1.0A,治疗时间 20～40min。

2. 坐骨神经痛治疗法

(1)电极:$150cm^2$ 电极×2。

(2)方法:将两个电极分别置于腰骶部或患侧臀部和患肢小腿后侧。

(3)剂量:电流强度 0.5～1.5A,治疗时间 20～30min。

3. 前列腺治疗法

(1)电极:特制前列腺体腔电极;$150cm^2$ 电极×1。

(2)方法:患者侧卧,将电极表面涂以润滑剂,缓慢插入直肠8～10cm,接触前列腺部位后,改为仰卧位;$150cm^2$ 电极置于下腹部耻骨联合上方。

(3)剂量:电流强度 0.3～0.5A,治疗时间 15～30min。

四、短 波 疗 法

应用波长 100～10m 的高频电流作用于人体以治疗疾病的方法,称短波疗法。常用波长 22m,频率 13.56MHz 以电感法治疗为主,利用高频交变电磁场通过组织时感应产生涡流,使组织产热,又称感应透热疗法。

(一)电流特点

1. 波长范围　100～10m,医学上常用 22m 和 11m。

2. 频率范围　3～30MHz,常用 13.56MHz 和 27.12MHz。

3. 输出功率　250～300W。

4. 电流波形　等幅正弦连续波;等幅正弦脉冲波。

5. 作用方式　电磁感应和电容场法。

(二)生理效应

1. 治疗时电极可以离开皮肤　当短波电疗法采用电感法线圈电极时,高频电流通过线圈产生交变电磁场使组织导体感应产生涡流而起作用,所以电极可以不接触皮肤。采用电容场法时,因短波频率在 10MHz 以上,电极与皮肤之间的容抗相当低,约数十至数百欧姆,高频电流极容易通过,所以电极也可以离开皮肤进行治疗。

2. 作用较均匀　与低频电、中波比较,短波频率较高,能顺利通过电解质及电介质结构,所以在组织中产热分布比较均匀。

3. 易出现脂肪过热现象　采用波长 22m 短波电容场法治疗时,因脂肪的介电常数、电导率较低,这决定了脂肪组织对短波电场能量吸收率较高,体表皮下脂肪最先吸收电场能量,加之皮下脂肪血液循环较差,脂肪组织比肌肉产热量明显增高,出现短波深部透热的"热屏障",若增大短波作用功率可产生脂肪过热。

(三)治疗作用

1. 热作用　使深部组织血管扩张,促进局部血液循环,增强吞噬细胞功能,减低中枢和周围神经系统的兴奋性;减少炎症介质释放,增强组织代谢,对机体免疫功能具有调节作用。

2. 止痛、解痉　在热作用下,可解除胃肠平滑肌痉挛,消炎(亚急性、慢性炎症),促进组织病理产物吸收。

3. 非热作用　临床和实验证明,采用 27MHz 频率的脉冲式短波治疗,对炎症、疼痛、伤口愈合均有明显作用。

(四)适应证与禁忌证

1. 适应证

(1)炎症性疾病:慢性和亚急性炎症。

(2)软组织伤病:肌纤维组织炎、扭挫伤、肌肉劳损、肌肉痉挛、伤口延期愈合等。

(3)风湿性疾病:风湿性关节炎、类风湿关节炎等。

(4)骨关节疾病:骨性关节病、肩关节周围炎、骨折延期愈合、关节积血、关节积液等。

(5)内脏疾病:内脏平滑肌痉挛、胃十二指肠溃疡、胃炎、结肠炎、胆囊炎、肾炎、急性肾衰竭、前列腺炎、盆腔炎等。

(6)其他:神经炎、血肿、血栓性静脉炎恢复期等。

2. 禁忌证　恶性肿瘤(高频透热治疗肿瘤时除外)、出血倾向、局部金属异物、装有心脏起搏器、心肺功能不全、颅内压增高、青光眼、妊娠、活动性结核。

(五)治疗技术

1. 仪器设备

(1)电极

①电容电极:有玻璃罩式和橡皮板式两种电极。玻璃电容电极多为圆形,有不同直径,罩内金属电极与体表的距离可以在罩内调节;橡皮板式电极有圆形和方形两种;方形电极较常用,有各种规格,操作方便。

②电缆电极:为一根粗而柔软的导线,长度 2～3m,最长不超过仪器波长的 1/2。治疗时根据需要可以绕成各种形状。

③盘状电极:将金属电极平绕成钟表弹簧状,固定在绝缘的胶木盒内,治疗时将盘状电极对准治疗部位。

④涡流电极:由金属导管绕 3～4 圈(绕成螺旋形但不在一个平面上)组成。线圈两端连接一个电容器,形成振荡电路,以减弱电场对人体的作用,使交变磁场作用于人体。涡流电极常用频率

27.12MHz,电极规格:直径 14cm 为大涡流电极,直径 5cm 为小涡流电极。

(2)短波治疗仪的性能要求

①频率接近超短波的频率:这样,治疗仪兼有短波的作用,采用电容场法治疗时又与超短波相似,可治疗深部组织的急性化脓性、亚急性炎症。由于近似于超短波的电容场法,产生的是内生热,所以各种组织都能穿透,因此可治疗胃肠痉挛、支气管炎、附件炎、盆腔炎、肾炎等。

②机器的输出功率可调:由此可用无热量、微热量、温热量、热量 4 种剂量治疗急性化脓性炎症、亚急性炎症。

③机器可自动调节谐振状态:禁止在非谐振状态下工作(谐振状态:治疗时输出电路的振荡频率须与振荡电路的频率一致)。因机器在非谐振状态下工作可烧坏机器,若采用手动调谐,患者在治疗过程中挪动体位就可破坏谐振状态,而自动调谐时,无论患者怎么动,机器都保持谐振状态。

④电极选择:可有电感电极、电容电极、Schliephke 电极等种类;大、中、小型号及单极、双极等多种选择。

⑤具有连续波与脉冲波两种模式:连续波的热效应穿透能力较强,脉冲波可产生非热效应。

2. 操作方法

(1)除去患者身上一切金属物品,取舒适体位。

(2)根据病情选择电极。

较深的病灶,宜采用玻璃电容电极或板状电极。

腰、腹、背、胸等面积大而平坦的部位可采用方形橡皮板式电极和盘状电极。

肢体、脊柱等长度大的部位,可用电缆电极。

急性炎症、化脓性感染、开放性伤口、溃疡及不宜直接接触和加压的病灶,可采用有空气间隙的电极。

头、鼻、耳等不平的部位及面积小的病灶,可用涡流电极。

(3)电极的放置

①电容法:对置法,把两电极分别置于治疗部位两侧,电力线贯穿组织,作用较深。适于治疗深部组织及内脏器官。并置法,把两电极置于人体的同一平面上,两电极的最近距离应大于两电极与体表间隙之和(以微热量的距离计算应大于 6cm)。适用于皮下及脂肪组织等表浅组织病变。

②电缆法:在治疗肢体上绕 2～3 圈,圈间距离 2～3cm,电缆之间用隔板隔开。

③腔内电极法:将特制的腔内电极涂以滑润剂,插入直肠或阴道,另一电极置于相应部位。

(4)打开电源,待灯丝预热数分钟后,再接通高压,调节调谐旋钮,使机器处于谐振状态。

(5)治疗剂量:强弱根据电极与体表之间空气间隙的大小或电子管阳极电压高低进行调节,不允许用调谐旋钮调整剂量。

短波治疗的具体剂量尚无准确的客观指标,目前采用的剂量指标主要根据患者主观的温热感程度、氖灯管的辉度、在谐振工作状态下机器电子管阳极电流强度(毫安表读数)3 个指标,具体可分为 4 级。

①无热量:患者无温热感,氖灯管刚启辉,电流强度 100～120mA。

②微热量:患者有温热感,氖灯管全亮,光暗弱,电流强度 130～170mA。

③温热量:患者明显热感,氖灯管明亮,电流强度 180～240mA。

④热量:患者有强烈的温热感,但尚能接受,氖灯明亮,电流强度 240mA 以上。

(6)治疗时间:15～20min,对某些慢性病可延长至 30min。

(7)治疗完毕,按相反顺序关闭电源,取下电极。

3. 注意事项

(1)治疗室应铺绝缘地板,治疗仪应接地线。各种设施应符合电疗安全技术要求。

(2)患者应在木床和木椅上治疗。特别注意不能使用弹簧床,因为金属结构的弹簧会在高频磁场作用下产生涡流,涡流在金属导体耗损产生高热,有可能将治疗床的易燃物品点燃而发生火灾。如遇特殊情况需在金属床上治疗时,应避免治疗仪、电缆、电极与金属床相接触,电缆、电极下方垫以棉被或橡胶布。

(3)机器的输出电缆不能交叉,否则交叉点会发生短路,使电缆烧毁。电缆也不能打圈,因电缆打圈会构成线圈,对高频电产生感抗,影响治疗。治疗仪的两根输出电缆间距不宜小于治疗仪两个输出插孔的距离,以免形成短路、损坏电缆并减弱治疗剂量。电缆也不得直接搭在患者身上,以免引起烫伤。

(4)手表、收录机、电视机、移动电话机、精密电子仪器应远离高频电治疗仪,以免损坏仪器和发生干扰。

(5)治疗前检查治疗仪各部件能否正常工作,电缆电极是否完好无损,电极插头是否牢固,不得使用破损有故障的治疗仪及附件。

(6)作用区内有金属异物者不宜进行治疗。头面、眼、睾丸部位,尤其是婴幼儿,不得进行温热量与热量治疗。在感觉障碍或血液循环障碍的部位治疗时,不应依靠患者的主诉来调节剂量,谨防过热烧伤。患者贴身衣物应保持干燥,禁止身穿潮湿衣服或金属丝织物进行治疗。患者肢体戴有石膏绷带时,湿敷料要除去。

(7)当日进行过 X 线诊断或治疗的部位,不宜再进行短波治疗。因 X 线可使细胞发生一定的损伤,若进行治疗可能会加重损伤。短波作用于耳半规管常会引起头晕,所以头部治疗剂量不宜过大。

(8)每次治疗时必须使机器处于谐振状态。

(9)治疗过程中,患者不得任意挪动体位或触摸金属物。

(10)治疗中应注意观察患者反应,如有头晕、心慌、过热等不适,应停止治疗并对症处理。

(六)常用治疗方法

短波常用治疗方法,见表 2-8。

表 2-8　短波常用治疗方法

疗法名称	部位	电极	功率等级	时间(min)
肺部治疗法	患侧肺部前后	方板状 8cm×2	微热量	15～20
心脏治疗法	心前区和背部	方板状或饼状电缆×2	无热量	5～8
胃部治疗法	胃区和背部第 8～12 胸椎区域	方板状×2	温热量	20～30
肾区治疗法	背腹相对区	方板状×2	微热量至温热量	20～30
肝区治疗法	肝区	方状板×2	微热量	15～20
脊柱治疗法	颈至腰骶部	电缆	温热量	15～20
肩关节治疗法	双肩	电缆绕成 T 形	温热量	15～30
肘或腕关节治疗法	肘或腕	电缆绕 2.5～3 圈	温热量	15～30
膝关节治疗法	双膝	电缆绕 2～3 圈	温热量	15～30
腰部治疗法	患部	电缆绕 2～3 圈	温热量	15～30

五、超短波疗法

应用波长 10～1m 的超高频电场作用于人体,以治疗疾病的方法,称超短波疗法(连续式超短波)。由于治疗时采用电容场法,又称超高频电场疗法。

(一)电流特点

1. 波长范围　10～1m,常用 6m 和 7.37m。

2. 频率范围　30～300MHz,常用 50MHz 和 40.68MHz。

3. 输出功率　大功率 300W;小功率 40～70W。

4. 电流波形　等幅正弦波。

5. 作用方式　电容场法。

(二)生理效应

1. 电磁振荡效应高　超短波电流由于频率高,容抗很小,故电流很容易通过组织,甚至骨等具有介质性质的组织也能通过,电力线分布比较均匀。治疗时采用电容场法,主要以位移电流为主的方式通过机体组织,对人体的作用除热效应以外,高频电磁振荡效应(非效应)比短波更显著。

2. 存在脂肪过热现象　在超短波电容场治疗时,由于皮下脂肪接近体表,其介电常数、导电率都低于邻近组织,血管分布也不丰富,散热差,所产生的热量不易散发。脂肪的温度比肌肉的温度明显升高。据体外试验,波长 7.37m 的超短波作用时,脂肪与肌肉温度升高的比例为 4.4:1,所以仍存在脂肪过热的现象。

3. 非热效应　在超短波治疗中占有重要地位,虽然产生的机制还不太清楚,但很多试验证明非热效应确实存在。临床治疗也证实超短波的非热作用,例如对某些急性化脓性炎症疾病的治疗,采用无热量有显著的效果,而采用温热量则使炎症恶化。

(三)治疗作用

1. 对神经系统的作用　微热量超短波可促进周围神经损伤后神经再生,加快损伤后神经修复的速度。大剂量则抑制再生过程。对脑、脊髓的炎症引起的疾病,有直接消炎作用。

2. 对心血管系统的作用　无热量和微热量超短波可引起毛细血管扩张。在一定范围内增加作用强度,可使深部内脏血管扩张,比其他物理疗法引起的血管扩张更持久、作用更深。

3. 对消化系统的作用　动物实验发现超短波有促进胃肠分泌和胃肠吸收的作用。在温热的作用下,还有解除胃肠道痉挛的作用。

4. 对肾脏的作用　作用于健康人肾区,有利尿作用,增大剂量则利尿作用增强。温热量超短波作用于肾区治疗肾衰竭(尿路阻塞除外)可以解除肾血管痉挛,增加肾血流量,有显著的利尿作用。

5. 对结缔组织的作用　小剂量有促进肉芽组织和结缔组织再生的作用,加快伤口的愈合,但大剂量长时间则可使伤口及周围结缔组织增生过度、脱水老化、坚硬,影响伤口愈合。

6. 对炎症过程的作用　超短波对炎症过程有良好的作用,特别是对急性化脓性炎症有显著的效果。不同剂量对不同炎症的作用机制也不同。例如,对急性化脓性炎症,应采用无热量超短波治疗,若采用温热量则会因组织细胞通透性进一步增高,渗出加剧而使炎症恶化,当炎症发展至亚急性和慢性期,则应改用微热量和温热量,以促进炎症产物的吸收。

(四)适应证与禁忌证

1. 适应证

(1)炎症性疾病:包括软组织、五官和内脏器官的急性、亚急性炎症、慢性炎症急性发作等,如毛囊炎、疖、痈、蜂窝织炎、脓肿、溃疡、窦道、丹毒、甲沟炎、指头炎、手外伤后感染、乳腺炎、淋巴结炎、静脉炎、睑缘炎、外耳道炎、中耳炎、鼻炎、鼻窦炎、咽炎、扁桃体炎、喉炎、牙根尖炎、冠周炎、颌面间隙感染、支气管炎、肺炎、胃炎、肠炎、阑尾炎、肾炎、肾周围脓肿、膀胱炎、前列腺炎、盆腔炎、前庭大腺炎、化脓性关节炎、化脓性骨髓炎、术后伤口感染等。

(2)疼痛性疾病:面神经炎、周围神经损伤、神经痛、肌痛、灼性神经痛等。

(3)血管和自主神经功能紊乱:闭塞性脉管炎、雷诺现象、痔疮、血栓性静脉炎等。

(4)消化系统疾病:胃肠功能低下、胃肠痉挛、胆囊炎、慢性溃疡性结肠炎、过敏性结肠炎等。

(5)软组织、骨关节疾病:肌纤维组织炎、软组织扭挫伤、肌肉劳损、肩关节周围炎、肱骨外上髁炎、颈椎病、腰椎间盘突出症、骨性关节病、骨折愈合迟缓、关节积血、关节积液。

(6)其他:伤口愈合迟缓、各期冻伤、支气管哮喘、胃十二指肠溃疡、急性肾衰竭、痛经、血肿、术后切口反应等。

2. 禁忌证　出血倾向、心血管功能代偿不全、活动性结核、恶性肿瘤、置入心脏起搏器患者。

(五)治疗技术

1. 电极　超短波主要采用电容场法,电极有玻璃罩式电容电极和橡皮板式电容电极。电极有大小不同的长方形、圆形板状和体腔电极三种。

2. 电极放置

(1)对置法:两电极分别置于治疗部位两侧,电力线贯穿组织,作用较深。注意电极应与体表皮肤保持平行,否则电力线分布不均匀;电极与体表的间隙大小也会影响电力线的分布,间隙小则体表电力线密度比深部大,间隙大则两者相差不大,作用均匀。因此,治疗深部组织及内脏器官应增大电极与体表距离。

(2)并置法:两电极置于人体的同一平面上,注意两电极间的距离不能太近,否则会引起两电极的电力线短路。两电极的最近距离应大于两电极与体表间隙之和(以微热量的距离计算应大于6cm)。适用于皮下及脂肪组织等表浅组织病变。

(3)双极法:一电极置于治疗部位,另一电极置于治疗区域较远处。适用于治疗五官及表浅病灶。禁用大功率电疗机器,可用并置法。

(4)体腔法:体腔电极置于直肠或阴道,另一电极置于腹部或腰部。

3. 剂量　超短波的剂量应包括治疗功率和治疗持续时间,目前以5项客观指标作为判定患者吸收功率的参考指标。

(1)调整电子管阳极电压:调整阳极电压能准确地改变超短波治疗的输出功率,治疗中通过调节电压挡可以大致推算出治疗功率。以大功率超短波为例,见表2-9。

（2）机器必须达到谐振状态（机器的输出电路须与机器内振荡电路的频率一致），此时输出电流最大，电流表的指针升至最高，读数最大。

表 2-9　大功率超短波电疗机的阳极电压（V）

挡	落地式	台式
1 挡	800	750
2 挡	1250	1000
3 挡	1450	1250
4 挡	1650	

（3）机器毫安表的读数：反映振荡管阳极的电流强度，可作为参考，但不能以毫安表的读数判定输出功率。更不允许在非谐振状态下以毫安表的读数作为输出功率的数据。

（4）氖灯管的亮度：氖灯管的亮度大致反映超短波的电场强度（灯管灵敏度差别），不反映患者吸收电场能量的多少，只作为参考。

（5）调整电极与体表距离：电极与体表距离越大，作用于体表的电场强度就越低，因此可以通过调整电极与体表距离，来调整作用于体表的功率。

（6）患者治疗局部的主观温热感：在治疗局部皮肤感觉正常的条件下，它反映人体接受超短波电场作用后，吸收电场能量转变为热的情况，但这是主观的，因人而异。

4. 常用剂量等级参考

（1）小功率超短波：无热量 6～8min，微热量 10～15min。

（2）大功率超短波：无热量 10～15min，微热量 20～30min，温热量 20～30min，热量 20～30min。

5. 常用治疗功率等级参考

（1）无热量：患者无温热感；氖灯管辉度较弱；电极与体表间的距离：大功率机器 5～6cm，小功率机器 1cm。适用于急性炎症、水肿显著、血液循环不良者。

（2）微热量：患者有微热感；氖灯管辉度较亮；电极与体表间的距离：大功率机器 4～5cm，小功率机器 0.5cm。适用于亚急性、慢性炎症。

（3）温热量：患者有明显温热感；氖灯管辉度明亮；电极与体表

间的距离:大功率机器 3～4cm。适用于慢性炎症、慢性疾病。

(4)热量:患者有可耐受的灼热感;氖灯管辉度明亮;电极与体表距离:大功率 2cm。适用于恶性肿瘤。

6.操作方法

(1)除去患者治疗区域的一切金属物品。

(2)根据病情选择电极,将电极置于治疗部位,调节好电极与治疗部位体表的距离。

(3)接通电源,待灯丝预热 3～5min 后,再调至"治疗"挡,调节调谐机钮,使机器处于谐振状态。

(4)治疗中应经常询问、观察患者反应,如诉过热或头晕、心慌等不适,应停止治疗并及时处理。

7.注意事项

(1)超短波治疗时一定要注意使机器处于谐振状态,谐振就是通过调节可变电容的电容量使输出电路的振荡频率与振荡电路的频率一致,使治疗电极获得最大的输出功率。禁止在非谐振状态下进行治疗。

(2)治疗中两电极导线距离不得小于机器两个输出插口的距离,不能打圈,不可交叉互相接触,以免烧损导线或发生短路。大功率治疗机一般不采用单极法。

(3)患者在治疗中不要随便移动体位,不能触摸机器外壳及附近的金属物品。

(4)治疗局部伤口分泌物较多时,应进行清洗后再做治疗。治疗局部有汗液应擦干后再治疗。

(5)在皮肤感觉障碍、瘢痕、骨突出部位治疗时,应注意距离间隙,防止烫伤。妇女月经期应避免进行下腹部治疗。

(6)脂肪层厚的部位进行电容场法热量级剂量治疗时,有的患者会因脂肪过热引起皮下痛性硬结,称为"脂肪硬结",无须治疗,停止治疗后数周可自行消失。

(六)常用治疗方法

超短波常用的治疗方法见表 2-10。

表 2-10　超短波常用治疗方法

名称（治疗法）	部位	电极	功率等级	时间（min）
眼部	单眼或双眼	圆形电极直径 4cm	无热量至微热量	6～15
耳部	患耳前、同侧乳突处	圆形电极直径 4cm	无热量至微热量	6～15
鼻部	鼻两侧	圆形电极直径 4～8cm	无热量至微热量	6～15
鼻旁窦（副鼻窦）	副鼻窦部	圆形电极直径 4cm	无热量至微热量	6～15
面神经	患侧乳突和对侧面部	圆形电极直径 8cm	无热量至微热量	6～20
三叉神经	双耳前面	圆形电极直径 8cm	无热量至微热量	6～20
牙和牙龈	患部或相应部位对置	圆形电极直径 4～8cm	无热量至微热量	6～15
颞下颌关节	双颞下颌关节	圆形电极直径 4cm	无热量至微热量	6～15
扁桃体和咽部	双下颌角	圆形电极直径 4cm	无热量至微热量	6～20
喉部	颈前喉两侧	圆形电极直径 4cm	无热量至微热量	6～15
气管支气管	前胸正中和上背中部	板状电极	微热量至温热量	10～30
胃部	胃部和第 9～11 胸椎	板状电极	微热量至温热量	10～20
腹部	腹部、腰部	板状电极	微热量至温热量	15～20
直肠	会阴部、骶部	板状电极	微热量至温热量	15～20
肾脏	第 11 胸椎至第 2 腰椎	板状电极	微热量至温热量	15～30

(续 表)

名称 (治疗法)	部位	电极	功率等级	时间(min)
膀胱	耻骨联合上部,骶部	板状电极	微热量至温热量	15～20
脊柱	颈椎、腰骶部	板状电极	微热量至温热量	15～20
肩关节	患肩对置	板状电极	微热量至温热量	10～15
肘关节	肘关节对置	板状电极	微热量至温热量	10～15
膝关节	双膝两侧、膝间放衬垫	板状电极	微热量至温热量	15～20

六、BA-CD-Ⅲ型超短波的应用

由北京奔奥新技术有限公司研发生产的 BA-CD-Ⅲ型超短波仪器采用自动调谐技术,用电脑和步进电机代替人工进行调谐。其原理是电脑依据采样电流值随调谐电容的变化规律,找到电流最大值,并记录调谐电容的相应位置,控制步进电机将调谐电容旋置其最佳位置,使输出回路与信源达到谐振($40.68\mathrm{MHz}$),从而达到输出最大功率。治疗时无需人工再次调谐和使用氖灯管来目测机器调谐状态。其优点为调谐速度快、调谐比较准确、在治疗过程中发生失谐时可自动进行调谐(图 2-5)。

1. 主要技术参数

(1)振荡频率:$(40.68\pm0.015)\mathrm{MHz}$。

(2)输出功率:$200\mathrm{W}\pm20\%$,功率和电流表通过数字显示。

(3)调谐方式:自动调谐。

(4)输出模式:连续模式:$0\sim200\mathrm{W}$ 连续可调。脉冲模式 P1:$0\sim100\mathrm{W}$ 连续可调,脉冲频率 70Hz、脉冲宽度 $7143\mu\mathrm{s}$、占空比 1:1。脉冲模式 P2:$0\sim33.5\mathrm{W}$ 连续可调,脉冲频率 350Hz、脉冲宽度 $476\mu\mathrm{s}$、占空比 1:5。脉冲模式 P3:$0\sim24.0\mathrm{W}$ 连续可调,脉冲频率

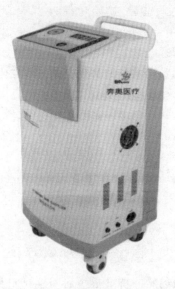

图 2-5 BA-CD-Ⅲ型超短波机(自动快速调谐)

15~240Hz、脉冲宽度 500μs。

(5)输出时间范围:0~99min,误差不大于±20s。

(6)电容式电极板规格:240mm × 200mm 和 200mm ×130mm。

2. 治疗操作方法

(1)开机预热:接通电源,机器开始预热,显示屏数字倒计时"5"min;预热时间可通过"增加"或"减少"进行调节。

(2)输出方式选择:按压"功能"(Funciton)键,根据病情选择输出模式:连续、脉冲模式 P1、脉冲模式 P2、脉冲模式 P3。

(3)时间设置:机器默认治疗时间 15min,可按压"增加""减少"键设置治疗时间。

(4)启动调谐:按压"开始(Start)"键,机器开始自动调谐,进入治疗阶段。

（5）功率调节：调谐后，初始功率为 20W，可按压"增加""减少"键调节输出剂量。治疗中须查看输出功率，按压"功能"（Funciton)键，显示屏显示当前机器功率。

（6）治疗结束，设定治疗时间倒计时为"0"时，音乐提示，关闭仪器，治疗结束。

（7）重新调谐：在治疗中若需要重新调谐，按压"设置（Set)键，机器重启自动调谐。

3. 注意事项

（1）治疗前，请认真阅读《使用说明书》。

（2）开机治疗前，请保证预热时间 5min，可延长电子管使用寿命。

七、脉冲式超短波疗法

脉冲式超短波的脉冲持续很短而间歇时间很长，因此有足够的散热时间，这种电流可以增强非热效应，排除热效应。利用这种形式的电流治疗疾病，称脉冲超短波疗法，特点如下。

1. 技术指标　脉冲超短波的技术指标（俄罗斯）：波长 6m、频率 50MHz、脉冲时间 10μs、间歇时间 1000μs、脉冲峰功率 10 000W、平均功率 100W。

2. 电流的特点　瞬间脉冲功率高达 10 000W，脉冲持续时间短（10μs）间歇时间长达 1000μs，脉冲与间歇时间比为 1:100。

3. 治疗作用的特点　脉冲超短波的电流特点决定了它具有更强的非热效应，这是连续超短波所不能达到的。实验证明，脉冲超短波的治疗作用主要是高频电磁振荡效应，而且比连续超短波的高频电磁振荡效应作用强得多。

4. 临床应用　脉冲超短波对某些疾病的治疗效果优于连续超短波。例如，对急性化脓性炎症疾病的治疗，不会像连续超短波那样因剂量偏大而引起炎症恶化。脉冲超短波对急性踝关节扭伤、前列腺肥大（作用于颞区）、急性化脓性炎症、溃疡病、高血压病

Ⅰ～Ⅱ期(作用于太阳神经丛)、肩关节周围炎、多发性自主神经炎、职业性手血管痉挛综合征(作用于相应节段和肢体末端)等有良好的疗效。

八、微 波 疗 法

应用波长 1m 至 1mm,频率 300～30 万 MHz 的特高频电磁波,经特制的辐射器作用于人体,以治疗疾病的方法。

(一)特点

1. 微波连续波　根据波长分为三个波段。

(1)分米波:100～10cm,常用 69cm(频率 433.9MHz)、65cm(频率 460.1MHz)、32cm(频率 915MHz)。

(2)厘米波:10～1cm,常用 12.25cm(频率 2450MHz)。

(3)毫米波:10～1mm(频率 30～300GHz)。

2. 脉冲微波　脉冲频率有 70Hz 和 700Hz,脉冲持续时间 $1\mu s$,平均功率 0.8W。

3. 波长介于红外线与超短波之间　它的某些物理特性类似光波,如呈波束状传播,具有弥散性,遇到不同介质可产生反射、折射、散射、吸收,可以利用反射器进行聚焦,其规律与光学规律接近。

4. 不同波长穿透能力不同　微波对人体组织的穿透能力与其频率有关,频率高,穿透能力弱。微波对人体辐射治疗时,分米波(460MHz)的有效作用深度可达 7～9cm,厘米波的最大有效作用深度为 3～5cm,毫米波有效穿透深度很小,通常能量的 70% 在 $300\mu m$ 的表皮和真皮浅层被吸收。

5. 人体对微波的吸收　微波辐射作用于人体组织被吸收产生热效应,而微波的能量随穿透深度而逐步衰减,对于平面电磁波来说,其能量随传播距离呈指数函数衰减,物理上把振幅衰减到原振幅的 $1/e(\approx 0.37)$ 的距离称为穿透深度,即微波强度衰减为表面强度的 37% 时所需要的厚度。当微波辐射到体表时,部分能量在空气与体表的分界面上被反射回空间,会损失部分能量,不能全部进入人体。穿过脂肪层时,有一部分能量被脂肪层吸收,脂肪层越厚,被吸收消耗的能量也越多,所以通过脂肪层后能量强度有所减弱。当穿过脂肪-肌肉分界面时,又有约30%的能量被反射而不能进入肌肉层。肌肉对微波的吸收系数大,半价层小,在肌肉层被吸收、消耗得很快,因此只能到达浅层肌肉。

研究发现穿透深度与频率和媒介组织的电特性有关,不同频率的电磁波在富水组织(皮肤和肌肉)与乏水组织(脂肪和骨骼)的电特性是不同的。含有中等水分的组织如脑、肺、骨髓等,其电特性介于两者之间,见表2-11、表2-12。

表2-11　微波在富水组织(肌肉、皮肤等)内的电特征

频率 （MHz）	空气内波长 （cm）	介电常数 εH	电导率 σH(S/m)	组织内波长 （cm）	穿透深度 （cm）
10	3000	160	0.625	118	21.6
27.12	1106	113	0.602	68.1	14.3
40.68	738	97.3	0.680	51.3	11.2
433	69.3	53	1.18	8.76	3.57
915	32.8	51	1.28	4.46	3.04
2450	12.2	47	2.17	1.76	1.70

表2-12　微波在乏水组织(脂肪、骨骼等)内的电特征

频率 （MHz）	空气内波长 （cm）	介电常数 εH	电导率 σH(S/m)	组织内波长 （cm）	穿透深度 （cm）
27.12	1106	20	10.9～43.2	241	159
40.68	738	14.6	12.6～52.8	187	118
433	69.3	5.6	37.9～118	28.8	26.2
915	32.8	5.6	55.6～147	13.7	17.7
2450	12.2	5.5	96.4～213	5.21	11.2

6. 毫米波的特点 波长 10～1mm,频率 30～300GHz,是医用高频电磁波的最高端。以非热效应为主,温热效应不明显。虽然作用深度仅达表层,但其能量通过与体内的一些大分子发生谐振而产生治疗作用,因此毫米波疗法又被称为微波谐振疗法。研究显示毫米波局部辐射通过作用于皮肤内的神经末梢各类感受细胞及免疫功能细胞,能引起全身性远位效应。神经-内分泌-免疫网络,穴位-经络系统是产生毫米波生物学效应的客观传导途径。毫米波的信息调控作用是多途径的、整体性的、复杂的、非线性的作用过程。近年来,毫米波疗法不但能用于较表浅的炎症、伤口、疼痛、恶性肿瘤等病症的治疗,还可用于溃疡病、高血压病、缺血性心病、慢性阻塞性肺病、肺炎、脑性瘫痪、脊髓损伤、骨关节疾病。临床观察毫米波作用于穴位时,可促进造血功能,减轻放疗或化疗后所引起的骨髓造血功能障碍。

(二)治疗作用

1. 热作用 微波的热作用与超短波的热作用一样可以使机体组织血管扩张,细胞膜渗透性增高,改善局部组织营养代谢,促进组织再生等,还有解痉、止痛、消炎等作用。

2. 非热作用 由于微波的频率比超短波更高,因此其非热作用更显著。如长期接受功率不大的微波辐射后(不引起体温明显升高)的人员有出现条件反射活动受抑制、易疲劳、嗜睡、记忆力减退、心动缓慢、血压下降等反应。波长 21cm 的微波小剂量辐射葡萄球菌、大肠埃希菌、结核杆菌(水和肉汤培养基)1min,微波辐射功率使培养液加温至 34℃(未达到杀菌温度),发现细菌分裂停止,而且从微波作用开始至细菌停止分裂的时间,也较单纯加热显著缩短。近年来,脉冲微波疗法的应用,更增强了微波的非热作用,脉冲微波对某些疾病的疗效优于连续微波疗法。

(三)适应证

1. 分米波

(1)炎症性疾病:丹毒、蜂窝织炎等软组织化脓性炎症吸收期。

(2)软组织、骨关节伤病:软组织扭挫伤恢复期、肌纤维组织炎、肌筋膜炎、关节炎、骨性关节病、颈椎病、腰椎间盘突出症、坐骨神经痛。

(3)内科疾病:慢性支气管炎、迁延性肺炎、慢性胃炎、胃十二指肠溃疡、慢性盆腔炎等。

2.厘米波

(1)炎症性疾病:丹毒、蜂窝织炎、乳腺炎等软组织化脓性炎症吸收期。

(2)软组织、骨关节伤病:软组织扭挫伤恢复期、肌纤维组织炎、棘间韧带损伤、肩关节周围炎、肱骨外上髁炎、术后伤口愈合迟缓、慢性溃疡、压疮、烧伤、冻伤等。

(3)组织凝固治疗:适用于皮肤良性与恶性赘生物、鼻息肉、食管癌、胃溃疡出血、胃癌、直肠息肉、直肠癌、宫颈糜烂、宫颈息肉、宫颈癌等。

3.毫米波

(1)内科疾病:胃十二指肠溃疡、高血压病、冠心病、慢性阻塞性肺部疾病、肾盂肾炎、前列腺炎、盆腔炎。

(2)软组织、骨关节伤病:颈椎病、肩关节周围炎、关节炎、骨折、扭挫伤、肌纤维组织炎、伤口愈合迟缓、烧伤。

(3)炎症性疾病:毛囊炎、疖、痈、蜂窝织炎、丹毒、手部感染、淋巴结炎、静脉炎、面神经炎。

(4)其他:颞下颌关节功能紊乱、疼痛、放疗与化疗后白细胞减少等。

(四)禁忌证

1.分米波

(1)不得在眼部、睾丸、小儿骨骺部位进行治疗。

(2)出血倾向、活动性结核、恶性肿瘤、孕妇下腹部、局部严重水肿等禁忌治疗。

2.**厘米波**　与分米波疗法相同。

3. 毫米波　禁用于眼部、妊娠、金属异物局部、心脏起搏器局部及其邻近。

4. 医用钛合金植入术　术后的患者禁止使用大功率微波辐射。对植入钛合金金属板、螺钉、内固定针等生物医用植入材料患者,如病情需要,可慎用小功率微波照射。

(五)治疗技术

1. 仪器设备　为微波辐射器。因微波弥散性大,故传输时需用特制的传输系统,包括波导管(或同轴电缆)和辐射器。微波能量由辐射器的天线通过辐射器反射作用于人体,或由微波辐射天线直接作用于人体,辐射器通过形状和尺寸与微波发生器的频率谐振,因此治疗中不需要调谐。微波治疗也称微波辐射或微波照射。

(1)辐射器的种类

①圆形辐射器:辐射器的发射口均为圆形,直径有 10cm 及 15cm 的两种,辐射罩有半球形、圆柱形等。适用于关节、乳腺、肩关节等区域。

②长形或矩形辐射器:辐射器的开口为长方形,适用于脊柱和肢体等长形区域的治疗。

③马鞍形辐射器:为大型辐射器,由于尺寸大而且有一凹面,适用于腰部、双膝、背部、胸腹等面积较宽大的部位。

④聚焦和体腔辐射器:其特点是将微波集中作用在较小的病灶处。适用于小部位和腔内的照射治疗。

⑤微带辐射器:其特点是加温快,重量轻,功耗小,热分布均匀的特点。治疗时直接贴于体表,有距离辐射时距体表<2cm。

(2)辐射器的应用方法

①距离辐射:以空气为间隙,多采用半圆形、长形、马鞍形辐射器。辐射治疗时要求辐射器与人体表面有一定的空间距离。由于各种辐射器的设计技术参数不同,要求空气间隙为 3～10cm,距离太短会引起失谐影响微波功率的输出。但辐射治疗中辐射器不接

触皮肤,微波在空间反射、散射较大(亦称漏能),应注意防护。

②隔沙辐射:治疗时在辐射器与患者皮肤之间用沙子代替空气间隙。可以降低微波辐射在空气间隙的反射和散射,因此隔沙辐射法进入患者体内的微波能量比有距离辐射法约高1倍。

③直接接触辐射:聚焦辐射器、体腔辐射器治疗时要求用接触辐射法。由于接触辐射器的辐射面积小,微波的散射、反射功率不大,进入患者体内的功率密度相对较高,因此辐射治疗功率一般不超过10W。

2. 剂量 微波治疗的剂量指标包括患者吸收微波功率和辐射治疗时间。但目前昂贵的微波功率计尚未用于常规微波治疗的功率测量,多以患者的主观温热感和按辐射面积计算功率密度,所以仅供参考。

(1)无热量:无温热感,功率密度$<88\text{mW/cm}^2$。

(2)微热量:恰有温热感,功率密度$88\sim220\text{mW/cm}^2$。

(3)温热量:有舒适的温热感,功率密度$220\sim440\text{mW/cm}^2$。

(4)热量:有尚可忍受的热感,功率密度$440\sim880\text{mW/cm}^2$。

辐射器与皮肤之间的距离,一般为$5\sim10\text{cm}$,体腔辐射器、聚焦辐射器最大功率不超过10W。治疗持续时间$15\sim20\text{min}$。慢性疾病治疗时间为$20\sim30\text{min}$。

3. 操作方法

(1)分米波疗法

①仪器设备:分米波治疗仪,波长32cm、频率915MHz与波长69cm、频率434MHz,以其辐射场作用于人体。功率300W,附有圆形、长形、凹槽形辐射器。

②治疗前:患者除去身上的金属物品,取舒适体位,治疗部位不需裸露(可穿单层薄棉衣服)。选择相应的辐射器,安装于治疗仪器的支臂上;移动支臂,使辐射器对准治疗部位;根据辐射器要求决定辐射器与皮肤之间的距离,一般为$5\sim8\text{cm}$(接触式辐射器可紧贴皮肤);接上输出电缆。阴道、直肠等体腔内治疗时,先在辐

射器外套上清洁乳胶套,外涂少量消毒液状石蜡,接上输出电缆,然后将辐射器缓慢插入体腔内,达到治疗所要求的方向和深度。将辐射器的电缆牢固插入治疗仪的输出插口内。接通电源,使治疗仪预热 3min。

③治疗时:将治疗仪接通高压,调节输出旋钮,达到治疗要求的剂量(与短波、超短波疗法相同),根据患者的温热感觉分级,同时也参考电流表指示的瓦数,一般圆形、长方形、凹槽形辐射器分为无热量(＜50W)、温热量(50～100W)、微热量(100～150W)、热量(＞150W);阴道、直肠辐射器微热量(20～30W),热量(30～40W)。治疗人员应注意询问患者的感觉,注意监测、记录温度,以便及时调节输出。如患者感觉过热或有灼痛感,应中止治疗,检查治疗部位有否灼伤,如有灼伤应及时处理。一般每次治疗 10～20min,凹槽形辐射器治疗每次 8～10min。

④治疗结束:将治疗仪输出回零,关闭电源,移开辐射器。

⑤治疗频度与疗程:一般 1～2d 治疗 1 次;10～20 次为 1 个疗程。

⑥注意事项:治疗前,检查治疗仪各部件能否正常工作,支臂是否松动、辐射器电缆是否完好无损。辐射器与输出电缆必须紧密接触,未接辐射器前不得开机。同时,须将输出电缆各接头拧紧,接头接触不良会在接头处产生高热致烧坏机件,甚至烧坏磁控管。不准无负载开机,不准用金属板或金属网阻挡辐射器的微波辐射,以避免烧坏磁控管。辐射器有输出时不得空载,更不能朝向四周空间,尤其不能朝向金属物体与人的眼部。有输出的辐射器只能朝向患者的治疗部位或盛有水的塑料盆。治疗部位体表要保持干燥,除去伤口的湿敷料及油膏。治疗眼、睾丸附近区域时,应用防护眼镜或防护罩保护眼和睾丸。老年、儿童慎用,骨和骨骺生长期禁用大剂量。腹部治疗慎用,若需腹部治疗宜用小剂量,且治疗前患者必须先排空大小便,并不得在饱餐后治疗。感觉障碍或血液循环障碍的部位治疗时,不应依靠患者的感觉来调节剂量,且治疗剂量宜偏小。手表、收录机、电视机、移动电话、精密电子仪器

必须远离治疗仪,以免发生干扰。长期从事微波治疗工作的人员要注意个人防护。以每天在微波场工作 8h 计算,我国制定的安全允许标准 $50\mu W/cm^2$(连续波),苏联 $25\mu W/cm^2$,美国 $1.5mW/cm^2$。

(2)厘米波疗法

①仪器设备:厘米波治疗仪,波长为 12.24cm、频率为 2450MHz,功率 200W。附有圆形、长形、马鞍形的体表辐射器,以及用于外耳道、阴道、直肠、食管的体腔辐射器、聚焦辐射器。有的厘米波治疗仪还附有用于组织凝固治疗的针状、铲状、叉状小天线和脚踏开关。有的治疗仪只用于组织凝固,称为微波组织凝固治疗仪。

②常规治疗:具体操作程序与分米波疗法相同。

③组织凝固治疗:体表治疗时,患者取舒适体位,暴露治疗部位。选择合适的小天线,接上输出电缆,将小天线的输出电缆牢固插入治疗仪的输出插孔内。接通电源,使治疗仪预热 3min。将小天线的末端紧贴或插入体表肿物或病变组织内。接通高压,调节输出,由时控装置或脚踏开关控制通断,一般采用 30~100W,5~10s,进行一点或多点治疗。

体腔治疗时,将小天线与电缆经耳镜、鼻镜、胃镜、直肠镜、阴道镜等内镜置入体腔内。在内镜下看准病变部位,将小天线的末端紧贴或插入肿物或病变组织内。接通高压,调节输出,由时控装置或脚踏开关控制通断,一般采用 30~80W,5~10s,进行一点或多点治疗。

组织凝固治疗一般 1 次即可,较大肿物或病变需 2~4 次治疗,每次治疗间隔 1~2 周。

④注意事项:组织凝固治疗时操作者须直视操作,故操作者应戴专用的微波防护眼镜。尤其在使用金属器械时要注意避免厘米波从金属面反射至眼部造成损伤。在小天线插入肿物后接通输出。组织凝固完毕,关闭输出后才可观察治疗部位的创面。其他注意事项与分米波疗法相同。

（3）毫米波疗法

①仪器设备：毫米波治疗仪，波长 8mm、频率 37.50GHz；波长 7.1mm，频率 42.25GHz；波长 5.6mm、频率 53.57GHz 或波长 4.9mm、频率 61.22GHz。有的治疗仪可输出方波调制的毫米波或噪声毫米波。输出功率密度＜10mW/cm²，以辐射场作用于人体。毫米波辐射器多为体表辐射器，也有用于阴道、直肠的辐射器。有的治疗仪附有电场强度测定仪。

②治疗前：患者取舒适体位，暴露治疗部位，也可穿单层薄棉衣服。伤口上可覆盖一块 4～8 层干纱布。确定需要治疗的病变部位、痛点、穴位或病变脏器的体表投影部位。移动治疗仪支臂，将辐射器移至治疗部位，或由患者或操作者手持辐射器，贴在皮肤或上述单层衣服、干敷料上，或距皮肤 1～2mm。如果可能，使毫米波辐射电场方向与血管、神经或经络的走行方向一致。体腔治疗时在辐射器外套以乳胶套，涂抹少量消毒液状石蜡，然后轻轻放入体腔内，达到治疗需要的方向和深度。

③治疗时：接通电源，打开输出开关即开始治疗。有的治疗仪需选择治疗处方或调节调制波参数。治疗时患者无任何感觉，不得任意挪动体位。每次治疗 20～30min，穴位治疗时每穴 10～20min，每次治疗 2～4 个穴位。

④治疗结束：将辐射器从患者身上取下。

⑤治疗频度与疗程：一般 1～2d 治疗 1 次；10～15 次为 1 个疗程。

⑥注意事项：治疗前检查治疗仪各部件能否正常工作，支臂是否松动，辐射器电缆是否完好。因辐射器输出时患者局部无任何感觉，故每次（或每天）治疗前必须以治疗仪所附测试仪测试辐射器是否输出。治疗部位皮肤及伤口敷料必须保持干燥。辐射器截面积较小，其中心为毫米波辐射喇叭口，故治疗时必须使辐射器中心对准治疗部位。辐射器是发生毫米波的主要部件，防止撞击或掉落地上。

(六)常用治疗方法

微波常用治疗方法见表 2-13。

表 2-13　微波常用治疗方法

疾病名称	辐射器	距离(cm)	功率等级	时间(min)
中小关节风湿性、类风湿关节炎	圆形	10	微热量	10～20
肢体挫伤	圆形	10	无热量至微热量	10～20
腱鞘炎	圆形	10	无热量至微热量	8～10
静脉曲张性溃疡	圆形	10	无热量至微热量	8～15
胆囊炎	圆形	10	无热量至微热量	8～10
支气管炎	圆形或长形	10	无热量至微热量	10～20
附件炎、盆腔炎	圆形或长形	10	微热量至温热量	10～15
乳腺炎	圆形	10	无热量至微热量至温热量	10～20
强直性脊柱炎	马鞍形	0	微热量至温热量	15～20
坐骨神经痛	马鞍形	0	微热量至温热量	15～20
早期血栓性闭塞性脉管炎	长形	10	微热量至温热量	10～20
外耳道疖	聚焦	0	无热量至微热量	8～10
急性牙周炎	聚焦	0	无热量	8～10
子宫周围炎	体腔	0	无热量至微热量	8～10

九、LY-3 型微波治疗机的应用

由天津海东科技有限公司研制的 LY-3 型微波治疗机(图 2-6),采用单片机技术控制电路,具有自检功能,能自动分辨故障原因并提示排除方法。计时采用数字显示,操作简单方便。配置体表、体腔、坐椅接触辐射器。

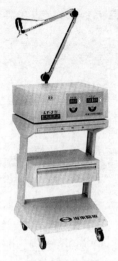

图 2-6　LY-3 型微波治疗机

(一)主要技术参数

工作频率:2450MHz;整机功耗:300W;电源:(220±0.1)V,50Hz,三相接地;调节步差:1s;功率指示:高亮度数码管;显示精度:1W;治疗时间:0～30min,调节步差:1min;手术时间:1～50s,调节步差:1s;时间显示:7 位 LED 数码管;显示精度:1s。

(二)适应证

1. 炎症　急、慢性炎症,术后的切口,急性化脓性感染,化疗后局部感染。

2. 外科疾病　软组织挫伤,内、外痔,前列腺炎。

3. 妇科疾病　功能性子宫出血,宫颈糜烂。

4. 皮肤病与性病　皮炎、皮肤各种赘生物、尖锐湿疣。

5. 耳鼻咽喉疾病　咽喉疾病、鼻腔疾病。

6. 各种表浅癌症　如头面部基底细胞癌等。

(三)禁忌证

出血倾向、活动性结核、恶性肿瘤(表浅肿瘤除外)、孕妇下腹部、局部严重水肿。

(四)治疗技术

1. 仪器设备

(1)体表辐射器:微带形辐射器,具有加温快、重量轻、功耗小、热分布均匀的特点,治疗时可直接贴于体表,有距离辐射时,距体表<2cm。

(2)肛肠辐射器:置于坐椅中间,适用于前列腺、肛周脓肿、痔疮等疾病。

(3)体腔辐射器:为螺旋形辐射器,由同轴线内导体延伸并绕成螺旋线,外导体焊接到接地板而成,螺旋线外罩上一个介质套筒以便插入体腔。此辐射器多数为周向辐射,即加热区域在螺旋线周围,顶端加热较弱。适用于妇科疾病。

2.操作方法

(1)体表辐射

①根据病情选择接触式辐射器,有圆形、矩形(长方形)及坐椅式三种,将辐射器对准治疗部位,前列腺和肛门疾病治疗坐在坐椅上。

②打开机器预热,根据治疗需要调节治疗剂量和时间,治疗结束后,机器自动切断电源。功率选择范围 10～30W,治疗时间每次 15～20min,1/d,10 次为 1 个疗程。

③肛周脓肿治疗:选用坐椅式接触辐射器,治疗时患者取坐位,将病灶部位对准辐射器。功率 8～12W(无、微热量),每次 10～12min,1/d,共 6～8 次。

(2)体腔照射

①妇科功能性子宫出血治疗:取月经前期进行,治疗前 3d 无感染症状,体温正常并无性生活;治疗前患者排空小便,取膀胱截石位,外阴、阴道以肥皂水、清水、苯扎溴铵(新洁尔灭,1:1000)消

毒,查清子宫位置、大小,暴露宫颈,以碘仿再次消毒,将微波治疗仪接好,辐射器探头套上一次性薄膜,涂以液状石蜡,安放窥器,爱丽斯钳夹宫颈,以扩宫器扩张宫口,启动治疗仪功率输出(踩下脚踏开关),每次 40W,持续 20~30s(根据子宫大小程度出血情况、时间长短决定),再将探头置于宫体处(宫底下方 2~3cm 位置),两侧宫角,重复以上操作。术后给予口服抗生素 3d,禁性生活半个月。

②Ⅰ期、Ⅱ期内痔出血治疗:患者取左侧卧位,屈膝,暴露臀部,直肠辐射器探头套上一次性乳胶指套,外涂润滑痔疮膏,缓慢将探头插入肛门内 4~6cm 后固定。功率 13~15W(微热量),每次 20min,1/d,共 10 次。

(3)表浅肿瘤的治疗:大剂量辐射可以治疗表浅肿瘤,功率 30~60W,治疗时间每次 60~80min,每周 2 次,6~8 次为 1 个疗程。要注意监测治疗温度。

3. 处方指导

(1)前列腺炎:患者取坐位,功率 13~15W(微热量),治疗时间每次 15~20min,共 12~15 次。

(2)肱骨外上髁炎:将小圆辐射器对准治疗部位,功率 15~20W(微热量),治疗时间每次 15~20min,共 6~12 次。

(3)肌纤维组织炎:矩形辐射器放置于治疗部位,功率 15~20W(微热量),治疗时间每次 15~20min,共 12~15 次。

(4)头面部基底细胞癌:小圆辐射器对准肿瘤表面,注意保护眼,功率 30~40W(热量),治疗时间每次 60~70min。

(5)急性乳腺炎:功率 15~30W,治疗时间每次 6~10min,共 6~10 次。

(6)慢性牙周脓肿:功率 8~12W,治疗时间每次 10~15min,共 6~8 次。

(7)复发性口疮:功率 8~12W,治疗时间每次 10~15min,共 6~12 次。

(8)变态反应性鼻炎:功率 10~30W,治疗时间每次 15~20min,共 6~12 次。

第五节　高频透热治癌

应用高频电以大于治疗一般疾病几倍或几十倍的剂量对肿瘤组织进行透热,使组织温度升高至足以杀灭癌细胞的疗法,称为高频透热疗法治癌。目前肿瘤热疗主要采用高频透热技术。

一、高热治癌的作用机制

1. 抑制 DNA、RNA 和蛋白合成　将癌细胞在 43℃加热 2h后,细胞核内的 DNA、RNA 合成及细胞体内蛋白合成明显降低,而同样温度条件下,再生的正常肝细胞则无此变化。有人认为 RNA 合成的损伤对热最敏感,这种损伤早于对 DNA 和蛋白的合成的影响。

2. 对细胞溶酶体的作用　高温可使细胞溶酶体的活性升高,从而加速癌细胞的破坏。

3. 对细胞膜的影响　高温使细胞膜中的脂质和蛋白质发生变化,使膜通透性增高,低分子蛋白质外溢,导致细胞破坏。

4. 细胞骨架的排列紊乱　完整的细胞骨架是细胞存活的前提,高温时癌细胞骨架散乱,失去完整性,细胞的许多功能受损,导致细胞死亡。

5. 细胞凋亡　细胞凋亡(apoptosis)是细胞对内、外界信号刺激后做出的应答反应,是一种受基因控制并按一定程序进行的细胞主动死亡,又称程序性细胞死亡。高温可以引发细胞的凋亡,为了提高高温对肿瘤细胞的凋亡效应,可以采用提高细胞凋亡促进基因的表达或降低细胞凋亡抑制基因,作为热疗基因调控的靶点。

6. 对免疫系统的影响　局部高温可增强机体的免疫功能。实验结果表明,实验动物原发的癌病灶经局部高热治疗后,除原发病灶消退外,其他部位的转移灶也随之消退,说明局部高热治癌有刺激免疫功能的作用。

二、高热合并放疗、化疗的抗癌效应

(一)高热与放射线照射并用的抗癌效应

1. 两者并用可使癌细胞存活率明显降低 以培养CHO细胞为例,37℃给予4Gy剂量的放射线照射,细胞的存活率为25.8%±0.013%;42℃加热60min与4Gy放射线照射并用,细胞的存活率为3%～5%;43℃加热60min与4Gy放射线并用,细胞的存活率为0.15%～0.3%。

2. 两者并用可降低放射剂量 实验表明在43℃与放射线10Gy并用,相当于37℃时60Gy放射线的杀伤效应。

3. 高热与放射线并用杀伤癌细胞的协同作用 处于分裂期(M期)的细胞对放射线敏感,处于DNA合成期(S期)的细胞对放射线抗拒;与此相反,S期细胞对高热敏感。位于肿瘤中心部的癌细胞处于缺氧状态,对高热特别敏感。血液循环丰富、供氧良好的肿瘤周边部对高热有抵抗性,但容易被放射线杀伤。可见高热与放疗并用治疗恶性肿瘤可以发挥各自的优势,有互补和协同作用。

(二)高热与化疗药物并用的抗癌效应

1. 高热与药物并用能显著提高药物对癌细胞的杀伤效应 在37℃用博来霉素(平阳霉素)处理培养的CHO细胞,细胞的生存率为40%,高热43℃处理的细胞生存率为50%,两者并用时细胞生存率降至0.1%。

2. 局部高热能使作用部位肿瘤内药物浓度显著提高 高温能破坏癌细胞膜的稳定性,使膜的通透性增高,提高药物对细胞的渗透性。实验表明,40.5～41.5℃可使左旋肉毒素对区域转移的黑色素瘤的渗透从35%提高至80%。

3. 高热与药物并用使治疗恶性肿瘤疗效显著提高 如治疗小鼠乳腺癌,局部加热42.5℃,60min,10只小鼠有1只治愈;单用多柔比星(阿霉素)治疗,只能抑制乳癌生长但不能治愈,多柔比星合并局部高热治疗,8只小鼠有5只治愈。

三、高频透热治癌的临床应用

理论上,高频透热疗法适用于任何恶性肿瘤的治疗,但因肿瘤生长的部位、血循环状况、患者的体质和技术条件的限制,高频透热治癌的效果可能达不到预期疗效。因此高频透热治癌也有适应证的选择问题,特别是单独采用高频透热疗法治癌,更应严格选择适应证。

1. 单独高频透热治疗恶性肿瘤　由于高频透热技术和测温技术尚不完善,单独高频透热治癌一般选择表浅肿瘤,以及放疗、化疗后复发的晚期癌或不宜进行放疗、化疗及手术的转移癌。单纯高频透热治疗对于晚期癌性疼痛有良好的止痛效果。单纯高频透热治癌要求透热温度达42.5℃以上。

2. 高频透热合并放射线治疗恶性肿瘤　高频透热与放疗并用治癌有协同增效作用,因此两者并用治疗恶性肿瘤的疗效显著高于单纯放疗或高频透热的疗效。两者并用可减少放射剂量,减低放射线对正常组织的损伤。研究结果表明,与高频透热治疗并用时使用根治剂量2/3的放射量即可取得比根治剂量更好的效果。常用于治疗头颈部肿瘤、肺癌、乳腺癌、大肠癌、膀胱癌等。

3. 高频透热合并化疗治疗恶性肿瘤　高频透热与化疗并用能提高肿瘤内的药物浓度,增强药物效应,推迟抗药性的产生,因此两者并用能显著提高治疗恶性肿瘤的效果。对某些肿瘤无明显效果的化疗药物,合并高频透热治疗后可取得意想不到的效果。高频透热与化疗并用一般采用常规剂量就可取得良好的疗效。常用于治疗膀胱癌、肠癌、四肢恶性肿瘤等。

4. 高频透热、放疗、化疗三者联合应用治疗恶性肿瘤　实验和临床观察表明,三者合并治疗恶性肿瘤的疗效优于任何两种疗法的并用。

四、高频透热的透热技术与测温技术

(一)高频透热技术与一般高频电疗的区别

在高频电疗中,恶性肿瘤是高频电疗的禁忌证。所以利用高频透热来治疗肿瘤,首先要求通过透热治疗技术把肿瘤组织加热至能够杀灭癌细胞的温度,利用肿瘤内血管异常结构使肿瘤组织与正常组织形成温度差,其温度差可达 5~10℃,使肿瘤组织内出现热量积聚(温度在 40℃以上),杀灭癌细胞而不损伤正常组织细胞。高频透热治癌与一般高频电疗的主要区别见表 2-14。

表 2-14　透热治癌与高频电疗的主要区别

治疗方法	治疗功率(W)	治疗时间(min)	治疗温度	患 者 感 觉
透热治癌	50~1500	60~120	40℃以上	高热感、全身出汗
高频电疗	5~150	10~20	轻度升高	舒适的微热感

(二)方法

人工高热治癌技术分为全身高热和局部高热两种。全身高热因治疗技术较复杂,患者反应较大,且有一定的危险性而很少采用。局部高热的人工热源有红外线、热水浴、蜡浴、超声波、高频电磁波等。目前主要采用射频透热、微波透热和超声波等局部高频透热疗法。

1. 射频透热疗法

(1)电容场透热:适用于部位较深的内脏器官肿瘤的透热。

(2)电感透热:适用于治疗较表浅的肿瘤。

(3)组织间透热:电极(成行排列的针状电极)直接插入病变组织加热。

2. 微波透热疗法

(1)体表辐射:适用于体表或部位较浅的肿瘤。

(2)体腔内辐射:适用于治疗食管癌、直肠癌、宫颈癌等。

(3)组织间透热:适用于治疗脑肿瘤及内脏肿瘤的术中透热。

3. 超声波疗法　为高能聚焦透热,适用于乳腺、胸壁、肢体等不含空气的组织。

(三)分类

高频透热疗法根据应用频率不同分为射频透热和微波透热两种,射频透热包括中波、短波和超短波;微波透热常用分米波和厘米波。常用波长、频率见表 2-15。

表 2-15　高频透热的常用波长、频率

透热方法	波长(m)	频率(MHz)
短波	22	13.56
	37.5	8
超短波	7.37	40.68
分米波	0.328	915
	0.691	434
厘米波	0.125	2450

(四)仪器设备

随着电子技术的发展,目前高频透热的设备日渐完善,国内外已生产出各种频率的透热治疗机,以满足透热技术的临床应用。国内外常用的机器频率为 8MHz、13.56MHz、40.68MHz、915MHz、2450MHz 等。

(五)测温技术

高频透热治疗中,在治疗区域内人体热力学特性会产生温差。热量不仅可发生物理性衰减(传导、对流和辐射),还可发生生物性衰减,即血流带走热量等因素的影响。实验表明,在 42℃ 区域温度 1℃ 之差可引起细胞存活率的成倍变化。因此,热疗中准确、有效的监测治疗温度在高热治癌技术中具有相当重要的意义。测温方法分为损伤性和非损伤性两类。

1. 损伤性测温　指测温针刺入组织内,或直接放入被测介质内的测温方法。

(1)热电偶测温仪:用热电偶作感温元件,使用方便,但易受高频电磁波的干扰,治疗中测温时,须关机后测量,具有一定的局限性。

(2)热敏电阻测温仪:利用感温元件电阻随温度变化的特性进行温度测量。根据感温元件不同,又分为金属热敏电阻和半导体热敏电阻温度计两种。金属热敏电阻温度计由于采用的金属热电阻的体积大,只适用于用标准温度计来校准温度。半导体热敏电阻温度计目前广泛应用于测量透热局部皮肤的温度。测量深部组织和肿瘤内的温度应使用针状测温针,该针尖部装有热敏电阻,导线从针芯内引出,与温度显示的表头连接,测温时将温度探针刺入组织内。由于热敏电阻抗干扰能力差,在大功率机器治疗时,可采用高阻线的热敏电阻,具有一定的抗高频电磁场干扰的能力。

(3)光导纤维测温仪:其测温线的顶端用液晶(砷化镓)材料做成感温头,利用液晶在温度变化时显示不同颜色的特性,通过光导纤维传输温度变化的信息,由信息处理装置转变为温度指标。光导纤维测温仪是一种以非金属及新型感温元件为主的先进测温装置,但测温时仍须把数根光导纤维插入肿瘤内,为损伤性测温。另外,光导纤维价格昂贵,也具有一定的局限性。

2. 非损伤性测温 理想的测温仪器是无损伤性的,即测温仪器不损伤皮肤,具有不干扰高频电磁波,也不受电磁波干扰的性能,测温准确可靠,有足够的灵敏度和精确度,能够及时反映出被测介质的温度变化。

(1)红外热像仪:具有无损伤性,测温时间短,精确度高的特点。但由于红外线频率高,波长短,穿透深度仅几毫米,只适用于体表模拟实验和体表测温。

(2)微波热像仪:由于微波波长较长,而且在介质中传播损耗较红外线小,因而测温深度较深。但随频率的升高电磁波的传输损耗随之增大,限制了此技术的应用,故尚在实验研究阶段。

(3)超声温度断层成像仪:利用声波波速在组织中随温度而变

化的原理,通过计算机系统处理声波反射信息,然后绘出组织内温度分布图,分辨能力可达 0.1～0.3℃,空间分辨率为数毫米。目前尚在试制中。

(六)注意事项

透热治疗中,各种器官和组织对电磁波的吸收率和透热深度不同,在测量温度时会受到皮肤表面散热、出汗、室内通风、环境温度等因素的影响,因此测量温度时应注意以下几点。

1. 用损伤性测温仪器测温时,一般在透热后 10～15min,被透热的组织温度上升到最高值时测量比较适宜。

2. 皮肤测温时,应将测温头的感温点(如热电偶的热端)与皮肤垂直,压力适中,使感温元件均匀接触被测组织,准确地置于被测部位点上。

3. 测温头的金属部分应与生物组织绝缘,测温头应与辐射器的金属部分绝缘,以免产生高频放电而烧伤组织。

4. 微波测温(手控测温)不关机时,要注意探针与辐射器的辐射面方位,以防干扰。

五、剂量与疗程

(一)剂量

热剂量表示在一定温度下单位时间内发生的生物热损伤,它建立在 Arrhenius 的等效时间/温度关系上。目前透热疗法的剂量指标是透热温度和持续时间,透热时肿瘤温度要求在 42.5℃ 以上,至少持续 40min,并尽可能在透热开始 10～15min 内达到有效温度。剂量的大小与透热的温度和治疗时间成正比,杀灭癌细胞的透热剂量与透热温度、治疗时间有一定关系,即温度每增加 1℃,时间约缩短一半,如 44℃ 时,治疗时间为 120min,而 48℃ 时,治疗时间仅需 20min。1976 年美国医学协会杂志介绍,对大多数患者可耐受的、能避免烧伤和损害正常组织的剂量为 1～4W/cm^2,30min,安全阈为 45℃。

(二)疗程

透热疗法的疗程制定是基于近年来提出的"热耐受"现象。第一次加温后引起细胞对后续加温的抗拒现象,称为热耐受。其细胞存活曲线表现为斜率平坦,产生热抗拒,不但影响肿瘤细胞对再次加温的敏感性,也影响到分次放疗和化疗的敏感性。热对细胞反复作用产生的热耐受,是影响热疗效果的重要因素。但热耐受不是细胞固有的特性,而是一种暂时现象,间隔 72h 以上即可消失。因此临床热疗中,必须注意避开或减弱肿瘤的热耐受期。一般治疗为每周 1~3 次,6~10 次为 1 个疗程。若合并放疗或化疗时可根据放疗或化疗疗程灵活掌握。

六、微波热疗机的应用

(一)微波透热的频率

医用微波频率有 433MHz,915MHz 和 2450MHz 三种,其中 433MHz 和 915MHz 属分米波波段,2450MHz 属厘米波波段。

(二)微波辐射器的应用

1. 微波辐射器的特点

(1)体外辐射器:对于两种不同频率(915MHz 和 2450MHz),备有不同直径的圆形和不同尺寸的矩形辐射器,其辐射方向均为端面向前,最佳辐射区域对于直径 160mm 圆形的辐射器约为直径 100mm,对于直径 100mm 圆形的约为直径 50mm,而且中心最强,向外逐步减弱。矩形辐射器的有效作用区域为椭圆形。

(2)宫颈辐射器:915MHz 专用辐射器,辐射方向为前端,主要作用区在宫颈口及其周围;另一种 2450MHz 专用辐射器,辐射方向为径向和向前轴向,主要作用区为阴道壁。外径为 30mm。

(3)直肠辐射器:辐射场为圆柱形,位于辐射器的顶端,长度为 6cm,主要作用区在直肠壁,有直径 12mm、8mm 两种。

(4)食管辐射器:辐射场为圆柱形,其作用长度可达 6cm 左右,主要作用区在食管壁,考虑到进出食管方便,可在套管内插入辐射器,辐射器的直径为 2mm 左右,透入管外径 6mm 左右,在导入管内另置有测温传感器,并设有进行水冷却的通道。

(5)鼻腔辐射器:可采用从鼻腔和口腔进入加热两种方式,从鼻腔进入的辐射器的辐射场为圆柱形,直径约为 2mm,套管外径约 6mm,从口腔进入的辐射器的辐射场集中于端部区域,为 L 形硬结构,其直径 10mm。

(6)尿道辐射器:辐射区域在前端,为径向辐射,配专用尿道管,有循环水冷却、测温和前列腺定位装置。

2. 治疗方法

(1)体表辐射:治疗时将辐射器对准肿瘤。对于肿瘤深度不超过 3cm、直径不大于 5cm 的表浅肿瘤,常采用厘米波 2450MHz、输出功率 150 ~ 200W。较深层部位(肌肉层)的肿瘤采用 915MHz 的分米波治疗。体表辐射治疗肿瘤时热效能高,又为单极输出,匹配要求不严格,对于局部表浅肿瘤大多采用微波体表辐射方法。

(2)体腔内辐射:治疗时将体腔辐射器放入体腔内肿瘤处,辐射部位表面温度控制在 41~44 ℃,适用于治疗食管癌、直肠癌、宫颈癌等。

(3)组织间透热:又称刺入式辐射法,采用频率 915MHz 或 2450MHz 的针状辐射器,它是一种针状单极天线,又称单极子天线,直径 0.5~1mm,治疗时在超声或 CT 的引导下,直接刺入肿瘤内进行辐射透热,辐射时针尖周围产生直径 2~5cm 的椭球形热凝固坏死区,原地灭活癌变组织,适用于治疗脑肿瘤及肝、肺等内脏肿瘤的介入式治疗。

(4)多辐射器阵列:以多头辐射器排列围绕对准肿瘤,成为一个多束微波系统。通过改变辐射器的位置,使电磁波相应叠加,与组织耦合,在组织深部产生一个加热区域。辐射器的数目可根据治疗范围选择,肿瘤小且表浅时可用 2 个辐射器,两者互相垂直放置。肿瘤大于 5cm,且部位较深时,可用 2~16 个辐射器,排列成圆柱形或圆形,使肿瘤得到更有效的加温,以增加透热深度。

(三)操作方法

1. 根据病变位置,选用适当的辐射器,体外辐射器的直径应大于病变部位 2~3cm。

2. 患者采取适当体位,取下患者身上的一切金属物品,裸露治疗部位,将辐射器作用于治疗部位,体外辐射器距皮肤 2~5cm。体腔照射时,辐射器表面要涂以润滑剂,缓慢插入治疗部位。

3. 根据治疗需要选择输出功率、治疗温度和治疗时间等工作参数。肿瘤透热温度 41~43℃,治疗时间 30~60min,直径 160mm 的圆形辐射器功率 60W 左右,腔内辐射器不超过 40W;常规理疗时,治疗时间 15~30min,直径 160mm 的圆形辐射器功率 50W 左右。

4. 肿瘤透热,每周 2 次,6~8 次为 1 个疗程。可配合放疗或化疗。常规理疗,每天 1 次,6~12 次为 1 个疗程。

(四)注意事项

1. 严格执行治疗机的操作规程并应注意防护。治疗前,检查输出电缆接头是否拧紧,接触不良会在接头处产生高热烧坏导线,甚至烧坏磁控管。不准无负载开机,不准用金属板或金属网阻挡辐射器的微波辐射,否则会损伤机器。

2. 切勿对眼及睾丸照射;切勿向四周空间、机器主机、电子装置、金属材料照射;在治疗区域内不得有金属物,包括金属饰物,金属置入物等;带有心脏起搏器或心脏电极的患者和孕妇应远离机器并禁止使用。

3. 治疗较大面积肿瘤时所需功率较强,微波热疗机应备有测控温系统。对腔内小型辐射器,因直接接触人体组织,要注意微波功率的限制,以免灼伤。

4. 从事微波治疗的工作人员须注意个人防护。一般要求微波源与患者同时置于一个金属屏蔽间内,操作人员在屏蔽间外进行操作,以确保操作人员及周围环境不受辐射器泄漏微波的影响,特别是在大功率外照射治疗时更应注意。在安装金属屏蔽间时，屏蔽间必须与大地有良好的连接，以确保屏蔽效果。

5.要注意辐射器的作用区域与病灶相符，外照射时，应按要求调整辐射器与体表间的距离。微波热疗机在最佳匹配状态下工作，能延长微波源的寿命。

第六节　其他电疗法

一、静 电 疗 法

利用静电场作用于人体以治疗疾病的方法。静电疗法分为高压静电疗法与低压静电疗法。

(一)电流特性

1.高压静电为高压直流电场　两输出电极之间的电势差高达 10～55kV，电流强度 1.5mA；低压静电治疗时所应用的静电场电压一般不超过 500V，电流强度 1mA。

2.静电感应及极化现象　当导体处于静电场时，导体内的自由电荷向一定方向移动，导体两端即有感应电荷，产生静电感应现象。同时，人体内又是电的介质，在静电场作用下，介质产生极化现象。

3.无声放电及火花放电　空气不是导体，但其中含有少量的离子。在静电场作用下，空气离子向与本身极性相反的方向移动，在移动的过程中，使一些空气分子电离而产生新的空气离子。当达到一定浓度时，发生空气导电的现象，即无声放电。在高压静电疗法中，常采用带针尖的电极，在电极周围可聚集大量的空气离子。与电极极性相反的空气离子被吸附到电极上而中和，而与电极极性相同的空气离子则被排斥，这种空气离子的流动，产生电风现象。若两极间的电压很高（数万伏）而距离又很近（数厘米），可使大量的空气分子电离，同时以极高的速度冲向电极，引起火花放电现象。火花放电时可将空气中的氧气氧化成臭氧(O_3)。

(二)治疗作用

1. **全身治疗** 可降低大脑皮质的兴奋性,加强抑制过程。对自主神经起调节作用。高压静电治疗中产生的臭氧还能增强肾脏的功能,增强尿的滤过作用。具有镇静、催眠、解除平滑肌痉挛的作用。

2. **局部治疗** 可引起明显的血管反应,改善局部血液循环,增强代谢;降低感觉神经兴奋性,有止痒及镇痛作用;作用于体表运动点的局部刺激可引起相应的强直性收缩,可用于治疗瘫痪;臭氧还有杀菌作用,可促进伤口及创面愈合。利用静电场产生的空气离子流的作用,将药物离子透入体内,称为空气离子透入疗法。

(三)适应证与禁忌证

1. **适应证**

(1)全身静电疗法:适用于神经症、失眠、自主神经功能紊乱、更年期综合征、脑震荡后遗症、神经血管性头痛、高血压病早期、低血压等。

(2)局部静电疗法:适用于自主神经功能紊乱、皮肤瘙痒症、慢性溃疡、伤口延期愈合、烧伤等。

2. **禁忌证**

(1)存在金属物品:装有心脏起搏器、人工呼吸装置、吸氧装置、药物泵、人工耳蜗、金属人工心脏瓣膜、体内金属异物。

(2)全身状况不允许:恶性肿瘤、高热、严重脑血管疾病、严重心血管疾病、妊娠期、月经期。

(四)治疗技术

1. **电极** 高压静电全身治疗备有帽形电极、手握金属电极;局部治疗备有球形、方形、领形、平板形电极等。方形和领形电极上有数十个或更多的尖针。

2. **操作方法**

(1)除去患者身上的一切金属物品,取舒适体位。

（2）全身治疗时,帽形电极对准头顶部,距离 10～15cm,金属棒状电极握在患者手中,患者头发竖立,并有微风吹拂的感觉。局部治疗时,根据病情选择好电极固定于裸露的治疗表面,另一电极对置于治疗部位。

（3）接通电源,预热 30s 后,调节电压旋钮。高压静电需开启高压挡。低压静电的电压为 310～420V,高压静电的电压为 30～45kV。

（4）治疗结束后,将电压调至"0"位,切断电源,方可让患者离开。

3. 注意事项

（1）治疗仪及治疗椅（床）周围半径 1m 的空间内不得放置任何金属物品,不得有人员滞留。

（2）治疗仪应置于木板地或橡皮地毯上,使患者和治疗仪器与地面保持绝缘。

（3）患者治疗时,操作者接触患者必须先将电压调至零位,并关闭电源。

（4）患者头部、身体、衣服潮湿时不得进行治疗。

（5）治疗中患者不得触摸周围任何金属物品及他人,机器未关闭前不得随意离开。

（6）患者治疗中如有头痛、头晕和恶心等不良反应,应立即中止治疗,并予对症处理。

（7）治疗结束后,必须等电极上余电放完,才能用手触摸,以免发生电击。

（8）雷击、闪电时应立刻停止治疗,切断电源,拔下电极。

（五）常用治疗方法

1. 全身静电淋浴

（1）仪器设备:高压静电治疗仪。

（2）治疗前:检查治疗仪的电源开关、输出电压调节钮是否处于零位;取下患者身上所有的金属物;患者坐在木椅上,双足踏于足踏电极板上,接阳极(或患者双足踏在木板地面上,使阳极直接接地);以电极支架移动帽状电极至患者头顶上方 10～15cm 处,接阴极。

(3)治疗:接通电源,治疗仪预热 0.5～1min;按需要调节输出电压(一般为 30～45kV,使患者头发竖起,头部有微风吹拂感);患者保持静坐不动。

(4)治疗结束:将电压输出调至零位,关闭电源;患者不要立即起立;由操作者以带有绝缘手柄的导体,使帽状电极放电,然后离开电极;患者才起立离椅。

(5)治疗时间:10～15min/次,1～2d 1 次,15～20 次为 1 个疗程。

2. 全身静电浸浴

(1)仪器设备:高压静电治疗仪或低压静电治疗仪。

(2)治疗前:检查治疗仪的电源开关、输出电压调节钮是否处于零位;取下患者身上所有的金属物;患者坐在木椅上,双足踏于足踏电极板上,接阴极。不用帽状电极,阳极接地。

(3)其他程序:与静电淋浴法相同,但采用低压静电治疗仪时采用 300～450V 电压,治疗时间为 15～20min。

3. 局部静电疗法

(1)仪器设备:高压静电治疗仪。

(2)治疗前:检查治疗仪的电源开关、输出电压调节钮是否处于零位;取下患者身上所有的金属物品;躯干治疗时患者暴露上身,坐在木椅上,双足踏在足踏电极板上,接阳极,支架连接局部治疗电极并朝向躯干病变部位,距离皮肤 5～10cm,接阴极。肢体治疗时,在木床上放置一板状电极,患者暴露患肢,使病变对侧面压在电极上,接阳极,病侧向上,以支架接上局部治疗电极朝向肢体病变部位,距离皮肤 5～10cm,接阴极。

(3)治疗:接通电源,治疗仪预热 0.5～1min;按需要调节输出电压(一般为 10～20kV);患者保持不动。

(4)治疗结束:将电压输出调至零位,关闭电源;操作者手持带有绝缘手柄的导体使电极上的余电放电,然后移开电极,患者起身。

(5)治疗时间:5～15min/次,1～2d 1 次,10～20 次为 1 个疗程。

(六)常见疾病的治疗

1. 神经衰弱　采用高压静电全身疗法,帽形电极置于头顶 10～15cm 处(一),金属棒状电极握在患者手中(＋)。电压 30～40kV,治疗时间 15min。

2. 支气管哮喘　采用低压静电全身疗法,电压 310V,治疗时间 20min。

3. 小腿溃疡　采用高压静电局部疗法,患者取坐位或卧位,暴露治疗部位。先清洗创面,在距离创面上 8～10cm 处放置球形电极(一),平板电极置于小腿屈侧(＋)。电压 10～20kV,治疗时间 15min。

二、高压电位疗法

利用交流高压电场(30 000V)作用于人体以治疗疾病的方法。日本(株)白寿生科学研究所开发研制的高压电位治疗仪,通过通电台和对极的配套使用,形成稳定的交流高压电场,用于治疗疾病和改善亚健康状态的设备(图 2-7)。

(一)主要技术参数

型号:HES-A30。

额定电压:220V。

额定频率:50～60Hz。

输出电压:0～30 000V 连续可调,最大输出电压 30kV。

治疗椅规格:一台主机带 6 或 8 套治疗椅,可同时治疗 1～8 人。治疗椅为脚部通电台(附绝缘垫),头部上方为对极,椅子下方安装绝缘脚(图 2-8)。

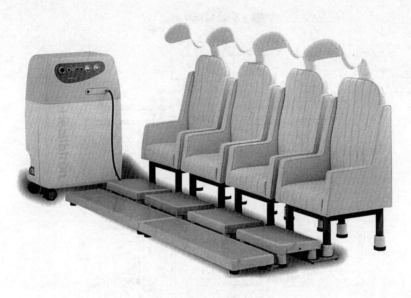

图 2-7　高压电位治疗仪

(二)治疗技术

1. 治疗前,患者采用舒适体位,按绝缘台→通电台的顺序上治疗椅,双脚放在治疗(通电)台上。然后接通电源,调节输出电压,开始治疗。

2. 首次治疗时用测电笔测试患者身体不同部位,确定是否通电。

3. 治疗时患者尽量保持不动,不要接触其他人员或患者之间互相接触。

4. 治疗结束,将电压输出调至零位,关闭电源后,患者按通电台→绝缘台→地面顺序离开治疗椅。

5. 每次治疗时间 20~30min,1/d,15~30 次为 1 个疗程,一般 2~3 个疗程。

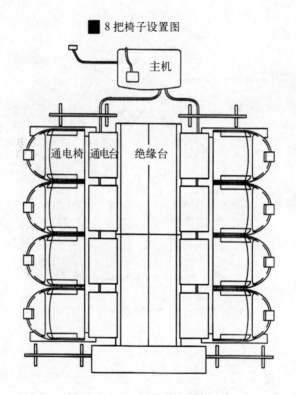

图 2-8　主机与椅子设置图

(三)注意事项

1. 患者不要直接踩上治疗(通电)台,或从治疗(通电)台直接踩到地面,应按照顺序逐步走到治疗台上。

2. 治疗时,不要从地面取或捡其他物品,不要接触外部的人或物,不要触摸头上的电极、墙壁、机器外壳和遥控设备。

3. 治疗时禁止使用电脑等电子设备。

4. 患者治疗时如有头晕等不良反应,应及时报告医护人员,停止治疗后,方能离开。

(四)适应证与禁忌证

1. 适应证

(1)神经系统功能性疾病:失眠、抑郁症、神经衰弱、更年期综合征、自主神经功能紊乱、亚健康人群。

(2)循环系统疾病:高血压、高血脂症。

(3)疼痛性疾病:颈椎病、头痛、枕大神经痛、带状疱疹后遗神经痛、肩周炎、颈背肌劳损等。

(4)慢性便秘。

2. 禁忌证

(1)带有心脏起搏器、植入性支架、植入性除颤装置;人工内耳、金属止血夹等含金属的医疗用品。

(2)严重感染、外伤、恶性肿瘤、有出血倾向、高热。

(3)10 岁以下儿童和孕妇。

三、空气离子疗法

应用自然或人工产生的空气离子治疗和预防疾病的方法。

(一)空气离子的形成

1. 自然形成的空气离子　由于宇宙射线、阳光紫外线、放射性元素的辐射,以及雷电的作用,不断使空气分子电离而释放电子。释放出的电子迅速与空气中的中性原子结合,形成带负电的负离子(阴离子);失去电子的原子或成为带正电的正离子(阳离子)或与空气中另外的中性原子结合形成新的正离子。自然形成的空气离子可因地区不同、气象差异而数量不同,一般以海滨、山地略高,但总的来说,数量相对较少,且条件不易控制,只能作为疗养因子应用。

2. 人工形成的空气离子

(1)水空气离子发生器:利用水空气离子发生器将水滴电荷分离,产生空气离子,其发射的离子数可高达 $1 \times 10^6 \, \text{n/ml}$。

(2)电晕放电式(高压放电型)空气离子发生器:普通家电

(220V,50Hz)经升频、升压及高压整流后,形成 2 万～5 万 V 直流高压电,再经针状发射天线,产生高电位尖端放电,从而使附近空气电离。根据发射天线的极性不同,可发射出相应的空气离子流,而异性离子则被其回收。

3. 空气离子的量度方法

(1)离子浓度:以每毫升含离子个数及离子极性(n^+/ml 或 n^-/ml)表示空气中的正、负离子浓度。

(2)正、负离子比值:采用通用公式 q(单极系数)$= n^+/n^-$ 表示空气中的正、负离子比值,q=1,表示正、负离子数相等;q>1,正离子数多于负离子数;q<1,负离子数多于正离子数。

(二)治疗作用

1. 改善微循环和组织营养,加速上皮再生,促进创面愈合,抑菌作用。

2. 改善大脑皮质的功能状态,消除疲劳,改善睡眠。

3. 吸入负离子,可改善肺泡的分泌功能、肺的通气和换气功能,缓解支气管痉挛。

4. 可增强巨噬细胞的激活免疫系统,提高机体对疾病的抵抗能力。

(三)适应证与禁忌证

1. 适应证

(1)呼吸系统疾病:支气管炎、支气管哮喘、过敏性鼻炎等。

(2)神经系统疾病:神经症、失眠、偏头痛、脑外伤后遗症及自主神经功能紊乱。

(3)心血管系统疾病:高血压病Ⅰ～Ⅱ期、动脉粥样硬化、心肌供血不足、低血压(用空气正离子)等。

(4)消化系统疾病:慢性胃炎、消化性溃疡、痉挛性便秘、胃肠道紊乱等。

(5)代谢及内分泌系统疾病:糖尿病、甲状腺功能亢进(用空气正离子)、更年期综合征、月经失调、痛经等。

(6)皮肤科疾病:荨麻疹、瘙痒症、神经性皮炎、慢性湿疹等。

(7)外科疾病:表浅伤口、慢性皮肤溃疡等。

(8)预防保健:空气离子疗法可使人头脑清醒、精力充沛、工作效率提高、迅速恢复体力、不易疲劳。

2. **禁忌证** 重度心血管功能不全、风湿性疾病活动期、出血倾向、恶性肿瘤、脑动脉硬化等。

(四)治疗技术

1. **选择场地** 空气离子疗法应在通风良好、空气清新的室内进行,室温 15～18℃。室内不得吸烟、燃点炉灶和蒸煮物品,以免污染空气,影响治疗效果。

2. **选择剂量** 根据空气离子发生器的空气离子浓度及其单极系数、患者与发生器的距离、治疗时间和患者的呼吸频率及每次的肺换气量,进行选择。一般患者面部距发生器出口处 30～40cm。

3. **选择治疗方法**

(1)吸入法:患者取舒适体位,面部距发生器出口处的距离为 30～40cm,进行缓慢而自然的呼吸,以使空气离子在肺泡内得到有效的吸附及透入,浓度不小于 $2\times10^6 n/cm^3$,治疗时间一般为每次 10～30min,20～30 次为 1 个疗程。

(2)局部作用法:作用于伤口或创面等局部,距离 20cm,离子浓度 $5\times10^5 n/cm^3$ 以上,治疗时间一般为每次 20～30min,20～30 次为 1 个疗程。

4. **注意事项**

(1)患者应着棉织品衣物,以消除静电效应;治疗室内不安置金属物品,以防放电;应定时清除电荷与灰尘聚合成球而落地、贴壁的污物,以保持清洁。

(2)空气离子发生器可产生少量臭氧,一般臭氧的浓度越低越好。

(五)常用治疗方法

1. 自然方法　利用自然界中存在的空气负氧离子进行治疗与保健,如海滨、瀑布、森林等地的空气中含有大量的负氧离子。

2. 人工方法　利用各种类型的空气负离子发生器,主要由高压静电场产生高浓度的空气负离子,吸入人体,产生治疗作用。

(六)常见疾病的治疗

1. 神经系统疾病

(1)神经衰弱:$(1.36 \sim 1.91) \times 10^5$ n^-/ml,每天 3h 或$(12.5 \sim 16.5) \times 10^6$ n^-/ml,$20 \sim 30$min/次,1/d,$15 \sim 20$ 次为 1 个疗程。

(2)偏头痛:$(1.5 \sim 1.7) \times 10^6$ n^-/ml,每天 2h,连续 28d。

(3)老年性痴呆:$(1.5 \sim 1.7) \times 10^6$ n^-/ml,每天 2h,长期坚持。

(4)脑外伤后遗症:$8 \times 10^6 n^-$/ml,每天 2h,长期坚持。

2. 心血管系统疾病

(1)冠心病:$(3.0 \sim 3.5) \times 10^6$ n^-/ml,每天 30min,长期坚持。

(2)高血压病:10^6 n^-/ml,每天 30min,$15 \sim 20$d 为 1 个疗程或$(12.5 \sim 16.5) \times 10^6$ n^-/ml,每天 $20 \sim 30$min,$15 \sim 20$ 次为 1 个疗程。

3. 呼吸系统疾病

(1)普通感冒:$(4.5 \sim 12.5) \times 10^6$ n^-/ml,每天 $20 \sim 30$min,$3 \sim 5$ 次为 1 个疗程。

(2)慢性支气管炎:$>7.5 \times 10^6$ n^-/ml,每天 $20 \sim 30$min,$10 \sim 30$ 次为 1 个疗程或$(12.5 \sim 16.5) \times 10^6$ n^-/ml,每天 20min,$20 \sim 40$ 次为 1 个疗程。

(3)支气管哮喘:10^6 n^-/ml,每天 45min,6 次/周,2 个月为 1 个疗程或$(1.5 \sim 6.0) \times 10^5$ n^-/ml,每天 60min,连续 $10 \sim 30$ 次。

4. 代谢性疾病

(1)高脂血症:$(15 \sim 20) \times 10^4 n^-$/ml,每次 $30 \sim 60$min,2/d,30 次为 1 个疗程。

(2)糖尿病:$(15\sim20)\times10^4n^-/ml$,每次 $30\sim60min$,$2/d$,长期坚持。

(3)甲状腺功能亢进症:$70\times10^5n^+/ml$,每次 $30min$,$1\sim2/d$,30 次为 1 个疗程或连续治疗。

5. 消化系统疾病 均可采用 $10^5\sim10^6n^-/ml$ 的通用负离子浓度,每次 $20\sim30min$,$1/d$,$15\sim20$ 次为 1 个疗程。

第3章 光 疗 法

第一节 红外线疗法

应用红外线治疗疾病的方法。根据波长分为短波红外线和长波红外线。

由于所有发热物体均可发射红外线,且波长及特点由该物体的温度所决定,因此,从热因子的角度出发,红外线疗法也属于辐射热疗法。辐射热可增加治疗部位(吸收红外线的物体)的温度,但不影响中间媒介。

一、生物物理学特性

1. 波长的划分

(1)短波红外线:1.5~0.76μm。

(2)长波红外线:400~1.5μm。

2. 红外线的产生 所有的热体均可辐射红外线,其辐射的强度和光谱成分决定于辐射温度。按照司切芬定律:绝对黑体放出来的全部能量与绝对温度的 4 次方成正比。辐射源低于 1000℃时,其最强的辐射在远红外线部分,高于 1000℃时,在近红外线部分,温度升至 3000℃以上时,其最强的辐射移至可见光部分(还有红外线和紫外线)。

3. 红外线光源 分为发光和不发光两种。

(1)发光的红外线光源:工作时除发出 94%~95% 的红外线

还有 4%~5%的可见光及少量紫外线,如普通的白炽灯及石英红外线灯。波长范围 800~1.6μm,属短波红外线。

(2)不发光的红外线光源:一般用电阻丝绕在或嵌在碳化硅等物质制成的棒式圆柱上,工作时仅呈暗红色,波长范围 3~1.5μm 之间,属长波红外线。

4. 红外线对人体的穿透深度　在生物物理学上,将强度降到起始值的 50%的深度称有效穿透深度。1.5~0.76μm 的短波红外线,穿透深度 1~10mm,可穿透皮肤达到血管、淋巴管、神经末梢及其他皮下组织。400~1.5μm 的长波红外线,穿透深度 0.05~1mm,仅达到皮肤浅层。

5. 人体对红外线的反应及耐受　治疗剂量的红外线作用后,皮肤充血发红,出现斑纹状或网状红斑,依辐射时间的不同其持续时间在 10min~1h。反复多次照射后,皮肤上可出现长时间的色素沉着,其特征为分布不均匀且沿皮肤的血管走行,形成脉络网状花纹,又称大理石色皮肤。

二、生理效应和治疗作用

1. 生理效应　长红外线在表皮的角质层吸收;短红外线可透入真皮层,并在表皮全层和真皮层吸收。吸收处则相应产热。短红外线较长红外线透入更深,可影响真皮层的神经末梢和血管床,刺激汗腺,造成更多的排汗。红外线具体的生理效应如下。

(1)局部代谢增加。

(2)局部出汗增加。

(3)伴随充血的局部血管扩张以满足营养需求的增加,刺激细胞释放组胺样物质。

(4)在深部组织层引起初始的血管收缩,随后则使血管扩张。

(5)促进肌肉放松。

(6)若热是温和的,则可镇静感觉神经末梢。

(7)若应用足够长的时间,可升高体温,增加呼吸频率和心率,降低血压。这些身体反应的作用是消除过热和保持热平衡。

(8)重复较强的剂量,可导致局部皮肤斑点样色素沉着。

(9)毛细血管压和细胞渗透性增高,并加重水肿。

2.治疗作用

(1)改善局部的血液循环,促进局部代谢过程,使局部组织营养得到改善。

(2)促进局部渗出物的吸收,达到消肿止痛的作用。

(3)解痉和缓解肌紧张,温热作用于骨骼肌和平滑肌,可使组织温度升高,达到解痉止痛的效果。

(4)改善血液循环,清除致痛化学介质,减轻局部肿胀,组织张力下降。对于局部浅层组织的慢性炎症及某些疼痛性疾病有镇痛作用。

(5)红外线照射在胃黏膜病变愈合过程中有保护胃黏膜、调控免疫、减轻炎症反应,促进组织修复的作用。

三、特　　点

1.优点

(1)治疗人员可直接检查红外线的治疗部位。

(2)红外线灯不接触患者,故治疗部位无触痛。

(3)对伤口的治疗更为安全,无感染的危险。

2.缺点

(1)由于光源处波的散射,用红外线灯治疗小的局部区域有困难。

(2)光源发出的闪耀可刺激患者眼睛。

四、适应证与禁忌证

1.适应证

(1)软组织炎症吸收期:疖、痈、蜂窝织炎、丹毒、乳腺炎、淋巴结炎等软组织炎症吸收期。

（2）亚急性和慢性损伤：肌肉劳损、挫伤、掼伤、损伤性滑囊炎、踝关节掼伤等；尤其是软组织扭挫伤恢复期。

（3）伤口：需要干燥的渗出性伤口。

（4）各种慢性关节炎和关节病：适用于膝、指、趾、腕、踝等较浅的关节。

（5）配合其他理疗：配合紫外线治疗疖、痈等感染；在电刺激之前刺激皮肤出汗以改善皮肤导电性。

（6）其他：较浅部位的神经炎和神经痛、关节纤维性挛缩、肌纤维组织炎、肌痉挛、烧伤、冻伤、皮肤溃疡、压疮、术后伤口延迟愈合、神经性皮炎、湿疹、胃肠炎等。

2. 禁忌证　急性炎症，高热，恶性肿瘤（照射区内），活动性结核，活动性出血（如急性创伤性出血）或出血倾向，心血管代偿功能不全，老年人或幼儿（<4 岁），外周血管疾病。

下列情况谨慎使用：水肿可能会因组织温度增高而加重，建议采用抬高患者肢体、低强度治疗剂量、加强监督等措施。感觉缺失不能明确判定热度的患者，若必须采用红外线治疗，则应加强监督。若患者意识障碍，而治疗又为必需的情况，要格外警惕和加强监督。

五、治疗技术

1. 仪器设备

（1）红外线灯：将电阻丝绕在绝缘的瓷棒上，通电后电阻丝产热，使罩在电阻丝外的炭棒温度升高而辐射出红外线，温度为 $400\sim600℃$。有手提式和立地式，手提式功率 $200\sim300W$；立地式功率 $600\sim1000W$。

（2）白炽灯：用 $250\sim1000W$ 的钨丝灯泡，装入反射罩内，通电后温度可达 $2000\sim2500℃$。手提式功率 $200W$ 以下，$40\sim60W$ 蓝色白炽灯泡称为米宁灯；立地式功率 $250\sim1500W$，称苏鲁克斯灯，又称太阳灯。

(3)石英红外线灯:将钨丝伸入充气的石英管或灯泡中构成,这种灯辐射效率高,加热或冷却的时间均不超过1s,灯管功率150~1500W。

(4)TDP辐射器:将300W的电热丝加热,通过涂有33种微量元素组成的搪瓷涂料的铁板,作用于人体,称特定电磁波辐射疗法,简称TDP疗法。波谱范围0.55~25μm,属于长波红外线。

2.辐射器的选择

(1)根据部位大小选择:小部位治疗采用<300W的小功率辐射器;大部位治疗采用>500W的大功率辐射器。

(2)根据病灶深浅选择:病灶较深的选用短波红外线;浅表部位的病灶选用长波红外线。

3.操作方法

(1)治疗前应检查灯头、灯罩,螺丝拧紧固定。一般预热5min,TDP辐射器需预热20min。

(2)患者采取舒适体位,暴露治疗部位,检查患者治疗局部的皮肤感觉是否正常;如有创面应先清洗后再照射。头面部治疗时,应注意保护眼睛,可用湿纱布(厚1cm)遮盖。

(3)告诉患者应感受到舒适的温热感,而不是可耐受的最大热感。并要求患者不要离红外线灯过近或接触,以防止灼伤。一旦患者感觉过热,应立即报告。

(4)将辐射器固定于治疗部位的上方或侧方,一般应使大部分红外线垂直辐射于治疗部位。

(5)皮肤-辐射源的距离决定受热的程度。距离可根据辐射器的功率而定,750~1000W不发光灯为90cm,50~500W不发光灯为75cm;1000W发光灯为75cm,500~600W发光灯为60cm,250~300W发光灯为30~40cm,200W以下发光灯为20cm。具体可根据患者的感觉(以患者有舒适的温热感为度)升高或降低,升高可产生更多的热,反之则减少热的产生。由于短红外线可在不同深度被吸收,因此发光灯的距离可较不发光灯近一些而不会造成组织损害。为安全起见,在改变灯的距离时,应注意离患者远些。

(6)治疗剂量也可由治疗时间调节。初次治疗,亚急性疾病的治疗时间或电刺激前的预热时间以 15～20min 为宜;慢性疾病治疗时间一般为 20～30min。

(7)治疗中应随时询问患者的感觉,观察局部反应。若过热,应使灯的距离远些。有时在初次治疗时,患者可很快对热产生适应,并要求增加热强度,但由于这种感觉适应会导致患者不能正确判断新的热水平,因此降低灯的高度以增加热的方式可能会导致灼伤。

(8)在整个治疗过程中,出汗可增加热的挥发,因此应及时擦干汗液。

(9)治疗结束时,关机并移去红外线灯,擦干皮肤,穿上衣服,并让患者卧床休息数分钟。

(10)治疗结束后进行必要的评定,包括检查皮肤状况和整体生理功能状态等。

(11)治疗频度:亚急性疾病为每天 1～2 次,慢性疾病可酌情减少。

4. 注意事项

(1)治疗时患者不得随意移动体位,以防触碰灯具引起灼伤。皮肤感觉障碍、瘢痕、植皮部位和骨突出部位治疗时,应特别小心并经常询问、观察局部反应。治疗中患者如诉头晕、疲乏无力等不适,应停止治疗并对症处理。

(2)因眼内含有较多的液体,对红外线吸收较强,易引起白内障,因此,头、面、肩、胸部治疗时,患者应戴墨镜,或以布巾、纸巾、浸水棉花覆盖眼部,避免红外线直射眼部。

(3)神志昏迷者或局部感觉障碍、血液循环障碍、瘢痕者,治疗时宜适当增加灯距或关闭部分灯泡,减少治疗时间,以防灼伤。

(4)治疗中患者如出汗过多、感觉头晕、心慌,应适当增加灯距,或关闭部分灯泡,以免过热。

(5)急性创伤后,不得即刻照射红外线,待 24～48h 局部渗出和出血停止后,可从小剂量开始,以免加剧肿痛和渗血。对急性瘢痕(鲜红色,毛细血管明显扩张,水肿和增殖突出,伴有奇痒,刺痛),不宜采用红外线。

(6)肢体有动脉阻塞性疾病时,不宜在病变局部及其远端照射,必要时可在近端或对侧·肢体照射,病灶侧皮肤温度不超过 36.5℃。

(7)治疗部位有伤口时应先予清洁处理后再进行照射。

(8)多次治疗后,治疗部位皮肤可出现网状红斑,以后有色素沉着。

(9)综合治疗的照射部位皮肤表面可涂以中药酊剂(如红花、当归)后再进行照射,可治疗疼痛、肌肉劳损和慢性关节炎等疾病。还可以在治疗后配合直流电疗法、紫外线疗法等以提高疗效。

六、常用治疗方法

1. 胸或背部照射法　患者仰卧或侧卧,暴露治疗部位,胸部(上至颈前,下至剑突),以胸骨柄为照射中心;背部(上至后颈部,下至第 10 胸椎,以第 1、2 胸椎为中心)。适用于气管炎,胸、背部疾病。

2. 腰部照射法　患者取侧卧位或坐位,暴露腰部,以痛处为中心照射。适用于腰筋膜炎、腰肌劳损等软组织疾病。

3. 腹部照射法　患者仰卧或侧卧,暴露腹部,以脐为中心或患部为中心照射。适用于肠粘连、肠痉挛、慢性结肠炎。

第二节　量子光能疗法

应用 760～620nm 的红光波段,通过光量子的光化学作用对人体进行全身照射的方法。

深圳市一体医疗集团生产的奈尔斯量子光能治疗系统,采用760～620nm 的红光波段,对人体进行全身照射。通过光量子的光电磁反应和光化学作用,增强细胞的新陈代谢和抗凋亡能力,增强血液携氧能力,降低血液黏稠度,改善全身血液循环(图 3-1)。

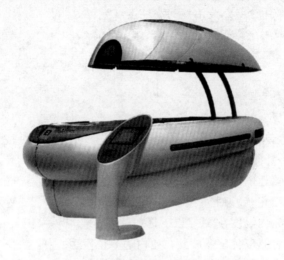

图 3-1　奈尔斯量子光能治疗仪

一、技术指标及参数

1. 光输出功率密度:1～8mW/cm² 。

2. 整机功率≤1.8kVA。

3. 红光波段:760～620nm。

4. 定时精度:在 1～60min 范围内连续可调,误差小于 5s。

5. 光源部分:由红光发生装置、反射装置、防护装置组成。

6. 控制部分:由计算机、液晶显示屏、触摸板组成。

7. 开舱分为手动和自动部分。

8. 治疗室温度宜保持 25～30℃,相对湿度应≤70%。

二、治 疗 特 点

1. 光功率大,作用于人体全身的总光功率密度达 1～8mW/cm^2。

2. 采用全身红光治疗的高纯度红光辐射器。

3. 采用全智能数字显示,操作方法简单。

三、治 疗 技 术

1. 治疗方法

(1)患者治疗前需更换专门消毒的衣服、防护镜。

(2)启动开盖机构,打开活动舱盖。患者选择仰卧或俯卧位,头部在治疗舱外面。

(3)接通电源,启动"全身红光治疗"系统。

(4)设定治疗时间:30～40min;照射强度:3～5mW/cm^2;治疗温度:舱内温度在 37℃以下;每日 1 次,5 次为一疗程。

(5)将温度传感器放置在舱内边界位置,关上舱盖。

(6)在操作界面上选择"开始",启动主机,治疗开始并进行治疗记录。

(7)患者可选择治疗中的音乐。

(8)治疗结束,点击"结束"按钮,关闭红光光源。

2. 注意事项

(1)严格按照厂家提供的说明书规定的程序进行操作。

(2)治疗前详细询问患者病史,对有光过敏史的患者要做光过敏试验。

(3)治疗中,当出现异常情况,应立即按下紧急红色按钮,切断电源。

(4)测温传感器在使用、消毒、清洁时需注意不可弯折和损坏。

(5)红光电源在通电和断电后 10min 内,表面温度较高,不要用手触摸,以防烫伤。

(6)舱内温度达到 39℃,系统会自动关闭电源。治疗时,可根据舱内温度启动风机排风控制温度。

(7)操作人员和患者在治疗过程中必须佩戴防护镜。

四、适应证与禁忌证

1. 适应证 ①创伤、术后、慢性皮肤溃疡、压疮、带状疱疹、单纯疱疹;②顽固性溃疡、糖尿病性溃疡、坏疽;③缺血性心脑血管病;④抑郁症引起的失眠、便秘、心慌、乏力、疲惫等亚健康症状。

2. 禁忌证 光过敏者、孕妇、有出凝血功能异常、有明显出血倾向者禁用。

第三节 电光浴疗法

应用红外线、可见光和热空气三种方法综合治疗疾病的方法,称电光浴疗法。又称灯光浴、热气浴辐射热疗法。

一、治 疗 作 用

治疗在装有电光源的密闭箱内进行。热作用较红外线强,人体每平方厘米的体表上每分钟可得到 5J(1.2cal)的热量。由于红外线将浴箱中空气加热成干热空气使人体易于耐受较高的温度,可使较大面积甚至全身出汗,从而减轻肾脏的负担,改善了肾脏的血液循环,有利于肾脏功能的恢复。

局部光浴可改善神经和肌肉的血液循环和营养状态,促进功能的恢复。全身光浴对体温的调节及机体热代谢影响显著,可增加全身热调节的负担,对自主神经系统和心血管系统影响也较大,治疗中应加以注意。

二、适应证与禁忌证

1. 适应证 常用于多发性关节炎、风湿性关节炎和腰腿痛等。

2. **禁忌证**　与红外线疗法基本相同。心功能代偿不全、体弱患者禁用。

三、治疗技术

1. **治疗方法**　分为全身电光浴和局部电光浴,最常用的是局部电光浴。

(1)全身电光浴:可采用坐式和卧式两种方式。坐式采用多面的箱子,箱壁装有红外线灯泡,一面有门,患者进入后坐在箱内椅子上,将头露出箱外。卧式全身电光浴时,患者仰卧于床上用光浴箱将患者罩于其中治疗。

(2)局部电光浴:大型式内装 2 排灯泡,每排 6 个,每个 60W;小型式内装 2 排灯泡,每排 3 个,每个 60W。

2. **操作技术**

(1)治疗前将光浴箱内的温度调到 40～45℃。

(2)患者裸露治疗部位,全身治疗可穿短裤,采取舒适体位。热光浴治疗时,浴箱两端用大毛巾或毛毯盖好保温,患者更换体位时,要先抬高浴箱,以免身体碰触烧热的灯泡导致灼伤。

(3)选择治疗温度,全身电光浴 40～60℃,局部电光浴 50～70℃。

(4)治疗时间 15～30min。

3. **照射方法举例**　腰及下肢照射法,患者取俯卧位,暴露腰及两下肢。如照射一下肢时,另一下肢用大毛巾盖好。上自第 2、3 腰椎,下至足部。如两下肢前后均照射,可先俯卧位,后仰卧位照射,治疗时间各 15min。

4. **注意事项**

(1)防止身体触及灯泡引起灼伤。

(2)治疗中患者如出汗过多、感头晕、心慌,应适当加大灯照距离,或关闭光浴器部分灯泡,以免过热。

(3)夏季进行大面积光浴时,要做头部冷敷,治疗后要休息、饮水。

第四节　可见光疗法

应用可引起视网膜光感的可见光线治疗疾病的方法为可见光疗法,常用的有红光、蓝光和白炽光等。波长为760~400nm。

一、治 疗 作 用

可见光治疗作用的基础为引起视觉反应的光感及光照后的热效应。

1. 对神经系统的作用　各波段的光线产生不同的颜色,各种颜色光线作用见表3-1。

2. 对皮肤的作用　红光接近红外线,主要为热作用,使皮肤及皮下组织血管扩张,血液循环加快,组织营养改善。蓝光对皮肤神经末梢为一种温和的刺激,具有镇静作用,常用微热及镇静作用治疗神经痛和神经炎。

表 3-1　不同波段对神经系统的作用

波长(nm)	颜色	作用
760~630	红色	兴奋、刺激作用
630~600	橙色	兴奋
600~570	黄色	—
570~500	绿色	
500~450	青色	—
450~430	蓝色	降低神经兴奋性
430~400	紫色	抑制作用

3. 蓝紫光对核黄疸的作用　核黄疸是血中间接胆红素过高而引起脑神经损害的一种疾病,又称胆红素性脑病,常见于新生儿。胆红素对400~475nm 的蓝、紫光吸收最强。应用蓝紫光对

患核黄疸的新生儿照射,可使血清中的胆红素含量下降,通过光化学反应,最后形成一种水溶性低分子量的产物,由尿和粪便排出体外。

二、治疗技术及临床应用

1. 红光疗法

(1)适应证:软组织炎症浸润吸收期、术后伤口浸润、伤口愈合迟缓、慢性溃疡、注射后硬结、软组织扭挫伤、面神经炎、抑郁症等。

(2)禁忌证:与红外线疗法相同。

(3)仪器设备:红光灯,或在白炽灯前加红色玻璃滤光板,功率200W,有落地式和台式,配有防护眼镜。

(4)操作方法:与局部红外线照射相同,灯距 20cm,治疗时间10~20min。

(5)注意事项:与局部红外线疗法相同。

2. 蓝光疗法

(1)适应证:急性湿疹、急性皮炎、带状疱疹、神经痛、神经症。

(2)禁忌证:无绝对禁忌证。

(3)仪器设备:蓝光灯,或在白炽灯前加蓝色玻璃滤光板,功率200W,有落地式和台式。

(4)操作方法:与局部红外线照射相同。

(5)注意事项:与局部红外线疗法相同。

3. 蓝紫光疗法

(1)适应证:新生儿核黄疸。

(2)禁忌证:无绝对禁忌证。

(3)仪器设备:蓝紫光浴器,类似于新生儿保温箱,箱内安装6~10 支 20W 白光荧光灯或专用的蓝光荧光灯。灯距床面70cm。带有婴儿用防护眼镜。

(4)操作方法:①检查灯管有否破裂,安装是否牢固;②患儿全身裸露,戴防护眼镜,仰卧或俯卧于光浴箱内;③光源的中心对准患儿的胸骨柄;④接通电源,灯亮,开始治疗;⑤连续照射,或间断照射(每照射 6~12h,停止 2~4h),总照射时间蓝紫光 24~48h,白光 24~72h。照射期间每小时帮助患儿翻身 1 次,使身体前后交替照射。

(5)注意事项:①治疗过程中,密切注意观察患儿的体温(患儿体温应保持在 37.5~37.7℃)、全身状况、大小便颜色、检查血胆红素;②照射时要常翻身和注意保护患儿眼睛;③连续治疗 2~3d 后,如患儿黄疸不退,血胆红素不下降时,应改用其他疗法。

第五节 紫外线疗法

一、生物物理学特性

1. **波长的划分** 紫外线是在紫光外,波长范围为 400~100nm 的看不见的光线。依波长分为 3 部分。

(1)长波紫外线(UVA):波长 400~320nm,有明显的色素沉着作用;可引起光毒反应和光变态反应;与某些物质(如荧光素)和某些微生物(如小芽胞菌)产生荧光反应,可与光敏剂配合治疗白癜风。

(2)中波紫外线(UVB):波长 320~275nm,有明显的红斑作用;可使维生素 D 原转化为维生素 D;促进上皮生长,加速组织再生过程,引起色素沉着及抗佝偻病等作用。

(3)短波紫外线(UVC):波长 275~180nm,主要引起蛋白质和核酸结构的变化,具有很强的杀菌作用;红斑作用明显。

2. **紫外线光源**

(1)自然光源——阳光:阳光中含有紫外线成分,所以太阳是紫外线的自然光源。太阳属于热光源,当温度达到 2000℃以上时可产生紫外线,由于太阳有极高的温度,其光谱中含有大量的波长较短的紫外线。在利用太阳作为紫外线天然光源进行照射时,应考虑地理位置、地势高低、季节、大气的透明度、每日的时点及气候变化的因素。

(2)人工光源

①高压汞石英灯:指通电时灯管内汞蒸汽的压力高达 53～93kPa(400～700mmHg),灯管照射强度方可稳定。灯管由对紫外线吸收最少的石英玻璃材料制成,可通过大部分的紫外线波段(最短可达 190nm)。将灯管内的气体抽出后充入惰性气体——氩和少量(0.25～0.3g)的汞,管的两端封入涂有碱土金属氧化物(氧化钡)的电极。通电时,管的两端产生一定的电压,原有的少量离子在电场的作用下,在正负两极间快速运动,获得一定动能的电子与气体的原子或分子相碰撞时迅速增加气体的电离程度,使原子中的电子移至更外层的轨道,即处于激发状态。当原子或分子由激发状态恢复到正常状态时,即放出多余的能量,产生辉光。辉光产生的过程很短,称为紫外线灯管的启辉过程,其中惰性气体氩起着主要的作用,产生辉光放电。于电离程度迅速增加的同时,阳离子撞击电极而使之加热,电极的温度迅速上升到一定程度时产生热电子发射,同时整个灯管被加热,管内的汞蒸发,形成汞蒸汽。当热电子发射时,汞蒸汽的压力升高至一定水平,产生弧光放电。汞蒸汽即发射出大量的紫外线,氩则发射出蓝紫色光,因此高压汞石英灯的基本工作原理为热电子发射后在汞蒸汽中的弧光放电。辐射成分包括 45%～50%的可见光线(绿、紫部分),50%～55%的紫外线,主要为 A、B 波段,其中辐射最强的波长为 365nm 和 313nm。临床常用的机器类型有立地式紫外线灯,适用于全身或局部照射;手提式紫外线灯,适用于局部照射;塔式紫外线灯,适用于集体全身照射,一次可照射 25～30 人;水冷式紫外线灯,适用于体腔照射。

②低压汞石英灯:通电时灯管内汞蒸汽的压力仅为 0.048～4.8kPa(0.01～1mmHg)。工作原理是利用在低压汞蒸汽中所产生的辉光放电。低压汞石英灯即紫外线杀菌灯,主要为 C 波段

(短波),有明显的杀菌作用。辐射光谱主要为波长 254nm 的短波紫外线。

③冷光汞石英灯:汞石英灯管接高频或超高频电源,利用高频电场产生的低电压激发的冷光(一般 30～40℃),管内气压只达 8.37～20.92kPa(2～5mmHg)。辐射光线中 85％为波长 254nm 的紫外线,有明显的杀菌作用。常用于体腔黏膜及小面积皮肤直接接触或近距离照射。

④黑光灯:是一种低压汞荧光灯,其光谱主要为 400～300nm 的紫外线。用于配合口服或外用光敏剂治疗银屑病、白癜风等皮肤病。

3. 紫外线对人体的穿透深度　短波紫外线为 0.1～0.01mm,主要达表皮浅层;中长波紫外线为 1～0.1mm,主要达表皮深层、毛细血管和神经末梢。

4. 人体对紫外线的敏感性

(1)不同部位的皮肤:一般躯干部皮肤最敏感;上肢比下肢皮肤敏感性高;四肢屈侧较伸侧皮肤敏感性高;手、足部位的敏感性最低。

(2)年龄:新生儿和老年人对紫外线的敏感性低,2 个月到 1 岁的幼儿对紫外线最敏感。

(3)性别:男女差别不大,妇女在月经前期、月经期及妊娠期对紫外线的敏感性升高,月经后期则降低。

(4)肤色:肤色的深浅对紫外线敏感性的影响不大,主要看皮肤经常受阳光照射的情况,如常在室外劳动、运动等人员因皮肤常受阳光紫外线的照射,对紫外线敏感性低,常在室内工作的人员敏感性高。

(5)季节和地区:在不同季节、经纬度,阳光辐射的强度和时间长短不同,皮肤对紫外线敏感性也随之波动。如登高山时,对紫外线的敏感性升高;春季敏感性高,夏季低,到秋冬季逐渐升高。

(6)机体的功能状态:高级神经兴奋性增高者敏感性升高,抑制过程增强者敏感性降低;体质衰弱,体力或脑力劳动后处于高度疲倦状态时,敏感性也降低。

(7)病理因素:各种病理的改变也可影响人体对紫外线的敏感性。可使紫外线敏感性升高的疾病,如甲状腺功能亢进、皮肤湿疹、高血压病、急性风湿性关节炎、糖尿病、活动性肺结核、日光性皮炎、白血病、痛风等;使紫外线敏感性降低的疾病,如糙皮病、重度冻疮、急性重度传染病、慢性消耗性疾病、丹毒、慢性小腿溃疡、慢性化脓性伤口、重度感染、广泛的软组织损伤。

(8)药物因素:服用光敏性药物后对紫外线敏感性增高,如磺胺类、四环素、水杨酸、保泰松、荧光素、氯丙嗪、补骨脂素、多西环素、碘剂等;使紫外线敏感性降低的药物有肾上腺皮质类固醇、吲哚美辛、胰岛素、钙类药物等。

5. 皮肤对紫外线的反应

(1)红斑反应:是紫外线作用后引起的重要反应,紫外线红斑的出现与波长有关。短波紫外线红斑比中长波紫外线出现得早,消失得快。254nm 的短波紫外线红斑反应较强,红斑出现在照射6～12h;297nm 的中波紫外线红斑反应最强,但出现更晚。

(2)色素沉着:是紫外线照射引起的另一种可见的反应。光照引起的色素沉着有两种类型,照射后立即发生甚至照射时已发生,照射停止后渐渐消失,6～8h 恢复正常,波长 300～420nm 可引起,称直接色素沉着。照射后数日才出现的色素沉着称延迟色素沉着。要引起色素沉着,短波紫外线必须达到阈红斑量(MED),在照射 1d 后开始,3～4d 达到顶点;长波紫外线引起的色素沉着出现得最快,消退却很慢。

二、治 疗 作 用

1. 消炎作用　红斑量紫外线照射可加强红斑部位的血液和淋巴循环,加强新陈代谢,使网状内皮细胞的吞噬功能增强,可明显提高机体的免疫能力。对浅层感染及开放性感染,紫外线能直接作用于细菌,对控制感染和炎症有明显的作用。不同剂量的紫外线可治疗不同阶段的炎症,在炎症浸润期能防止液化,促进吸收;如炎症已经化脓则可促其早熟使炎症局限化。

2. 加速组织再生　小剂量的紫外线照射能加速组织的再生,促进结缔组织及上皮细胞的生长,可促进伤口或溃疡面的愈合。

3. 止痛作用　紫外线照射对交感神经节有"封闭"作用,即当其兴奋性高时,以局部红斑量照射可降低兴奋性,具有显著的止痛作用。可治疗神经痛或伴有疼痛综合征的疾病,如带状疱疹等。

4. 抗佝偻作用　在人体皮肤中含有7-脱氢胆固醇,经紫外线照射后,可转变成维生素 D_3,它具有很强的治疗佝偻病的作用。

5. 脱敏作用　其作用波段为中波紫外线。紫外线照射可产生少量组胺,被血液吸收刺激组织产生组胺酶,多次进行全身亚红斑量或局部红斑量照射,组织中的组胺酶的含量增加,不断分解产生过多的组胺,而达到脱敏作用。

6. 色素沉着作用　能治疗色素脱失性皮肤病。

7. 加强药物作用　用红斑量紫外线照射风湿性关节炎患者,可使患部产生非特异性炎症,增加组织内 CO_2 的含量,有利于水杨酸钠的分解,可提高水杨酸钠的疗效。另外,由于照射部位的血管渗透性增高,血液循环改善,使药物能较多地集中在病灶部位,加强药物的治疗效果。

三、适应证与禁忌证

1. 适应证

(1)局部照射

①软组织急性化脓性炎症:疖、痈、蜂窝织炎、丹毒、乳腺炎、淋巴结炎、静脉炎、甲沟炎、手部感染等。

②其他外科疾病:伤口感染、伤口愈合迟缓、溃疡、压疮、冻伤、烧伤、皮下瘀血、肋软骨膜炎、急性关节炎。

③皮肤科疾病:带状疱疹、毛囊炎、瘙痒症、脱发、慢性湿疹、花

斑癣、白癜风等。

④呼吸系统疾病:肺炎、气管炎、支气管哮喘、胸膜炎等。

⑤其他:妇科疾病(如会阴撕裂、外阴炎、盆腔炎、功能性子宫出血等);神经系统疾病(如神经炎、神经痛、神经症、自主神经功能紊乱等);耳科疾病(如耳软骨膜炎等);眼科疾病(如睑腺炎、角膜溃疡等);以及风湿性关节炎、肌炎、结核性腹膜炎等。

(2)体腔照射:适用于口、咽、鼻、外耳道、阴道、直肠、窦道等腔道急性感染、溃疡,如口腔溃疡、咽喉炎、扁桃体炎、鼻炎、外耳炎、外耳道疖肿、中耳炎,阴道炎、宫颈炎等。

(3)全身照射:适用于佝偻病、骨软化症、骨质疏松症、过敏症、疖病、免疫功能低下、玫瑰糠疹、银屑病等。

(4)光敏治疗:适用于银屑病、白癜风等。

2. 禁忌证

(1)全身情况不允许:恶性肿瘤、心肺肝肾衰竭、出血倾向、活动性结核、放疗及化疗后 1 年内、应用光过敏药物(光敏治疗时除外)。

(2)皮肤情况不允许:急性湿疹、红斑狼疮、日光性皮炎、血卟啉病、色素沉着性干皮症、皮肤癌变、血小板减少性紫癜、光过敏症。

四、治疗技术

1. 紫外线剂量的测定法　应用生物学反应的程度计算紫外线剂量。

(1)生物剂量:使用一定的紫外线灯管,在一定的灯距下,照射后引起最弱红斑所需的最短时间,为一个生物剂量。单位:s,简写 MED。

(2)测定部位:选择体表对紫外线最敏感的区域,如腹部两侧、胸部两侧、上臂内侧和大腿内侧等,一般常选用下腹部。

(3)测定用品:生物剂量测定器,分长方形和圆形两种,前者用于成人,后者用于儿童。均由金属(白铁皮)制成,每孔大小 1.5cm ×0.5cm,孔间距离 0.5cm,一般为 6 孔。还应备有治疗巾、孔巾、墨镜、软钢尺或皮卷尺、黑布遮光挡架。

(4)测定步骤:患者取合适体位,将测定器固定于被测部位,其余部位用治疗巾遮盖。待紫外线灯发光稳定后,将光源垂直对准测定器,落地式紫外线灯距离为 50cm;低压汞石英灯距离为 1~2cm。开始测定,酌情可按每隔 5s、10s 或 15s(若用低压汞石英灯,则每隔 1s),依次抽动插板照射各孔,直至 6 孔照射完毕。照射 6~8h 后观察测定结果,以出现最弱红斑孔的照射时间为一个生物剂量。如在 24h 观察,则以当时存在的最弱红斑的前一孔的照射剂量计算。如照射后 6 个孔均未出现红斑或全部出现红斑,则应适当增减每孔照射时间,重新测定。

(5)注意事项:测定生物剂量的当天照射局部应避免刺激(过冷、过热或洗澡),以免影响生物剂量的准确性。

(6)平均值测定法:以同等条件测 20 名以上不同年龄、性别的正常成年人的生物剂量,求出平均值,即为该灯的生物剂量平均值。每隔 3~6 个月重复测定 1 次,更换灯管时应重新测定。若备有紫外线强度测定仪,可在测定生物剂量的同时测定紫外线强度,并记录不同生物剂量对应的紫外线强度;更换灯管(或灯管老化)时,不必重新测定生物剂量,只测定紫外线强度。

2. 剂量分级

(1)高压汞石英灯照射

①无红斑量(小于 1 个 MED):照射后不出现红斑反应。

②弱红斑量(1~2 个 MED):照射 24h 内可见轻度红斑反应,有轻度烧灼感;照射后,可见轻度色素沉着,无脱屑。

③红斑量(3~5 个 MED):照射 24h 内可见清晰红斑反应,皮肤呈鲜红色,灼痛,2~3d 消退,有色素沉着,有脱屑。

④强红斑量(5~10 个 MED):红斑反应明显,皮肤轻度水肿,红斑可稍高于皮肤,有痛感,7d 左右消退,色素沉着明显,皮肤有

斑状脱屑。

⑤超红斑量(10 个 MED 以上)：多用在急性炎症及化脓性疾病,一般不用在正常皮肤表面照射。

(2)低压汞石英灯照射：红斑量的剂量应增加 1 倍,即 6～10MED；强红斑量为 10～20MED；超红斑量为 20MED 以上。

3. 选择照射剂量的依据　红斑量紫外线治疗疾病时选择照射剂量主要依据以下几种情况：

(1)疾病的性质与发展阶段。

(2)除紫外线治疗的疾病外,注意并发症的情况。

(3)测定患者生物剂量结果。

(4)拟照射部位的皮肤状况及机体不同部位皮肤对紫外线敏感性的差异。

(5)全身状态及一些生理情况,如年龄、性别、月经期、妊娠期等。

(6)全身或局部综合应用理疗和药物的情况。

4. 照射方法

(1)全身照射法

①操作方法：患者裸体(可穿短裤),戴好防护镜。灯距为50～100cm。全身照射可分为前后 2 野或 4 野。前后 2 野照射时,光源对准大腿上 1/3 中点；后区对准臀褶处。分 4 野照射时,前上野光源对准耻骨联合至头顶连线中点,前下野对准膝关节,后上野对准尾骨尖至头顶连线中点,后下野对准腘窝处。

②剂量：一般从 1/8、1/6、1/4 或 1/2 生物剂量开始,按进度逐渐增加至 5～6 个 MED(小儿至 2～3 个 MED)。每日或隔日 1次,20～25 次为 1 个疗程。疗程间隔时间不少于 4～6 周。疗程中如中断 1 周以上,恢复照射时,剂量应酌情调整。

③注意事项：全身照射不应出现红斑,照射后如有脱皮现象,面积小的可涂凡士林；照射过量时,可即刻用红外线或太阳灯照射15min,以减轻局部反应。

（2）局部照射法

①操作方法：患者取舒适体位，暴露治疗部位，将光源垂直于照射中心，非照射区用治疗巾遮盖。照射创面、溃疡或有脓液、痂皮的部位时，应先清洗创面。照射面积应包括病灶周围正常组织 1～2cm。对某些需要用大剂量照射的边缘不整的病灶，周围正常组织可涂凡士林保护。

②剂量：根据局部皮肤的敏感性决定照射剂量。红斑量每次照射总面积，成人不超过 800cm²，小儿不超过 300cm²。每次红斑量照射后应根据病情增加剂量，原则是：第 1 次照射后未出现红斑时，按第 1 次的量增加 100%；能看见色素沉着，但红斑消失者，可增加 30%～50%；红斑稍明显，并有色素沉着，可重复原剂量或增加 10%～20%；红斑强者，应停止 1 次治疗，必要时用温热疗法减轻红斑反应。每日或隔日治疗 1 次，3～5 次为 1 个疗程。

③注意事项：重复照射时，不得超过前次照射部位的边缘。

（3）腔内照射法：先将腔内石英玻璃导子经 75% 乙醇浸泡 30min，用无菌纱布擦干。治疗时将导子伸入腔内，对准或直接接触病灶照射。治疗剂量以皮肤生物剂量的 2～3 倍计算或以在黏膜上测定的剂量计算。

五、常用治疗方法

1. 病灶区照射法　治疗面积较小时，可一野照射，如治疗面积超过 600～800cm² 时，可分野依次进行照射。

（1）头顶部：患者取坐位，用治疗巾围遮头部，头发尽量剪短，露出头顶部，进行照射。或将头部分前、后、左、右 4 野照射。适用于斑秃、脱发等；采用弱红斑量。

（2）面部：患者仰卧位，戴好防护镜（闭眼），以鼻尖为中心测量距离，分野照射，非照射区用治疗巾遮盖。

（3）胸背部

①两野法：前胸——患者仰卧位，自颈部至剑突与两肋下缘，

宽 15cm；后背——患者俯卧位，保持背部平坦，自发际以下至第 9 胸椎，宽 15cm。

②四野法：右前胸——前正中线右侧，自颈下界至右肋缘之间（右胸侧面不必遮盖）；左前胸——同右胸，注意正中线紧密相接；左背——后正中线左侧，自颈下界至第 12 胸椎水平线；右背——同左背，注意正中线紧密相接。

适用于气管炎、支气管炎、肺炎；采用红斑量照射，每日 1 野。

(4)腹部：患者仰卧位，露出腹部，上界左、右肋弓，下界左、右腹股沟以上 1cm，以脐为中心照射。

(5)肩部：分两野，患者取仰卧位，将肩部垫平，保持平坦。前面齐腋前皱襞水平线以上，锁骨中线以外；后面齐腋后皱襞水平线以上，肩胛线以外。适用于肩关节周围炎；采用红斑量照射，每日 1 野。

(6)肘关节：患者取健侧在下的侧卧位，将患臂置于体侧，充分暴露肘关节伸侧面，上界在上臂下 1/4，下界在前臂上 1/4 处，屈侧面不照。

(7)腕关节：患者取坐位，双手平伸置于枕头上，上界齐腕横纹上 3cm，屈、伸侧齐，手部不遮盖。

(8)手部：患者取坐位，双手平伸置于枕头上，腕横纹以下掌背面分 2 野照射。

(9)膝关节：患者取仰卧位或侧卧位，膝下垫枕头，双膝分别照射。膝前照射：上界齐髌骨上缘上 2cm 水平线；下界齐髌骨下缘下 2cm 水平线（腘窝不照射）。或膝内外侧 2 野照射。

(10)踝关节：患者侧卧，垫平足跟，双踝同时照射。上界齐内外踝骨性突出点上 2cm 水平线，分左右 2 野，足部不用遮盖。适用于踝关节炎、踝关节扭伤；采用红斑量照射，隔日 1 次。

(11)足背部：患者仰卧，屈膝，两足平放于床上，上界齐内、外踝中心连线。适用于足背软组织损伤；采用红斑量照射，隔日 1 次。

(12)丹毒:照射前可用甲紫标出患区界限,照射范围应超出患区 2cm。采用红斑量照射,隔日 1 次。

(13)带状疱疹:依疱疹部位分野照射,应包括患侧神经根部及其所支配的皮肤区域,其上下界包括患侧上下两个神经根分布区域,内外界超前、后正中线各 5cm(健侧)。采用强红斑量照射,每日 1 次。

2. 病灶外照射法 如病灶局部因某种原因(如有石膏绷带时)不能直接照射,或患者无法接受(如严重的血栓闭塞性脉管炎)时,可采用照射病灶附近或对侧相应的正常皮肤。

3. 节段照射法 紫外线照射于躯体相应节段,可反射性引起该节段支配的某些内脏器官的功能变化。

(1)领区照射法:分两野照射,一野患者俯卧位,保持背部平坦,自发际至第 4 胸椎,其他部位用治疗巾遮盖;另一野患者仰卧位,头偏向一侧,分别照射左、右第 2 肋以上部位(侧颈及锁骨上下窝)。适用于颅内功能性疾病及自主神经系统紊乱。

(2)短裤照射法:分四野,前面:上界平脐,下界股前上 1/3 水平线;后面:第 3 腰椎水平线至臀皱襞处;(左、右)侧面:两野连接前后两区照射。适用于妇科盆腔疾病等。

4. 中心重叠照射法 应用大剂量紫外线照射病灶局部后,再用适当红斑量照射病灶周围 5～10cm 的正常皮肤(照射时创面不遮盖);待创面感染控制后,再减量。适用于急性感染性创面,如已破溃的疖肿,照射前清洗创面,如有油性药物、结痂等应除去,将分泌物擦干净,然后进行照射。采用中心重叠照射法,创面用强红斑量照射后不遮盖,再用红斑量照射病灶周围 3～4cm 范围的正常皮肤。

5. 穴位照射法 在治疗巾上开一个直径 1～1.5cm 的圆孔,将圆孔对准照射穴位,周围遮好并固定。

6. 多孔照射法 以 900cm² 白布,制成有 200 个小孔的多孔巾,每个小孔面积 1cm²,孔间距离 1cm(小儿的孔巾面积、孔数、孔径应适当减少),将孔巾置于照射部位,每日或隔1～2d照射;再次照射应转换照孔的部位。适用于治疗佝偻病、非结核性的渗出性胸膜炎、小儿营养不良、急性风湿病等。

7. 体腔照射法

(1)口腔:让患者伸舌或用压舌板压舌,将紫外线导子伸入口腔内,同时让患者发出"啊"声,使光束对准照射部位,动作要轻而敏捷,避免引起患者恶心。

(2)鼻腔:治疗前让患者清除鼻腔内的分泌物,将鼻腔紫外线导子缓慢插入鼻腔照射。

(3)宫颈:患者取截石位,用扩阴器暴露宫颈,擦去分泌物,将紫外线导子插入照射。

8. 套式(封闭)照射法　多用于四肢急性炎症,当病变仍在扩展时,用紫外线于病灶侧近心端的正常皮肤行套式照射。首次用红斑量照射(6～10 个 MED),一般隔日或每 3 天 1 次。

六、注 意 事 项

1. 治疗环境的要求　①治疗室应保持空气流通;②室温应保持在 24℃左右。

2. 工作人员及患者的防护

(1)工作人员及患者应戴防护眼镜,尤其是在使用高压汞灯给患者治疗时,操作者应戴护目镜、穿长袖工作服、戴手套。

(2)任何人都不能直视已启辉的紫外线灯及石英导子输出端,以免发生电光性眼炎。患者的非照射区必须以治疗巾盖严,予以保护。

3. 初次治疗时的注意事项　应向初次接受紫外线治疗的患者说明照射后的正常反应和注意事项。

(1)红斑量以上剂量照射后皮肤上会出现红斑。

(2)体表照射或全身照射后注意不要立即擦洗局部、洗澡,也不要用冷热治疗或外用药物。

（3）口腔内照射后不要即刻喝热水和吃酸性食物。

4. 照射要求

（1）每次照射应使照射光线垂直投射到治疗区域上，并使光线中心，对准治疗部位中心。

（2）灯距以灯管至治疗部位最高点计算。如改变灯距可使用"距离平方反比定律"计算，距离平方反比定律是指光源为点状时，被照物体与光源垂直的照射面上的照度，与该物体至点光源的距离平方成反比。如距离增大到为原有值的 2 倍时，照度即减少至 1/4；距离增加到为原有值的 3 倍时，照度即减少至 1/9。此定律仅供参考，因目前应用的紫外线灯有的不是点光源，且带反射罩。

5. 与其他物理治疗配合时的注意事项　紫外线与其他物理治疗配合应用时，应注意先后次序，因为其他物理刺激会影响红斑反应。如照射前，用传导热疗法、红外线疗法、直流电药物离子导入疗法等，可使潜伏期缩短及红斑反应增强，红斑消失快；若在照射后红斑潜伏期中应用以上治疗，则红斑反应减弱；反之，于潜伏期应用冷冻疗法，潜伏期延长，红斑反应增强。所以当紫外线与超短波、红外线等能产生温热效应的治疗相配合时，一般先做热疗后做紫外线治疗。

6. 与药物配合治疗时的注意事项　紫外线照射疗程中一般不要用光敏药物，也不要吃光敏食物，因光敏药可使机体对紫外线的敏感性增高，易产生过敏反应。用紫外线配合药物治疗时，应询问患者是否正在使用光敏药，对内服或外用光敏药物的患者，应先测定服用光敏剂后本人的生物剂量，再开始治疗，以防紫外线过量。

7. 紫外线照射伤口时的注意事项　应注意根据伤口的情况增减剂量。

（1）伤口有大量脓性分泌物和坏死组织时，采用强红斑量，每日 1 次。

(2)脓性分泌物减少和坏死细胞脱落时,采用红斑量。

(3)伤口清洁,肉芽新鲜时,采用弱红斑量,每日或隔日 1 次,以利于加速肉芽生长和上皮生长,促进伤口愈合。

8.避免过量的治疗

(1)紫外线照射后局部出现细碎的小脱屑时,治疗剂量不宜再增加。

(2)如出现明显的大片脱皮时,应停止治疗,或从起始剂量重新开始。

(3)如发现紫外线照射过量,应立即用红外线等热疗做局部处理。

(4)放射治疗后 1～3d 内不能做紫外线治疗,否则加重细胞损伤。

9.其他治疗操作注意事项

(1)治疗中应准确掌握照射时间。

(2)照射结束后应先将灯头移开,取下治疗巾,方可让患者离开。

(3)每个患者的疗程中应采用同一个灯管。

(4)治疗巾、洞巾应经常清洗、消毒,有条件时应专人专用。

(5)照射后 6～8h 内,不要喝热水和吃酸性食物(如醋),以防增加紫外线剂量。

10.使用紫外线灯的注意事项

(1)灯管的新老程度对照射强度有很大的影响,新灯管使用之前,必须先测定生物剂量,在使用过程中应定期(3～6 个月)测定生物剂量,以便掌握该灯管的性能,治疗中正确掌握治疗剂量。

(2)紫外线灯管点燃后一般须经过 3～5min,待灯管工作稳定后方可照射。紫外线灯管均有一定的寿命,为避免耗损,不宜在短时间内多次开闭,应尽可能预约患者集中时间照射。每次连续使用时间不超过 2h。紫外线中途熄灯后,不能立即点亮,须等待15min,使热的灯管冷却后,灯管内气压减低,灯管内阻下降,才能启燃。

（3）注意保持灯管的清洁，防止灰尘积存，勿用手触摸管壁，以免污染管壁，影响紫外线透过。每日使用前应用95％乙醇棉签或干燥的细绒布擦拭管壁。

（4）灯管在工作时和工作后的短时间内，温度很高，应避免任何液体落在管壁上，以免炸裂；使用和移动时要平稳，避免强烈振动，以免损坏灯管。

（5）正常的紫外线灯管内应发出紫光，由于管内汞在热作用下，变成蒸汽状态，除发射出大量紫外线外，还发射 $400\sim500nm$ 的蓝紫光；如果使用中灯管发红光，说明灯管漏气，这时灯管已不能使用，需更换新管。

（6）使用水冷式灯管时，点灯前应先使水充满于灯管外的夹层，水中不得有任何杂质和气泡。为了避免水垢沉积于灯管壁，必须保持水流循环不息。有条件时采用蒸馏水，并经常换水。

（7）电源电压的波动对紫外线灯照射的强度影响很大，紫外线灯须有稳定的电源电压，否则会加快灯管的耗损，如电源电压波动较大时可配备稳压器。

七、ZYY-9 紫外线治疗机的应用

ZYY-9 紫外线治疗机由解放军总医院研制，该仪器采用高效、长寿命热阴极低压低臭氧紫外线灯管和高透过率材料紫外光导，具有启燃快、预热时间短、光效高的特点。紫外线输出强度大，引起皮肤最弱红斑量 $MED\leqslant1s$，照射直径 $6\sim180mm$；备有多种紫外线光导棒，可进行体腔、体表治疗。主机由微电脑控制，具有数字显示计时，治疗时间预置，治疗完毕音响提示，体腔管风冷控温，体表、体腔输出切换，随机复位、主机贴膜软触键操作等特点。

1. 主要技术参数

（1）输出紫外线波长：254nm 占 85％；其他波长占 15％。

(2)电源:(220±0.1)V,50Hz。

(3)工作电压:大灯管(50±5)V,(20±0.1)kHz;小灯管(30±2)V,(20±0.1)kHz。

(4)功率:整机功率≤30W;大灯管功率18W;小灯管功率10W;误差±0.1W。

(5)紫外线辐射强度:小灯管引起皮肤最弱红斑量MED≤1s(直光导抵近照射);大灯管MED≤2s(距离照射面30mm)。

(6)紫外线有效辐射直径:体腔≤14mm;体表≤180mm。

(7)治疗计时范围:1～999s(可调),误差±0.1。

ZYY-9紫外线治疗机的工作原理见图3-2。

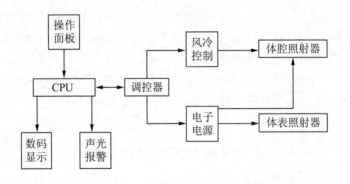

图3-2　ZYY-9紫外线治疗机工作原理

2. 治疗技术

(1)操作方法

①插接好输出电缆线,连接电源,根据治疗需要选择体表或体腔照射治疗方式。

②开启电源开关,紫外线灯管亮,预热约20s;此时数字显示为10s,可根据需求通过主机板面升键和降键预置治疗时间。

③体表照射(包括小面积照射)时,将治疗光盘灯管抵近皮

肤患部(3cm),按动手把按钮(按一下即松开),此时治疗指示灯亮,治疗开始后治疗时间倒计时,治疗时间到,音响提示,将紫外线灯治疗盘迅速移开治疗区域。待音响停止后数字显示自动复位。

④体腔照射时,按动主机面板上治疗选择键,切换到体腔治疗状态。根据病情选择体腔光导棒,旋松手把上的固定螺母,将光导棒轻轻插入光导棒孔,以触到灯管为准,再把螺母固定紧。灯管预热 20s,将光导棒伸入腔内对准治疗区,按动治疗启动键开始治疗。治疗结束,光导棒立即移开治疗区,旋松螺母,取下光导棒,洗净浸泡于 75%乙醇溶液中消毒。

(2)注意事项

①眼不可直视点燃后的紫外线光源及光导输出端,如需要观察病灶须戴上防护镜。

②体腔治疗时,应尽量使光导接近治疗部位。体表治疗时,照射部位距离灯管 3cm 左右为宜,照射时注意不要因为太近或治疗时间过长产生过热引起灼伤。

③体腔治疗,灯管风冷控制会自动开启;光导棒插接时务必旋松手把上的螺母,轻拔、轻插,避免损坏灯管。

④紫外线灯管启燃后或在开机状态下不可接插或拔下输出手把,保持灯管清洁,每日用乙醇棉球擦拭。有条件时,应将口腔与伤口的光导棒分开使用。

⑤严禁空载操作。紫外线光的非治疗照射时间(疗前对准治疗部位时间和治疗后滞留时间)要尽量缩短,避免照射过量。

(3)治疗处方应用指导

①体表照射:1 个生物剂量=2s(灯管距照射部位 3cm)。

②体腔照射:直光导 1MED=1s;鼻光导 1MED=2s;大弯光导 1MED=3s;治疗处方参考表 3-2。

表 3-2　ZYY-9 治疗机治疗处方指导

病种	照射部位	首次剂量（MED）	增加剂量（MED）	照射间隔	照射次数
疖肿	面部	3～5	1～2	每日或隔日	3～5
	躯干	6～8	1～2	每日或隔日	3～5
	四肢	8～10	1～2	每日或隔日	3～5
痈	颈后	8～10	1～2	每日或隔日	3～5
	背部	6～8	1～2	每日或隔日	3～5
急性蜂窝	面部	3～5	1～2	每日或隔日	4～6
织炎	四肢	8～10	2～3	每日或隔日	4～6
甲沟炎	病灶局部	20～30	10～20	每日	4～6
颈淋巴结炎	病灶局部	3～4	1～2	每日或隔日	4～6
丹毒	四肢	10～12	2～3	每日或隔日	5～7
	躯干	6～8	2～3	每日或隔日	5～7
带状疱疹（躯干）	照射局部	8～10	1～2	每日或隔日	6～10
急性咽炎	分三区咽后壁咽两侧	6～8	每次增1	每日	6
口腔溃疡	照射局部	5～6	1～2	每日	4～6
鼻炎	鼻腔内	6～8	每次增1	每日	3～6
窦道	窦道内	15～20	1～2	每日或隔日	6～12

第六节　激光疗法

　　激光是在原子、分子体系内,通过受激辐射放大而发出的光能,故称激光,又称镭射、莱塞(LASER)。LASER 为英语"light amplification by stimulated emission of radiation"的缩写。

一、激光的特征

　　1. 高方向性　发散角是衡量光线从光源发出后能否平行前

进的一个指标,太阳、日光灯等普通光源是四面八方同时发光的,而激光则是集中在一个很小的角度内发光,发散角很小,所以成束性和指向性特别好。

2. 高亮度(高强度) 激光是目前最亮的光源,其能量高度集中。据测定 1mW 的氦-氖激光器的亮度比太阳光强约 100 倍,当这样的光经过透镜聚焦后,在焦点附近能产生摄氏几千度或几万度的高温。

3. 高单色性 普通光源的发光是自发发射的光,包含各种频率的光,而激光为受激辐射引起的光,频率单一,光谱单纯。

4. 相干性好 相干性是光的一种干涉现象,相干性好是指波的频率相同,方向相同和光波波动的位相一致。一般电灯光线的方向和频率都不相同,为非相干光线。而激光的光束中光线方向、频率和波动位相相同,即为相干性好的光。

二、激光的产生

激光的产生由以下三方面组成。

1. 被激励后能发生粒子数反转的工作物质,如氦、氩、二氧化碳、红宝石等。

2. 能使工作物质发生粒子数反转的能源,即激光的激励装置。

3. 能使光线在其中反复振荡和多次被放大的光学谐振腔。具体过程:激励→工作物质→粒子数反转;被激励后的工作物质中偶然发生的自发辐射→其他原子的受激辐射→光放大→光振荡与放大→激光。

三、治疗作用

1. 消炎 小功率激光无杀菌作用,但能使白细胞吞噬能力增加,此处,氦-氖激光还能促进肾上腺皮质激素的代谢,这些均有利于消炎。小功率激光一般可治疗急性扁桃体炎、慢性喉炎等炎症。

2. 促进上皮生长　小功率激光能促进上皮细胞生长和血管的再生。治疗体表溃疡时,愈合时间比对照组快 1 倍以上。

3. 激光切割、焊接和烧灼　激光切割的基本原理是激光的热效应。高能量破坏性的激光是应用大功率的光刀进行切割、焊接或烧灼,激光切割可用于体表病变的切割手术;焊接主要适用于治疗眼科视网膜剥离;烧灼用于治疗宫颈糜烂、皮肤疣等,使之烧灼气化。

4. 穴位治疗　小剂量氦-氖激光照射穴位,可穿透皮肤直接作用于神经末梢感受器,通过对经络的影响调节气血的运行,改善脏腑的功能,达到治疗目的。

5. 治疗肿瘤　激光的高热作用可使被照射部位的温度升至 500℃,当温度为 300℃时,肿瘤组织即被破坏。在照射前向肿瘤组织内注入染料溶液,还可以增强对激光的吸收,提高治癌效果。

四、医用激光器的类型

按工作物质可分为下列 4 种。

1. 气体激光器　气体激光器的工作物质是气体状态的原子、分子或离子。在激光器中除工作物质外还加入一些辅助气体以提高器件的输出功率和延长器件的寿命。其单色性、相干性和光束的稳定性比较好,目前应用的种类依产生粒子的反转的机制不同分为:二氧化碳激光器(波长 $10.6\mu m$,波段为远红外)、氦-氖激光器(波长 632.8nm,红光)、氩离子激光器(波长 514～488nm,蓝绿光)等。

2. 固体激光器　以固体为工作物质,常用的有:红宝石激光器、金属宝石激光器、掺钕钇铝石榴石激光器、钬激光器、铒激光器等。

3. 染料激光器　染料可改变颜色并发射出波长连续可调的激光。常用的有可调脉冲染料激光器。

4. 半导体激光器　轻便,操作简单。常用的有大功率和低功率两种。

五、适应证与禁忌证

1. 适应证

(1)皮肤科疾病:①皮肤良性赘生物和良性肿瘤,如色素痣、血管瘤、酒渣鼻、瘢痕瘤、鸡眼、老年斑等;②皮肤恶性肿瘤,如基底细胞癌、鳞状细胞癌、黑色素瘤等;③其他皮肤疾病,如腋臭、文身、尖锐湿疣、皮肤溃疡、湿疹、玫瑰糠疹、神经性皮炎、银屑病等。

(2)内科疾病:①消化科疾病,如经内镜治疗食管、胃肠良性肿瘤,以及食管、胃肠的狭窄和出血等;②呼吸科疾病,如支气管哮喘、慢性支气管炎、肺炎,经内镜治疗气管、支气管良恶性肿瘤;③神经科疾病,如三叉神经痛、坐骨神经痛、肋间神经痛、神经衰弱、面神经麻痹、良恶性脑脊髓肿瘤切除等。

(3)其他系统疾病:①耳鼻咽喉科、眼科和口腔科疾病,如慢性鼻炎、咽炎、喉炎、声带小结、扁桃体炎、睑腺炎、口腔溃疡等;②妇科疾病,如外阴白斑、外阴溃疡、外阴瘙痒症、痛经、子宫功能性出血、卵巢功能紊乱、产后催乳和产后尿潴留等。

2. 禁忌证　有出血倾向及高热患者禁用。

六、治疗技术

1. 照射方式

(1)原光束照射:使用弱激光照射病变局部、穴位、自主神经节段部位、交感神经节、体表或头皮感应区等。

(2)原光束或聚焦烧灼:使用强激光照射使被照射的病变组织凝固、炭化、气化。

(3)聚焦切割、烧灼:即激光刀,用于手术的切割、烧灼。

(4)散焦照射:用于照射面积较大的病变部位。

2. 应用方法

(1)局部照射:采用弱激光对病灶部位或神经反射区进行照

射。常用氦-氖激光和二氧化碳激光(须有同轴指示光)扩束后进行散焦照射,功率密度以患者不产生明显热感,每次 5～10min,10～20 次为 1 个疗程;或用半导体激光和氦-氖激光进行扫描照射,根据病变的性质、部位,确定扫描范围和速度,每次 5～15min,5～10 次为 1 个疗程。

(2)穴位照射:采用弱激光对病变进行穴位照射。常用氦-氖激光、半导体激光、二氧化碳激光、氮分子激光和氦镉激光等,根据不同疾病,选择相应的穴位,光束要垂直于穴位照射。每次主穴和配穴 3～5 个,每次 5～15min,5～10 次为 1 个疗程。

(3)激光凝固:采用强激光治疗,常用氩离子、KTP 或 Nd:YAG 激光以原光束或光导纤维照射,使组织瞬间温度升至 45～70℃,使组织热凝固、脱水和细胞坏死,达到封闭血管和淋巴管、止血或去除病变组织的目的。

(4)激光焊接:采用强激光治疗,常用二氧化碳或 Nd:YAG 激光行点状照射,使组织蛋白变性粘连以达到焊接视网膜裂孔、血管、神经、肌腱、皮肤等组织的目的。

(5)激光汽化、炭化和气化:当激光照射的功率密度和能量密度达到使组织瞬间温度升至 100℃时,组织水分迅速蒸发,冲破细胞和组织产生肉眼可见的白色烟雾,即汽化;温度升至 300～400℃时,组织发生干性坏死,迅速变为棕黑色炭化物,即炭化;温度升至 530℃时,组织燃烧,由固态变为气态,即气化。这是一种迅速消除病变组织的治疗。

(6)激光切割:常用二氧化碳以极小的聚焦光斑移动照射组织,使组织迅速被气化切开,或无血切除病变组织。

3. 操作方法

(1)氦-氖激光操作

①患者取合适体位,暴露治疗部位。如有创面应清洗干净;照射穴位时可用甲紫做好标记。

②接通电源,依次调整电压和电流(稳流调节)机钮,激光管点

燃后,再调整电流至激光管最佳工作电流,使激光管发光稳定。

③缓慢调整激光器,使光点准确照在病变部位或穴位上。照射距离30～100cm(具体视病情和激光器的功率而定),照射时间每次5～15min,每日1次,同一部位照射一般不超过15次。

④不便直接照射的部位,可通过反光镜法或光导纤维法照射。

⑤激光器可连续工作4h,治疗时可以不关机。

⑥每次照射后要准确记录照射情况,密切观察治疗中和治疗后的反应,并记录。

(2)二氧化碳激光操作

①打开水冷循环系统,检查水流情况和有无气泡,工作正常时方可开机。

②接通电源,依次开启低压及高压开关,再调整激光管最佳工作电流。

③缓慢调整激光器以散焦光束照射病变部位。照射距离100～200cm,以患者局部有舒适的热感为宜,勿过热,以免烫伤。照射时间每次10～15min,每日1次,6～12次为1个疗程。

④聚焦烧灼时,应找好光点距离,机器备有脚踏开关,用于短暂照射。

⑤治疗结束,关闭机器,15min后再关闭水冷系统。

4. 注意事项

(1)激光治疗室内应光线充足。

(2)激光器放置的位置应合理,尽量避免光束照射或反射在其他人员身上。操作激光器时,要注意光束的通路,不能直接照向任何人眼部或经反射镜反射至人眼,必要时操作者要戴与激光种类相应的激光防护镜。不得将光束随意指向其他方向,关节臂或光纤端不动作时应始终向下。不得随意触发激光开关,除术者外其他人员不得触发激光开关。

(3)气化切割时注意控制治疗深度和范围,以免误伤邻近组织或器官;手术野周围的组织可用温盐水纱布保护;使用麻醉药时禁用乙醚等易燃品。

（4）治疗时如产生烟雾,使用吸烟器吸除;肿瘤激光手术时,术者应戴特制口罩,以防止吸入有毒的气体或飞溅的肿瘤细胞。

5.激光的安全防护及维护

（1）治疗时工作人员须戴护目镜,患者面部治疗时也应戴护目镜。

（2）激光治疗室入口处及激光器上须有醒目的激光和高电压危险标志(按国际电工会议规定的图案和规格)。

（3）从事激光医学的工作人员须接受系统的技术培训和安全教育,治疗室应有激光专职人员进行管理和操作。

（4）工作人员应定期做健康检查,特别是眼底检查。

（5）激光器需配备有电源稳压装置,以免损坏设备或影响激光输出的稳定性。注意保护光路中的光学镜片,定期用二甲苯或无水乙醇擦洗透镜,以保证透光度。

（6）激光器应定期检修保养,及时排除故障,定期检测输出功率。一般每3～6个月定时检测激光器的输出强度。强度过弱者应停止使用,更换灯管。激光器开启后,因机内有高压电,严禁非专业人员触摸或打开机盖。

（7）光导纤维不得挤压、折曲,以防折断。

（8）二氧化碳激光不得直接照射纸张或木板,以免引起火灾。

第4章 超声疗法

第一节 超声疗法的基本知识

将频率在 2kHz 以上,不能引起正常人听觉反应的机械振动波作用于人体以达到治疗疾病的方法称为超声波疗法。

一、物理特性

1. 频率和波长　频率为 $500\sim2500$kHz 的超声波具有治疗作用,理疗中常用频率为 $800\sim1000$kHz,称为标准频率。800kHz 频率的超声波在人体软组织传播的波长约为 2mm。

2. 超声波的产生、工作原理及对人体的作用方式

(1)产生方式:有喷注式、磁制伸缩式、电磁式和压电晶体式等,医疗中常采用压电晶体式。

(2)工作原理:为"反压电效应",即在某些晶体(如石英、钛酸钡)上,通以交变电流,晶体则由于两对应面的电压产生连续的交互变化,而发生几何形态的变化,晶体形态的改变引起晶体的振动,使之产生与治疗要求一致的机械振动波。

(3)对人体的主要作用方式:高频的机械振动。

3. 超声波的传播

(1)速度:是指超声波单位时间内在媒介中传播的距离,表示为 m/s。超声波在真空中不能传播,必须借助一定的媒介才能向四周传播。所以超声波的传播速度与频率无关,而与不同媒介的

弹性、密度和温度有关。如气温升高 1℃,声速增加 0.6m/s;在空气中的传播速度为 340m/s;而在人体软组织中的传播速度为 1540m/s。

(2)散射和束射:声波在传播过程中,会向四周散射,其强度随传播的距离增加而减弱。如果是点状声源发出的声波,则在均匀媒介中的声强与距离平方成反比。当声源的直径大于波长时,声波即呈直线传播。声头频率越高,声波越集中成束射。医用超声波的声头直径一般为波长的 6 倍以上,所以声头上接近中心的声束强度最强而成束射。

(3)反射和折射:超声波由一种媒介传播至另一种媒介时,在界面处将有一部分反射回第一种媒介(反射);其余透过界面进入第二种媒介,由于两种媒介的传播速度不同,因而产生传播方向的偏转(折射);声波在界面被反射的程度取决于两种媒介的声阻(媒介的密度和声速的乘积),声阻相差越大,反射也越大。如空气与液体和固体的声阻很大,当声波通过空气传向液体或固体时,几乎全部被界面反射,声波很难通过空气进入液体和固体。所以治疗时应避免空气层,声头与人体之间用耦合剂(凡士林或液状石蜡等)紧密接触,以减少反射。

(4)穿透和吸收:媒介的穿透和吸收与超声波的频率及媒介的黏滞性、密度、导热性、声速、分子结构等物理特性有关。频率过高或过低均会影响其对组织的穿透性,理疗常用的超声波频率在 800～1000kHz 较为合适,穿透深度 5cm,适用于脂肪、肌肉和韧带的治疗;2000～3000kHz 适用于皮肤及表浅病灶。超声波频率愈高,被作用组织的吸收率也愈多。常用半价层(半吸收层)表示某种媒介对超声波的吸收能力,半价层是指超声波在媒介中衰减至原来能量一半时的厚度。不同频率对同一组织的半价层来说,频率愈高,吸收愈多,穿透能力愈低。如频率 200kHz 的低频超声波,肌肉的半价层近于 5.5cm,频率 800kHz 的超声波,肌肉的半价层近于 3.6cm,频率 2.5MHz 的超声波,肌肉的半价层显著降低,仅为 0.4cm。

二、治 疗 作 用

1. 机械作用　机械作用是超声波的一种最基本的作用,无论其强度大小均能产生这种作用。超声波的机械作用有两种,在媒介中行进时所产生的机械作用为行波场中的机械作用;在媒介中由于反射波与入射波综合而产生的机械作用为驻波场中的机械作用。超声波的机械作用在组织中引起细胞波动而出现一种微细按摩作用,可改善局部血液和淋巴循环,加强组织营养和物质代谢;同时可刺激半透膜的弥散过程,增强通透性,提高组织再生能力。可治疗某些局部循环障碍疾病,如营养不良性溃疡。机械作用可使坚硬的结缔组织延长、变软,可治疗瘢痕、硬皮病及挛缩。当应用大剂量超声波时,还可以利用其对生物体的"破坏"作用杀菌,常用于饮水消毒。

2. 热作用　超声能量在机体或其他媒介中产生热效应,主要是组织吸收声能的结果,因此将超声波疗法又称为超声透热疗法。主要通过三种途径,通过媒介时被吸收而转变成热能;在超声波压缩相位中,通过媒介时交替的压力变化,使组织细胞周期性紧缩,引起温度升高;在不同组织界面上超声能量的反射,因驻波形成而致质点、离子摩擦而生热。由于人体组织对声能吸收量的差异,超声波的热效应以骨和结缔组织最显著,脂肪和血液为最少,在骨和肌肉界面 1cm 内,用 $1MHz$,$1W/cm^2$ 的强度照射温度可升高 5～7℃。热作用除普通吸收外,还具有选择性加热的特点,可在骨膜上产生局部高热,用于治疗关节、韧带等运动性创伤。

三、特　　点

1. 优点　①可使深层组织发生显著的温度改变;②机械效应和热效应共同作用,分离胶原纤维、增加结缔组织延展性,有效地治疗关节囊、韧带、肌腱的粘连和瘢痕;③增加细胞膜的通透性,以增加离子交换;④属于局部治疗,少有全身反应发生;⑤应用时间相对较短。

2. **缺点** ①治疗时患者感觉及反应较少,使得治疗剂量相对不容易控制;②直接接触法等治疗时,治疗部位有压力作用,易激惹触痛。

四、治疗设备

1. **超声治疗仪**

(1)输出形式:可分为连续式或脉冲式(通断比有 1:2,1:5,1:10 和 1:20 等)。

(2)常用频率:0.8MHz、1MHz、3.2MHz。

(3)声头直径:有 1cm、2cm、5cm 等多种。

2. **辅助设备**

(1)水槽:可用木材、塑料、陶瓷、铝合金、不锈钢制成,用于水下治疗。

(2)水袋或水枕:用薄橡皮或塑料薄膜制成,灌满经煮沸而排出空气的水,治疗时将水袋浸湿后放置于皮肤与声头之间,用于体表不平的部位。

(3)漏斗:治疗时将漏斗下口置于治疗部位,压紧,漏斗内装满排出空气的水,声头由上端大口放入,声头表面浸在水中,用于小部位及体腔治疗。

(4)耦合剂:选择其声阻接近人体软组织的物质,以减少皮肤界面间的反射消耗。常用水、液状石蜡、蓖麻油、甘油按不同用途配制成相应的乳剂(水、油、胶的混合物)、溶胶等。

(5)其他:声头接管、反射器等。

3. **新型超声治疗仪的特点**

(1)超声声头可自动校正,以提高精确度。

(2)同一声头可进行频率切换。

(3)可有脉冲、连续两种治疗模式,并可同时结合中频与

TENS治疗。

(4)配有不同大小的探头,以利于不同部位的治疗,如 $10cm^2$ 的探头可进行腰部等大面积部位的治疗。

五、治 疗 剂 量

超声波的辐射强度与治疗方式有密切联系,见表4-1。

表 4-1 超声治疗方式与辐射强度(W/cm^2)

	固定法			移动法		
	低	中	高	低	中	高
连续式	0.1~0.2	0.3~0.4	0.5~0.8	0.6~0.8	1~1.2	1.5~2.0
脉冲式	0.3~0.4	0.5~0.7	0.8~1.0	1~1.5	1.5~2	2~2.5

第二节 常规超声疗法

一、分　　类

常规超声疗法可分为直接治疗法(直接接触法)与间接治疗法(间接接触法)。直接接触法又可分为固定法与移动法,间接治疗法分为水下法与辅助器治疗法,其中常用的是直接接触法、水下法。

1. **直接接触法**　声头与体表直接接触,在声头与体表之间用耦合剂,使声头与皮肤紧密接触。分固定法和移动法,移动法最为常用,治疗时将声头轻压并均匀接触治疗部位,做缓慢往返或圆圈移动;固定法是将声头借助支架以适当的压力固定于治疗部位。

2. **水下法**　槽内放入冷开水,声头应密闭防水,将治疗部位和声头同时浸入水中,声头对准治疗部位,固定或做小范围的缓慢移动。常用于表面凹凸不平的手足关节部位。

二、适应证与禁忌证

1. 适应证

(1)软组织损伤、劳损:①软组织扭、挫伤;②瘢痕组织;③注射后硬结;④冻伤,冻疮;⑤肩关节周围炎;⑥腱鞘疾病(狭窄或囊肿)。

(2)外科炎症:①乳腺炎;②肢体溃疡等。

(3)骨关节伤病:①颈椎病;②腰椎间盘突出症;③脊柱炎;④骨关节病;⑤半月板损伤和髌骨软化症;⑥骨折等。

(4)泌尿生殖系统疾病:①前列腺炎,附睾淤积症,阴茎硬结;②输卵管闭塞等。

(5)神经系统疾病:①脑血管意外后遗症;②脑外伤;③三叉神经痛、肋间神经痛、灼性神经痛;④幻肢痛;⑤硬皮病等。

(6)循环系统疾病:①冠心病;②雷诺现象等。

(7)其他:①带状疱疹;②玻璃体混浊、视网膜病变;③颞下颌关节功能紊乱症等。

2. 禁忌证

(1)全身状况不允许:①化脓性炎症;②血栓性静脉炎;③败血症;④出血倾向;⑤消化道大面积溃疡;⑥放射线或核素治疗期间及随后的半年内;⑦恶性肿瘤(超声治癌技术除外)。

(2)局部状况不允许:①严重心脏病的心区和交感神经节及迷走神经部位;②睾丸部;③安装心脏起搏器和心脏、血管支架的患者;④高度近视患者的眼部及其邻近区;⑤孕妇的腹部和腰骶部;⑥小儿骨骺;⑦急性关节炎;⑧椎板切除术后的切除部位;⑨皮肤破溃、有出血倾向等。

三、治 疗 技 术

仪器设备见本章第一节"四、治疗设备"。

1. 直接接触法

(1)患者取舒适体位,充分暴露治疗部位,治疗部位皮肤涂以耦合剂,将声头置于治疗部位。

(2)告知患者治疗中应有的感觉,如酸胀、温热感。

(3)检查仪器各旋钮是否处在"0"位或应在的位置,接通电源,根据需要选用连续或脉冲输出,定时,调节输出至所需剂量。但应注意,由于脉冲超声波治疗时间有间歇期,故总功率应按照脉冲的通断比推算,如 1:5 脉冲超声波的总功率只有连续超声波的 1/5,加之间歇期有利于热的消散而不会在治疗局部聚集热量,因此脉冲超声波的治疗强度可大于连续超声波(参见表 4-1)。此外,脉冲超声波治疗的时间可较连续超声波治疗的时间长些。

(4)固定法:用于痛点、穴位、神经根和病变较小的部位。将声头以适当压力固定于治疗部位,超声强度不得大于 $0.5W/cm^2$,时间 3～5min。

(5)移动法:将声头紧密接触治疗部位并做缓慢往返或圆圈移动,声头移动速度以 2～3cm/s 为宜,超声强度不得大于 $1.5W/cm^2$。

(6)治疗中应询问患者的感觉,固定法治疗时,如治疗局部过热或疼痛,应移动声头或降低强度以免发生灼伤。

(7)治疗结束时,将超声输出调回"0"位,关闭电源,取下声头,擦净声头和皮肤上的耦合剂,并用 75% 乙醇涂搽消毒声头。

(8)治疗时间、频度和疗程:固定法每次 3～5min,移动法每次 5～10min,每日或隔日 1 次,10～15 次为 1 个疗程。

2. 水下法

(1)将患者手足等凹凸不平的部位(如手指、足趾、腕关节、踝关节)与声头同时放入 37～38℃ 的去气水盆中,声头对准治疗部位,距离皮肤 1～5cm。

(2)接通电源,调节治疗时间和输出剂量。声头固定或做小范围移动。

(3)治疗结束时,将超声输出调回"0"位,关闭电源,取出声头,擦干声头及治疗部位。

(4)治疗时间、频度和疗程:每次 5～12min;每日或隔日 1 次,

10～15 次为 1 个疗程。

3. **水袋法**　将不含气体的水袋置于体表不平的治疗部位,水袋与皮肤及声头之间均涂耦合剂,以适量压力将声头压在水袋上,一般按直接接触的固定法进行治疗。也可用塑料等材料制成漏斗,内盛去气水,将小口置于治疗部位,声头放入大口内,以治疗小部位病变。或在水下治疗时用反射器,以改变声束的投射方向,用以治疗声头不易直接投射的部位。

四、注意事项

1. **仪器维护**

(1)声头不可空载,以防损坏声头内的晶体。治疗时声头必须通过耦合剂紧密接触皮肤,或置于水中,方可调节输出。

(2)注意机器和声头的散热,如过热应暂停一段时间,再继续使用。

(3)电线不得卷曲或扭转。注意保护声头,切勿碰撞。

2. **操作注意事项**

(1)耦合剂应涂布均匀,声头应紧贴皮肤,不得有任何细微间隙。

(2)固定法治疗时或皮下骨突部位治疗时,超声波强度宜小于 $0.5W/cm^2$ 。

(3)水下法治疗时皮肤上不得有气泡。

(4)水袋法与水下法所用的水必须是经过煮沸的水,冷却后缓慢灌注,以免激起水泡,使气泡进入到水中。

(5)避免使用高强度治疗。

(6)患者治疗部位皮肤感觉障碍时,应特别注意。

(7)进行胃部治疗前,患者须饮开水 300ml,取坐位治疗。

3. **操作人员注意事项**　操作人员不得直接手持声头,声头握柄上要用网套保护或操作人员戴好手套。

五、常用治疗方法

1. 四肢及脊柱关节炎　于病变处及相应节段的脊椎旁进行,采用连续式或 1∶5 脉冲式超声波。大关节可采用接触移动法,声头做圆圈式移动;小关节可用水下法。亚急性病例,用连续式超声波,强度 0.5～0.8W/cm²,3～5min;慢性病例,强度 0.6～1.5W/cm²,5～10min。急性期关节炎一般不进行超声波治疗。

2. 软组织损伤与炎症

(1)急性挫、挫伤:作用于病变部,采用接触移动法,强度 0.2～0.8W/cm²,3～5min,每日或隔日 1 次;若伴有血肿,声头应尽量避开血肿中心,强度要小,以防再次出血。

(2)瘢痕组织:声头作用于瘢痕局部,采用接触移动法,强度 1～1.5W/cm²,5～10min;肢端处的瘢痕可用水下法,脉冲通断比 1∶10,强度 0.25W/cm²,每分钟移动 1cm,每隔 4 天 1 次。

(3)软组织感染引起的疖、痈等急性炎症:采用水下法,强度 1～2W/cm²,3～5min,每日或隔日 1 次。

第三节　超声药物透入疗法

本疗法是将药物加入耦合剂中,利用超声波以提高弥散和组织渗透性,使药物经皮肤或黏膜透入体内的一种超声波治疗方法。

一、作用机制与特点

1. 作用机制

(1)超声波所引起的振动波能改变分散相表面的分子结构,使细胞膜通透性增高,从而使药物易于透入到细胞内。

(2)超声波使局部毛细血管扩张,也促进药物的透入。

(3)超声波的作用使细胞内产生微声流,细胞结构发生变化,出现新的酶中心,使催化过程的趋向性发生改变,提高了细胞对药物的敏感性。

(4)超声波的机械和热效应,可使大分子药物解聚,有利于大分子药物进入体内,如超声波将氢化可的松透入体内。

(5)超声药物透入主要是通过皮脂腺和汗腺吸收。

2. 特点

(1)可用药物范围广,药物可完全透入细胞内。

(2)药物浓度不受电离、电解作用的限制。

(3)不存在影响作用强度和时间的极化问题。

(4)没有电刺激现象,不会发生电灼伤。

二、适应证与禁忌证

1. 适应证 超声波和药物共同的适应证。

2. 禁忌证 超声波和药物共同的禁忌证。

三、耦合剂的制备

1. 基本要求 选择不影响超声波输出强度和有利于药物透入体内的耦合剂。

2. 根据药物特性加入不同的耦合剂

(1)脂溶性药物加入羊毛脂中,制成油膏或霜剂。

(2)水溶性药物加入水中。

(3)中药可制成浸液或煎剂。

3. 常用药物 维生素 C、氢化可的松、呋喃西林、各种抗生素、普鲁卡因等麻醉药、丹参等活血化瘀的中药。

4. 影响药物透入的因素

(1)超声波的各种参数,如频率低的超声波透入药量多且深;治疗范围内超声波作用的强度大,透入量多;作用时间长,透入药量也多。

(2)药物的理化性质及耦合剂中药物的浓度均可影响药物透入量。

（3）人体的神经功能状态和反应性。

（4）人体局部的皮肤、黏膜特点、功能状态。

（5）在超声波治疗之前所进行的其他治疗，如先进行直流电、中频电、热疗等，再做超声波药物透入，则透入量多且透入深。

仪器设备见本章第一节"四、治疗设备"；操作方法与常规超声疗法相同。

四、注意事项

1. 用药注意事项

（1）超声波药物透入时，禁用患者过敏和对声头有腐蚀的药物，慎用对皮肤有刺激的药物。

（2）注意掌握药物剂量。

2. 其他注意事项

（1）不要超过超声波的安全剂量，低强度、长时间的药物的透入比高强度、短时间的治疗更为有效。

（2）其余与常规超声波疗法相同。

第四节 超声间动电疗法

本疗法是一种同时应用超声波和间动电流作用于人体的治疗方法。治疗时在超声波声头上通以间动电作为间动电的作用极，非作用极固定在身体某一部位，声头在治疗部位移动，使超声波和间动电同时作用于人体。

一、作用机制与特点

1. 作用机制　应用小功率的超声机械振动对组织产生微细按摩；组织细微成分振动形成的热，改变组织 pH 而引起的止痛效应与间动电的扩张血管、止痛作用相叠加而发挥治疗作用。

2. 特点

(1)电流特点:间动电治疗不用直流成分,主要采用密波。超声系断续输出(通断比 1:1)采用小功率,一般在 $0.5W/cm^2$ 左右。

(2)优点

①止痛作用因两种物理因子的综合而加强,这也是超声间动电疗法的主要作用。

②治疗时超声声头以间动电流作为间动电的主电极,非作用极固定在相应的部位上。间动电的作用范围随超声声头的移动而增大。

③治疗剂量相对较小。

④治疗运动创伤、扭挫伤及神经痛,止痛效果明显,采用移动法可克服间动电治疗范围小的弱点;作用于病变部位后,常可出现局限性感受过敏区或过敏带,呈条带状,沿此带治疗可取得较单一治疗更好的疗效。

二、适应证与禁忌证

同超声疗法与间动电疗法。

三、治疗技术

1. 仪器设备　超声间动电治疗仪,能同时或分别输出超声与间动电。并备有声头和间动电电极、耦合剂、固定带、软纸、75％乙醇。

2. 操作方法

(1)患者取舒适体位,暴露治疗部位。

(2)接通电源,超声声头接阴极,间动电电极接阳极。

(3)在治疗部位涂抹专门的耦合剂后,将超声头紧压在涂有耦合剂的皮肤上并固定好。

(4)将间动电电极置于邻近部位,一般治疗上肢时将其置于肩胛间区,治疗下肢时将其置于腰骶区。

(5)打开超声开关,设定治疗时间,调整输出剂量。

(6)在超声基础上加电刺激。根据病情选择不同的间动电波形,如密波、疏波、疏密波、间升波等。

(7)调节电流输出强度,进行治疗。

(8)治疗结束后,先后将间动电与超声的输出旋钮复位,然后取下电极和声头,再关闭电源。擦净声头和皮肤上的耦合剂,并用75%乙醇涂擦消毒声头。

四、常用治疗方法

1. **偏头痛** 声头置于患侧颞部(-),另一 40cm² 电极置背部(+);先调节超声强度 0.5W/cm²,后调节间动电密波输出,至患者有明显颤动感,慢慢寻找敏感区,再行治疗,治疗时间 5~10min。

2. **肩关节周围炎** 声头接阴极,在肩部患处移动,阳极 60cm² 的衬垫浸湿置于患侧肩胛间区,超声强度 0.5~1.0W/cm²,密波、疏密波各 5min,电流量 4mA,1/d,10~15 次为 1 个疗程。

附:其他超声电疗法

除了超声间动电疗法外,超声波疗法还可与其他电疗方法联合使用,这类治疗方法统称为超声电疗法,或称为超声电复合疗法、超声电混合疗法。这些方法较单一物理因子的疗效更好,尤其是在镇痛方面。这些方法包括超声低频电疗法(如超声脉冲电疗法)、超声中频电疗法(如超声调制中频电疗法、超声干扰电疗法、超声等幅中频电疗法)等。

1. **超声脉冲电疗法** 采用有节律的脉冲,在治疗过程间断地发射超声波作用于人体,持续时间为脉冲周期的 1/5 或 1/10,间歇时间长,可充分散热,利用机械作用而不用热作用,常用于治疗骨折后骨痂生长缓慢的部位。

具体操作同超声间动电疗法。

2. **超声中频电疗法** 是一种将超声与中频电流叠加同时治

疗人体的一种作用方式。可采用超声正弦调制中频电或超声等幅中频电;对改善血液循环,促进静脉、淋巴回流,镇痛等治疗作用优于单一方法。治疗时,根据病情可选择中频电所需的波形、调制方式、电流强度、耐受感觉波、运动阈等参数。治疗强度 $0.5 \sim 1.0 \text{W/cm}^2$,治疗时间 $10 \sim 15 \text{min}$。

第五节　超声雾化吸入疗法

本疗法是一种利用超声波的空化作用,使药液在气相中分散,将药液变为微细的雾状颗粒(气溶胶)均匀地分散在气相中,通过吸入进入呼吸道,直接作用于呼吸道局部病灶的物理治疗方法。

一、作用机制与特点

1. 作用机制　人体呼吸道末端管径纤细,一般的气雾颗粒无法达到,而超声雾化后产生的药液气雾具有雾量大、颗粒小而均匀的特点,吸入时可达呼吸道各级分支直至肺泡,并使药物在各级分支黏膜和肺泡表面黏附沉积而直接作用于病灶局部。

2. 特点　药物直接作用于呼吸道局部,局部药物浓度较高;超声雾化后的颗粒大多带有负电荷,故不仅有药物作用而且还有负离子的作用;药效迅速,疗效显著,用药少,全身反应小,不良作用小。

二、适应证与禁忌证

1. 适应证

(1)各种急性呼吸道感染:咽炎、喉炎、气管炎、急性支气管炎、肺炎等。

(2)慢性阻塞性肺疾病:老年慢性支气管炎、支气管哮喘、肺气肿。

(3)呼吸道疾病及术后并发症:全身其他疾病引起的肺不张、肺部感染等肺部并发症;胸外科术后、声带息肉术后、气管插管及气管切开术后和咽喉部其他手术后;呼吸道烧伤和麻醉后呼吸道并发症。

2. **禁忌证**　自发性气胸、肺巨大空洞、大量咯血、严重心脑血管疾病等及不能耐受此项治疗的患者。

三、治疗技术

1. **仪器设备**　超声雾化器,面罩或含口管,药物,生理盐水或蒸馏水,乙醇棉球。

2. **雾化制剂**

(1)药物要求:水溶性,无刺激,无毒性,不引起过敏反应,pH接近中性,性能稳定,能适应组织的胶体渗透压,有较好的雾化效果。

(2)常用药物:湿润剂(0.45%的氯化钠溶液,有湿化痰液的作用)、各种抗生素(如青霉素、氯霉素、链霉素等)、化痰药(如4%碳酸氢钠溶液、α-糜蛋白酶等)、支气管扩张药(如氨茶碱、肾上腺素等)和激素(如氢化可的松、地塞米松等)。

3. **操作方法**

(1)患者取坐位或卧位,解开衣领,颈部放松。

(2)根据病情选择药物,将需吸入的药物溶入 20~30ml 生理盐水或蒸馏水中,放入雾化罐或雾化杯内。开启电源,调节雾化量。

(3)给患者接上面罩或含入口管,嘱患者做慢而深的呼吸。

(4)治疗结束,关机,取下面罩或口管放回消毒液中浸泡消毒。

(5)每次治疗 10~20min,每日 1~2 次,5~10 次为 1 个疗程。

4. **注意事项**

(1)雾化用的药液应新鲜配制,并选用对黏膜无刺激性的药物。

(2)青霉素等可致敏的药物吸入前应做药物过敏试验。皮试阴性后方可治疗。

(3)饭后或体力劳动后 1.5h 内不宜行超声波雾化吸入治疗。

第六节 体外冲击波疗法

将气动脉冲声波转化为弹道式冲击波,由于能量的突然释放而产生的高能量压力波,具有压力瞬间增高和高速传导的特性。通过介质(空气、液体)和力-化学信号的传导作用于人体,产生生物学效应,促进组织细胞的再生及功能修复。称为体外冲击波疗法(extracorporeal shock wave therapy)简称 ESWT。

体外冲击波治疗仪、治疗探头见图 4-1。

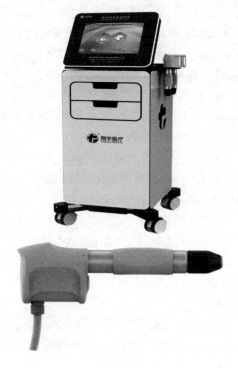

图 4-1 体外冲击波治疗仪、治疗探头

(一)主要技术参数

型号:XY-K-SHOCK MASTER-500。

额定电压:220V。

额定频率:50Hz。

额定输入功率:950VA。

频率范围:1~25Hz。

冲击次数:100~9900 次可调节,步进 100 次。

压强范围:(1~5.5)×10^2 kPa。

(二)治疗作用

1. 镇痛　高强度冲击波对神经末梢组织产生超强刺激,使神经敏感性降低,无法传导疼痛信号。促进血管扩张和血液循环,引起细胞周围自由基改变而释放抑制疼痛物质,提高疼痛阈值,产生镇痛效果。

2. 组织修复　冲击波在人体组织中传导时,产生空化效应,有利于疏通微细血管,松解组织粘连,刺激修复因子的产生,促进病变组织的修复。

3. 促进骨愈合和重建　冲击波作用后,骨组织发生微小骨折和血肿,诱导血管生成,增强内膜骨化,最终形成正常骨质。高能量的冲击波可使正常和坏死骨组织同时被击碎,其中间充质祖细胞开始分化增殖,有利于骨结构的重建。

(三)治疗技术

1. 体位　患者取坐位或卧位,通过按压定位找到疼痛点,暴露治疗部位,均匀涂抹耦合剂。

2. 根据病情选择治疗探头

(1)标椎探头:直径 15mm,用于治疗肌腱炎、肩部钙化、跟骨骨刺等。

(2)变频探头:直径 20mm,用于深层组织疾病,如腕管综合征、粘连等。

(3)深层探头:直径 15mm,把原来散射冲击波向平衡释放,可达到较深层组织,适用于刺激深层痛点的治疗。

(4)聚焦探头:直径 15mm,把原来散射冲击波集中于 20mm 短距释放,适用于近骨浅层部位,如咬肌、颈部的治疗。

(5)穴位探头:直径 6mm,适用于穴位治疗。

(6)变频探头:直径 35mm,适用于较大面积的肌肉,定位刺激痛点,适用于深层肌肉的治疗。

3. 选择治疗时握冲击手枪的姿势

(1)握笔式:用于表浅部位治疗。

(2)门闩式:用于大面积肌肉疼痛治疗。

(3)手枪式:用于某一个疼痛点治疗。

4. 处方的选择 根据病情和部位选择治疗处方,本机提供 200 个处方供选择。

5. 治疗剂量 根据病情选择治疗冲击压力、频率、单个痛点冲击波的次数。

(1)冲击压力:1～5.5 bar。

(2)冲击次数:100～9900 次可调节,取决于所需治疗的部位。

(3)频率:1～25 Hz,取决于患者的耐受程度。

(4)治疗时间 5～10min,治疗间隔 4～5d,共 4 次。

(四)注意事项

1. 冲击波不能用于治疗含有空气的组织(如肺)区域,不能治疗靠近大神经、大血管、脊柱或头部周围的区域。

2. 患者在接受冲击波治疗期间要注意休息。治疗 3h 后,可能会出现酸痛或原有疼痛症状稍有加重,这是细胞自我修复进程被激活、局部代谢加快的缘故,无需处理,注意观察。

3. 治疗后局部区域可能出现瘀斑、红斑、红肿和水肿,属于正常现象,数日后均可自愈,无需处理。治疗后,会有口渴现象,建议多喝水。

4. 注意治疗探头的散热,过热时应暂停治疗。

(五)适应证与禁忌证

1. 适应证

(1)四肢软组织慢性损伤性疾病:肩周炎、肱二头肌长头肌腱炎、钙化性冈上肌腱炎;肱骨外上髁炎(网球肘)、肱骨内上髁炎;腱鞘炎;手指关节炎;髌腱炎、膝关节炎。

(2)足部:足底筋膜炎、跟腱炎。

(3)颈腰部:颈肩肌肉疼痛、颈椎病、慢性腰肌劳损、强直性脊柱炎。

(4)骨组织疾病:骨折延迟愈合及术后关节僵硬。

(5)其他疾病:颞下颌关节紊乱、三叉神经痛。

2. 禁忌证　妊娠或哺乳期妇女、过敏体质、治疗部位有皮肤破损或皮肤病者、合并心肝肾和造血系统原发疾病者、内置心脏起搏器及体内植入金属医疗器械的患者。

第5章 磁疗法

第一节 磁疗法的基础知识

应用磁场作用于机体、经络穴位治疗疾病的方法。

一、物理基础

1. 磁体与磁极

(1)磁体:具有能吸引铁、钴、镍等物质的磁性物体称为磁体。

(2)磁极:在磁化的磁体上磁性最强的部位称为磁极。磁体分为两端,一端为南极(S),一端为北极(N),磁极具有力的作用,即同性极相斥,异性极相吸。

2. 磁化与磁感应

(1)磁化:用磁体吸住一根不具有磁性的物体(铁棒),该物体因直接接触得到磁性的过程称为磁化。

(2)磁感应:在磁体周围的物体因间接接触被磁化称为磁感应,如铁棒隔着玻璃被磁化的过程。

3. 磁场与磁力线

(1)磁场:磁体周围磁力作用的空间及范围称为磁场。

(2)磁力线:描述磁场分布情况的曲线称为磁力线,磁力线的方向内外不一,外部由北极走向南极,内部由南极回到北极。

4. 磁场强度与磁感应强度

(1)磁场强度:穿过某处单位面积上的磁力线数,即为此处的磁场强度,磁力线既表示磁场强度的方向,又表示其大小。单位是安培/米(A/m),非法定单位为奥斯特(Oe),量的符号为 H。

(2)磁感应强度:物体内部的磁场强度称为磁感应强度,单位是特斯拉(T),非法定单位为高斯(Gs),1Gs=0.1mT。量的符号为 B。

二、治 疗 作 用

1. **镇痛** 磁疗能改善局部血液循环和组织营养,加速炎性渗出物的吸收,降低末梢神经的兴奋性,促使致痛物质的分解和转化,具有明显的镇痛作用。适用于创伤性疼痛、神经性疼痛,尤其对软组织损伤性疼痛疗效显著。

2. **消炎、消肿** 在磁场作用下,血管的通透性增高,有利于渗出物的吸收,提高机体的非特异性免疫力,白细胞及吞噬细胞的功能增强而消炎消肿。适用于慢性炎症和软组织损伤引起的组织局部水肿。

3. **镇静、解痉** 磁疗对神经系统具有调节作用,能改善人体的睡眠状态,延长睡眠时间。可缓解肌肉痉挛和减轻皮肤瘙痒等症状。

4. **降血压、降血脂** 磁场通过调节自主神经及周围神经功能,使动、静脉毛细血管管径扩大,血液循环的外周阻力降低,改善微循环,使血压下降。具有防治动脉粥样硬化和冠心病,防止冠脉支架术后再狭窄等潜在的治疗作用。低强度脉冲电磁场能够使沉着于血管壁上的胆固醇减少,有改善血黏度、降低血脂的作用。

5. **促进骨折愈合** 磁场可以改善局部血液循环,使骨、软骨细胞微环境改变,提高骨与软骨区的 pH 值,促进软骨细胞和成骨细胞的钙化,加速骨的重建和修复。

6. **抑制骨吸收,提高骨密度** 脉冲电磁场能诱导骨髓间充质干细胞向成骨细胞分化,促进成骨细胞生长因子的分泌和合成,促进成骨细胞增殖,提高成骨细胞的活性,促进破骨细胞凋亡,抑制骨吸收,提高骨密度。

三、磁场的类型和器械

1. **恒定磁场** 磁场强度和方向不随时间而变化,又称为静磁场。

(1)磁片:即永磁体,常用的材料有铁氧体和稀土钴两大类。磁片的形状大小不一,以圆、方形两种为好,圆形直径 3～50mm,厚 1.5～4mm,方形边长 10～15mm,厚 2～4mm。表面磁场强度可达数百至数千高斯。

(2)直流电磁疗机:应用整流设备将线路中的交流电变为直流电,通到铁芯线圈上,产生直流电磁场。磁场强度可达数百至数千高斯。

(3)保健磁疗用品:磁表带,适用于高血压病、高脂血症和腕踝关节炎;磁枕,适用于神经衰弱和头痛;磁乳罩,适用于乳腺小叶增生、乳腺纤维瘤等。

2. **交变磁场** 强度和方向随时间有规律变化的磁场。

(1)异极旋转磁疗器:在微型马达的轴上装上有机玻璃或硬塑料转盘,转盘上放置 2 片或 4 片 3000～4000Gs 的磁片,异极排列,通电后,马达转动使转盘上的磁片旋转产生交变磁场。转速为 1500～6000r/min。

(2)电磁疗机:用硅钢片作铁芯或变压器铁芯,绕上数千匝至数万匝漆包线,通以不同电压的交流电,可产生数百至数千高斯的交变磁场。

(3)磁床和磁椅:将交流电磁铁或异极旋转磁疗器安装在床和椅子的各个部位。

3. **脉动磁场** 磁场强度随时间而变化,但磁场方向不变。

(1)同极旋转磁疗器:在旋转磁疗器放置的 2～4 个磁片为同极排列,南极或北极向外,通电后,微型马达旋转产生脉动磁场。

(2)磁按摩器:在电动按摩器上装有 2～4 个磁片,呈同极排列,通电时按摩头带着磁片上下振动,形成具有机械按摩作用的脉动磁场。

4. 脉冲磁场 将脉冲电流通过电磁铁的线圈,即产生不同频率和波形的脉冲磁场,其磁场强度随时间而变化。磁场强度可达数千高斯。

第二节 静磁场疗法

本疗法是应用静磁场(恒定磁场)进行治疗的一种磁疗方法。

一、分 类

1. **直接贴磁法** 将磁片直接固定在治疗部位皮肤上的一种磁疗方法。

2. **间接贴磁法** 磁片不直接接触治疗部位或穴位皮肤(在磁片与皮肤之间有一层隔垫物)的一种磁疗方法。

3. **耳磁场法** 应用磁珠或小磁片进行耳穴治疗的一种磁疗方法。

二、适应证与禁忌证

1. **适应证**

(1)外科疾病:软组织扭挫伤、软组织炎症感染、肌纤维组织炎、肱骨外上髁炎、关节炎、肩关节周围炎、颈椎病、乳腺小叶增生。

(2)内科疾病:支气管炎、支气管哮喘、高血压病、胃肠功能紊乱、溃疡病、胆石症、遗尿症、神经痛、神经症。

(3)妇科疾病:子宫功能性出血、痛经。

(4)其他疾病:面肌抽搐、颞下颌关节炎、耳郭软骨膜炎、毛细血管瘤等。

2. **禁忌证** 金属异物局部、心脏起搏器局部及其邻近、对磁疗有明显不良反应或皮肤过敏者。

三、仪器设备

1. **磁片** 多为圆形,直径 0.5～2cm,表面磁感应强度 0.05～0.2T(500～2000Gs),多用于体表。

2. **磁珠** 圆形,直径 0.2～4mm,表面磁感应强度约 1mT(10Gs),多用于耳郭穴位。

四、操作方法

1. **直接贴磁法**

(1)选取有足够磁感应强度的 1 片至数片磁片。

(2)暴露治疗部位,选好痛点、穴位等贴磁部位。

(3)将磁片分别置于需敷磁部位,用胶布固定之。贴磁方法如下。

①单磁片法:取 1 片磁片,将磁片的任一极贴在病患部位或穴位上。此法多用于病变范围较小、部位较浅的组织。

②双磁片法:取 2 片磁片,根据病情选择极性与放置的方法。病变范围较大、较浅时,两磁片的异名极并置敷贴;病变范围较大、较深时,将两磁片的同名极并置;病变范围较小、较深时,将两磁片的异名极相对敷贴于病变部位的上下、左右或前后。

③多磁片法:取多片磁片(一般不超过 6 片),参考双磁片法贴于病变部位,敷贴范围应稍大于病变部位。

(4)磁片贴后 5～7d 取下磁片,检查敷贴磁片局部的皮肤反应。如无不良反应,需要继续治疗者,可以休息 1～2d 后继续在原位敷贴。

(5)异名极对置贴于组织较薄处时,容易发生血管受压迫、局部缺血的情况,应多检查,出现局部缺血时应立即取下磁片。

(6)若敷贴磁片处皮肤发生刺激、疼痛,出现水疱时,应立即取下磁片,更换敷贴部位。皮肤过敏、破损处可先用消毒纱布覆盖破损皮肤处,再敷贴磁片。

(7)疗程无严格限制,通常1周至1个月为1个疗程。

2. 间接贴磁法

(1)将数片磁片缝制于可穿戴于病变部位的衣物(如腰带、腹带、乳罩、护膝等)上,并根据磁片的多少、敷贴部位之间的距离,缝制固定,以使磁场能准确地作用到治疗部位。

(2)将带有磁片的衣物穿戴于病患部位(磁片与皮肤之间只隔薄层织物),并确保磁片紧贴病患部位、痛点或穴位等治疗部位。

(3)若体位变化或穿脱衣物等使磁片移位时,应及时纠正,以确保磁片保持于治疗部位。

(4)一般穿戴1~2周后,休息1~2d再用。

3. 耳磁场法

(1)选取若干磁珠或小磁片。

(2)根据病情选择耳郭穴位,将磁珠(片)贴在耳穴上,用胶布固定之。

(3)异名极在耳郭对置贴敷时容易对耳郭组织发生压迫,一般敷贴2h后松开5min再贴,以免长时间压迫引起耳郭组织坏死。

(4)疗程无严格限制,可长期贴用。

五、注 意 事 项

1. 磁片使用的注意事项

(1)磁性材料较脆,磁片不可相互撞击,以免破坏磁场,减弱其磁感应强度。

(2)对磁片应进行定期消毒,一般可用75%乙醇消毒,时间30~60min,时间不宜过长;但不得用高热消毒或用水浸泡,以免退磁。

(3)永磁片可反复使用多年,疗程结束后妥善保管备用。磁感应强度过弱时应换用新磁片或充磁后再用。

2. 操作注意事项

(1)治疗前应去除治疗区内的金属物品,以免被磁化。

(2)治疗时,注意勿将手机、手表、收录机、各种电信或信用磁卡等靠近磁片。

3. 特殊情况的注意事项

(1)对于较敏感的部位,如头颈部、胸腹部,应选用较低的磁场强度。

(2)年老体弱、妇幼患者,对磁场强度的耐受性较低,使用的磁场强度也应低些。

(3)患者皮肤对胶布过敏者可采用其他方法固定。

(4)在贴磁过程中如有不适要及时就诊,对症处理。

第三节　动磁场疗法

本疗法是利用动磁场进行治疗的一种磁疗方法,在应用产生动磁场的仪器进行治疗时,磁场的方向、强度不断发生变化。

一、分　　类

1. 旋转磁疗法　简称旋磁法,根据旋磁机机头上磁片安装方式的不同,分同名极(脉动磁场)旋磁法、异名极(交变磁场)旋磁法。其优点是起效快、不良反应少。对外伤性血肿、急性扭挫伤、冻伤、小儿斜颈、小儿肠炎腹泻等具有较好的疗效,对病变较深、较顽固的慢性疾病效果欠佳。

2. 电磁场法　有低频交变磁疗法、脉动磁疗法和脉冲磁疗法等。

(1)低频交变磁疗法能同时产生磁场、振动和热能(这种温热作用并非由磁场所产生,而是电流在通过线圈时,线圈对电流的阻力摩擦所产生),因而对呼吸系统、消化系统及因风寒引起的疾病有较好的疗效。

(2)脉动磁疗法通过电磁体产生的波形比较规律,故一般察觉不到其振动。

(3)脉冲磁疗法可产生均匀、渐强、疏密等各种脉冲磁场。

二、适应证与禁忌证

1. 适应证　软组织扭挫伤、肌纤维组织炎、肌筋膜炎、肱骨外上髁炎、肩关节周围炎、颈椎病、骨性关节病、类风湿关节炎、跟骨骨刺、骨折愈合迟缓、肋软骨炎、带状疱疹后神经痛、坐骨神经痛、颞下颌关节炎等。

2. 禁忌证　金属异物局部、心脏起搏器局部及其邻近、孕妇下腹部、出血倾向、体质极度虚弱者。

三、仪 器 设 备

1. 旋转磁场治疗仪　带有两个磁头,每一磁头内有一个可水平旋转的圆盘,盘上安装一定数量的(通常为 2～4 片)、磁感应强度为 0.1～0.2T(1000～2000Gs)的永磁体。治疗仪内装有微型电动机(1500～3000r/min),电动机启动后可带动磁头内磁片旋转,产生磁感应强度为 0.06～0.15T(600～1500Gs)的旋转磁场。因磁片表面磁极性的异同而产生交变磁场或脉动磁场。

2. 电磁治疗仪　因治疗仪所利用电流种类不同而产生不同类型的磁场,如低频交变磁场、脉动磁场、脉冲磁场。治疗仪带两个或多个电磁头,其磁感应强度为 0.1～0.5T(1000～5000Gs)不等。

四、操 作 方 法

1. 检查治疗仪能否正常工作。

2. 患者取下手表与治疗部位邻近的金属物品。

3. 患者取舒适体位,旋磁疗法需暴露治疗部位,电磁疗法时可不暴露治疗部位。将治疗仪的磁头置于治疗部位,并以沙袋固定(旋磁疗法时)。

4. 开机治疗

(1)旋磁疗法:打开电源,电机旋转,将机头放置于治疗部位(可由操作者或患者手持磁头进行治疗),调至所需转速,治疗仪电源后磁头下出现振动感,即可开始治疗。磁场强度 80～120mT(800～1200Gs),治疗时间 10～15min。

(2)脉冲磁场疗法:将磁头对置或并置于治疗部位,依病情需要调节治疗所需的磁场波形、脉冲频率及磁场强度,机器磁场强度 0.2～1T(2000～10 000Gs),脉冲频率 5～160/min,常用剂量 0.6～1T(6000～10 000Gs),脉冲频率 40/min,治疗时间 15～20min。

(3)脉动电磁法:治疗时将磁头作用于患部,由于磁头工作时间长,易过热,磁头与皮肤间要有 1～2cm 的距离,采用对置法,治疗时间 20min。

5. 治疗完毕,关闭电源,从患者身上取下磁头。

6. 一般治疗每日或隔日 1 次,10～20 次为 1 个疗程。

五、注 意 事 项

1. 仪器使用注意事项

(1)磁头不得撞击或掉落地上,以免磁头破碎、损坏。

(2)旋磁头表面用 75%乙醇擦拭消毒;脉冲电磁头外套 1 个布套,定期清洗布套。

(3)旋磁治疗过程中如治疗仪或磁头内出现异常响声,应立即中止治疗,关闭电源,检查处理故障。

(4)磁疗机连续使用 2h 左右,应休息 10min,以免磁头过热,磁头过热时,应注意散热冷却后再使用,以免灼伤。

2. 操作注意事项

(1)注意勿将手表、收录机、手机等靠近磁头,以免电器被磁化。

(2)电磁场治疗过程中,如患者感觉发烫,应在磁头与治疗部位间加垫或加大间距,以防灼伤。

3. 特殊情况的注意事项

（1）对于较敏感的部位，如眼部、头面部、胸腹部，应采用较低磁场强度，并从小剂量开始，逐渐增大。

（2）年老体弱、妇幼患者，对磁场强度的耐受性较低，宜采用弱磁场，且治疗时间不宜过长。

（3）极少数人磁疗后出现头晕、恶心、心慌、气短等不适反应，轻者不需处理，可继续治疗；重者可减弱磁感应强度，缩短治疗时间或停止磁疗。以上反应可逐渐自行消失，不留后遗症。

第四节　磁热振疗法

本疗法是一种以磁场效应为主，配合热效应和振动效应的综合理疗方法。

一、治 疗 作 用

1. 磁场作用　与其他磁疗作用相似，磁场的作用使治疗局部的血流速度加快，血液供应增加，从而促进了局部血液循环，改善了细胞营养，加强新陈代谢。

2. 热作用　由于磁场的作用，引起局部组织细胞内物质运动，组织温度升高，增加生物膜的弥散过程，改变膜电位，增加离子胶体的通透性，促进局部组织的血液循环，改善局部肌肉等组织的缺血、缺氧状态，有利于肌肉组织的功能恢复。

3. 振动作用　微振动能起到局部轻微的按摩作用。

热作用和振动作用可增强磁场的特殊治疗作用。

二、适应证与禁忌证

1. 适应证

（1）软组织、骨关节疾病：软组织扭挫伤、肌纤维组织炎、颈椎病、肩关节周围炎、腰椎病、退行性骨关节病、关节炎、坐骨神经痛。

(2)内科疾病:慢性支气管炎、慢性胃炎等。

2. 禁忌证　恶性肿瘤、高热、急性化脓性炎症、出血倾向、活动性结核、妊娠、金属异物局部、心脏起搏器局部及其邻近、心力衰竭。

三、仪 器 设 备

磁热振治疗仪,附有传感治疗带、固定带、沙袋等其他用品。某些产品振动模式、温度等可调,如日本产 OMI TM－3200/3400 型磁热振治疗仪的振动模式有连续和脉冲两种,温度 40～60℃ 可调。

四、操 作 方 法

1. 检查治疗仪能否正常工作,传感治疗带是否破损,各调节器是否在设定的位置。

2. 患者取下手表及金属物品,取舒适位,可穿薄层衣服,不必裸露治疗部位。

3. 将传感治疗带置于病患部位,裹紧。

4. 接通电源,调节输出,可先达到一定温度(一般为 40℃)、振感最强,再调至合适为度。

5. 每次治疗 20～30min,治疗完毕,关闭输出与电源,从患者身上取下传感治疗带。

6. 每日或隔日治疗 1 次,15～20 次为 1 个疗程。

五、注 意 事 项

治疗时注意防止过热引起灼伤,对感觉障碍者尤应密切观察。

第6章 水 疗 法

第一节 水疗法的基础知识

利用水的物理化学特性,以不同的治疗方式作用于人体,达到预防和治疗疾病目的的方法称为水疗法。

一、物 理 特 性

1. 可塑性 水在通常情况下为液体,可与人体各部位密切接触,是传递刺激的最佳介质。

2. 良好的溶剂 水可以溶解多种物质,治疗时在水中加入某些化学药物,可增强水疗法的化学刺激作用,进行人工矿泉和药物浴等疗法。

3. 比热及热容量大 水具有较大的热容量(比热为1),热传导性好,约为空气的33倍,易于散热和吸收热量,对机体可产生温热或寒冷刺激。

二、治 疗 作 用

水疗法是利用水温、水压刺激与药物等进行治疗的方法,有别于普通洗澡。

1. 温度刺激作用

(1)对肌肉等组织的影响:对局部皮肤进行短暂的冷刺激可提高肌肉的应激能力,增强肌力,减少疲劳;温热刺激还可使平滑肌张力增强,缓解和消除痉挛。

(2)对中枢神经系统和内脏器官功能的影响:水作用于皮肤时,温热或冷的触压刺激,通过神经末梢感受器,从而影响中枢神经系统和内脏器官功能,如手浴影响胸腔器官,足浴影响脑部血液循环,盆浴影响盆腔器官。在心脏部位进行冷浴时,可使心率减慢,血压上升,37～38℃温水浴时,可使周围毛细血管轻度扩张,脉搏加快,血压下降。

(3)影响人体对水疗温度刺激反应的因素

①水温与体温之差距:水温与体温的差距越大,人体的反应越强。不同温度的水浴可使人体产生不同的生理反应,温水浴与热水浴可扩张血管充血,促进血液循环,增强新陈代谢,降低神经兴奋性,降低肌张力,缓解疼痛。热水浴有较明显的发汗作用。不感温水浴有镇静作用。凉水浴与冷水浴可收缩血管,提高神经兴奋性,增强肌张力。

②温度作用的速度:温度变化越快,人体的反应越大。

③温度作用的面积:水作用的面积越大,温度对人体的刺激作用越强。

④水中添加的成分:水中加入某些药物或气体时可加强温度对人体的刺激作用。

⑤水温作用的时间:水温作用的时间越长,对人体的刺激作用越强,但持续作用时间过长则可引起相反的作用,如短时间寒冷刺激可起兴奋作用,使血管收缩,但长时间寒冷刺激则可引起麻痹。

⑥水温作用的次数:一定次数的水疗可引起一定的反应,反复作用时反应可能减弱,这时必须逐渐增加刺激强度。

⑦机体反应性:机体反应能力减弱时影响水疗的效果。

应用淡水浴治疗主要为温度刺激。水的比热大、热容量大、导热性强,因此水疗的温度作用明显。

2. 机械刺激作用

(1)静水压作用:静水压可压迫胸腔和腹腔,使患者增强呼吸运动,促进气体代谢。静水压还压迫表浅的静脉与淋巴管,促使静脉和淋巴回流。

(2)浮力作用:水的浮力可使身体浸入水中部分的重量减轻,所减轻的重量等于该体积所排出的水的重量,减轻重量将使身体或肢体在水中比在空气中容易活动,有利于功能训练。

(3)水流冲击作用:水流对皮肤有温和的按摩作用。水射流对人体有较强的机械刺激作用,可提高温度效应,引起血管扩张,使神经兴奋性增高。

3. 机械按摩作用　调节和控制水流的方向、力度和频率,通过一定的装置,间接地作用于人体,可起到水按摩的治疗作用。

4. 化学刺激作用　水作为良好的溶剂,在进行水疗法时,可在水中加入各种可溶性盐类、气体、微量元素、药物等。这些化学物质的刺激加强了水疗法的作用。

5. 综合刺激作用　根据水疗法应用的温度、水中所含的物质成分及治疗方式不同,可产生镇静、催眠、兴奋、发汗、退热、利尿、消炎、止痛、促进吸收、促进新陈代谢、锻炼肌肉等作用。

三、分　　类

由于水温、添加成分、治疗方式、作用压力、作用部位、操作方法不同,治疗作用、临床适用的范围也有所不同。因此,水疗常根据上述不同的情况进行分类。

1. 按水的温度分类　分为热水浴(39℃以上)、温水浴(37～38℃)、不感温水浴(34～36℃)、凉水浴(26～33℃)、冷水浴(26℃以下)。

2. 按添加成分分类　分为淡水浴、药物浴(包括盐水浴、松脂浴、苏打浴、硫黄浴、芥末浴等)、气水浴(包括二氧化碳浴、硫化氢浴、氡浴、气泡浴等)。

3. 按治疗方式分类　分为擦浴、冲浴、湿包裹、浸浴、淋浴等。

4. 按作用压力分类　分为低压淋浴(1个大气压以下)、中压淋浴(1～2个大气压)、高压淋浴(2～4个大气压)。

5. **按作用部位分类** 分为全身浴(包括全身浸浴、全身淋浴、全身擦浴、全身冲浴、全身包裹等)、局部浴(包括半身浴、手浴、足浴、坐浴、局部擦浴、局部冲浴等)。

6. **按操作方法分类** 分为旋涡浴、蝶形槽浴、泳浴、水中运动、水下按摩等。

常用的水疗方法主要为浸浴、旋涡浴、蝶形槽浴等。

四、注意事项

1. 水温视治疗需要而定,不能随便加入冷水或热水。

2. 治疗中患者如有头晕、心慌等症状,要及时调整水的温度。

3. 进行水疗时不得使用沐浴液、肥皂等洗擦。

第二节 浸 浴

患者的全身或一部分浸入水中进行治疗的方法称为浸浴。

根据所用浴水的温度不同可分为温水浸浴、热水浸浴、凉水浸浴与冷水浸浴。根据所用浴水中添加成分不同可分盐水浴、松脂浴、苏打浴和中药浴等。此外,根据身体浸入的程度也可分为全身浸浴、局部浸浴等。

一、不同水温下的浸浴

(一)温水浸浴

浸浴水温为34～38℃,可松弛肌肉,缓解痉挛,减轻疼痛。

1. **适应证** 兴奋过程占优势的神经症、自主神经功能紊乱、痉挛性瘫痪、雷诺现象等。

2. **禁忌证** 传染病、心肺肝肾功能代偿不全、严重动脉硬化、恶性肿瘤、出血性疾病、发热、炎症感染、皮肤破溃、妊娠期、月经期、大小便失禁、过度疲劳。

3. 仪器设备

(1)水疗室:光线充足,通风良好,室温22～23℃,相对湿度在75%以下,地面防滑,并附设有常规的洗浴附属设备。

(2)水源:清洁无污染,能充分供应热水。

(3)浴盆:可清洁消毒。

(4)浴盆盖罩:保温用。

(5)其他用品:包括洗浴用具(如浴衣、浴帽、浴巾、毛巾、拖鞋等),休息、保温、测温用品(如毛毯、毛巾被、床单、枕头、温度计等),补充液体用具(如饮水桶、水杯),刷洗、消毒用品(如长柄盆刷、消毒液等),以及基本的急救药品、设备。

4. 操作方法

(1)消毒浴盆,并用清水冲刷干净。

(2)在浴盆内注入2/3容量(200～300L)的淡水,用温度计测水温,使水温达到治疗要求(温水水温应为37～38℃,不感温水水温应为34～36℃),并用浴盆盖罩保持治疗所需温度。

(3)患者在排空大小便后,去除衣物入浴。

体位一般选择半卧位,并使入浴后温水的水平面与乳头平齐(头颈部及胸部应在水面以上),枕下垫浴巾,静卧于水中治疗。

(4)每次治疗时间可根据患者情况和治疗要求分别选择10min、15min和20min。

(5)治疗结束后,患者出浴盆,擦干身体,穿衣,休息片刻,适当饮水。

(6)排空浴水,刷洗、消毒浴盆。

(7)治疗频度为隔日1次,10～20次为1个疗程。

5. 注意事项

(1)水疗室地面应无积水,保持干燥,防止行走时滑倒。对体弱、年老、年幼者应予搀扶、保护。

(2)浴盆等用具使用后必须及时刷洗干净、消毒,并定期对浴盆壁做细菌学检查,发现污染时应进行严格的消毒。

（3）洗浴用具（如浴衣、浴巾、毛巾、拖鞋等）应专人专用，使用后及时清洗、消毒。

（4）患者不宜在空腹或饱餐后 1h 内进行浸浴。

（5）治疗过程中，患者应静卧水中，不得自行注水或排水、改变水温或水量，不得任意延长治疗时间，也不得在水中搓澡。

（6）治疗过程中，治疗人员应密切注意观察患者情况，尤其对体弱、年老、年幼者更应注意观察，防止淹溺或出现不良反应。

（7）治疗过程中，若患者出现头晕、多汗、恶心、心慌等不良反应，治疗人员应立即搀扶患者出浴，进行必要的检查，并保温、休息，给予喝热水等对症处理。

（二）热水浸浴

浸浴水温在 39℃ 以上，可松弛肌肉，缓解痉挛，减轻疼痛。

1. **适应证**　多发性关节炎、多发性肌炎、痛风等。

2. **禁忌证**　高血压病、严重动脉硬化、心功能不全，其余禁忌证与温水浸浴相同。

3. **仪器设备**　与温水浸浴相同。

4. **操作方法**

（1）消毒浴盆，并用清水冲刷干净。

（2）在浴盆内注入 2/3 容量（200～300L）的淡水，用温度计测水温，使水温达到治疗要求（温水水温应为 39℃ 以上），并用浴盆盖罩保持治疗所需温度。

（3）浸浴时用冷水浸透的毛巾在额部进行冷敷，以防过热。

（4）每次治疗 5～10min，治疗频度隔日 1 次，10 次为 1 个疗程。

（5）治疗后休息并喝水，出汗多者应喝盐水。

5. **注意事项**　与温水浸浴相同。

（三）凉水浸浴与冷水浸浴

浸浴水温在 33～26℃ 为凉水浸浴，在 26℃ 以下为冷水浸浴。凉水浸浴与冷水浸浴有强力兴奋神经、强化心血管、提高肌张力的作用。

1. 适应证 抑制过程占优势的神经症。

2. 禁忌证 对冷过敏者,其余与热水浸浴相同。

3. 仪器设备 与温水浸浴相同。

4. 操作方法

(1)消毒浴盆,并用清水冲刷干净。

(2)在浴盆内注入 2/3 容量(200～300L)的淡水,用温度计测水温,使水温达到治疗要求(凉水浴水温 33～26℃,冷水浴水温在26℃以下),并用浴盆盖罩保持治疗所需温度。

(3)每次治疗 3～5min。治疗完毕用浴巾擦拭身体。

(4)隔日 1 次,10 次为 1 个疗程。

5. 注意事项 与温水浸浴相同。

二、添加不同成分的浸浴

(一)盐水浴

浴水中盐的浓度为 1%～1.5%。盐水浴具有促进皮肤充血、改善血液循环、提高新陈代谢和强壮身体的作用。

1. 适应证 多发性关节炎、肌炎、神经炎等。

2. 禁忌证 与热水浸浴相同。

3. 仪器设备 海盐若干,其余与温水浸浴相同。

4. 操作方法

(1)浴水温度 38～40℃。

(2)将 1～3kg 海盐装在粗布袋内,挂在热水龙头上,用热水冲盐袋使盐溶于水中,通过粗布过滤进入浴水中,使浴水中盐的浓度达到 1%～1.5%。

(3)每次治疗 10～15min,隔日 1 次,10～15 次为 1 个疗程。

5. 注意事项

(1)不可将海盐直接投入浴水中,以免盐末或杂质刺激、损伤患者皮肤。

(2)其余注意事项与温水浸浴相同。

(二)松脂浴

松脂浴又称芳香浴,在浴水中加入松脂浸膏或松脂粉,使浴水呈黄绿色,并释放宜人的芳香,给人以清新愉快的感觉。

1. **适应证**　兴奋过程占优势的神经症、高血压病Ⅰ期、自主神经功能紊乱等。

2. **禁忌证**　与温水浸浴相同。

3. **仪器设备**　松脂浸膏(配方:食盐 1000g,白松油 5g,变性乙醇 15g,荧光素 1.5g,纯松节油 5g;混合后充分搅拌,装瓶备用)或松脂粉(配方:粉碎的海盐 10kg,煅烧苏打 5kg,松脂油 50g,变性乙醇 150g,桉叶油 50g,氨水 150g,精制松节油 50g,荧光素 15g;混合后充分搅拌,成黄色粉末,装瓶备用),其余与温水浸浴相同。

4. **操作方法**

(1)浴水水温 37～38℃。

(2)在浴水中加入松脂浸膏或松脂粉 50～75g,并搅拌均匀。

(3)其余与温水浸浴相同。

5. **注意事项**　与温水浸浴相同。

(三)碳酸氢钠浴

在浴水中加入碳酸氢钠,具有脱脂、软化角质层的作用。

1. **适应证**　银屑病等皮肤角质层增厚的皮肤病、脂溢性皮炎等。

2. **禁忌证**　与温水浸浴相同。

3. **仪器设备**　碳酸氢钠若干,其余与温水浸浴相同。

4. **操作方法**

(1)浴水水温 36～38℃。

(2)在浴水中加入碳酸氢钠 75～100g,并搅拌均匀。

(3)其余与温水浸浴相同。

5. **注意事项**　与温水浸浴相同。

（四）中药浴

将中药制成煎剂或提纯后加入浴水中进行全身浸浴的一种治疗方法。

1. 适应证　神经症、皮肤病、关节炎等。

2. 禁忌证　与温水浸浴、热水浸浴相同。

3. 仪器设备　制备中药煎剂并予过滤。其余与温水浸浴相同。

4. 操作方法

（1）根据患者的病情采用不同的水温，治疗神经症时采用温水浴；治疗皮肤病时采用温水浴；治疗关节炎时采用热水浴。

（2）根据患者不同的病情，采用对症的中药煎剂。中药煎剂制备方法为：将中药放入锅中，加水，微火煎煮 30～40min，制成 1500～2000ml 的药液，过滤后备用。每次治疗加入 200ml 药液，并搅拌均匀。

其余操作与温水浸浴相同。

5. 注意事项　与温水浸浴、热水浸浴相同。

（五）气泡浴

气泡浴是一种在浴水中含有饱和气体的浸浴方法。气体在水中的溶解度与压力大小成正比，与水的温度成反比，其作用除了温度、机械刺激作用外，还具有明显的化学刺激作用。

1. 适应证　中枢神经损伤后肢体瘫痪、周围血液循环障碍、多发性关节炎等。

2. 禁忌证　与温水浸浴相同。

3. 仪器设备　浴盆与空气压缩机相接，浴盆底及四壁有小孔，空气压缩机启动时空气通过输气管由浴盆壁小孔进入浴水中，可形成直径在 0.2mm 以上大小不等的气泡。其余设备与温水浸浴相同。

4. 操作方法

（1）患者入浴前启动空气压缩机，使浴水中出现气泡。患者入浴后体表可附有大小不同的气泡。水温 37～39℃。

(2)患者浸浴时可以活动肢体。

(3)其余与温水浸浴相同。

5. **注意事项**　与温水浸浴相同。

第三节　旋　涡　浴

旋涡浴又称涡流浴。是一种利用马达使浴水在浴盆内呈旋涡式流动旋转，以通过水温和水搅动的机械作用进行治疗的水疗方法。

一、治疗作用与特点

1. **治疗作用**

(1)湿热效应：从热效应的角度看，旋涡浴是一种湿热形式，因此，其热效应与其他传导热因子相似。

(2)流体静压：水产生流体静压，水深处压力则更大，可使淋巴回流速度加快，水肿消除。

(3)涡流作用

①对皮肤传入神经末梢产生周期性刺激，不断地重复激活传入神经末梢。在整个治疗中可持续地使患者感到水的温暖感。

②增加了流体静压，故进一步增加淋巴循环。

③提供了患者肢体渐次变化的训练：肢体顺涡流移动时提供辅助运动；肢体逆涡流移动时提供轻度至中度的抗阻运动。

④降低了水的热变化率，保持了水温。

2. **特点**

(1)优点：①治疗过程中可很好地观察所治疗的部位；②治疗剂量易于控制；③可使较大部位的温度上升；④一般无伤口再损伤或感染的危险；⑤患者在治疗过程中可安全活动，更为舒适，并可同时进行牵张训练。

(2)缺点:①治疗部位须有一定的独立性;②费用较高。

二、适应证与禁忌证

1. 适应证　开放性伤口和烧伤;亚急性或慢性创伤或炎症(可根据病情相应调节水温而达到治疗目的);外周血管疾病,如雷诺现象等(可根据病情相应调节水温而达到治疗目的);周围神经损伤或其他产生肌肉萎缩的疾病,如关节炎、肌炎等;神经性疼痛、截肢后残肢痛;中枢神经损伤后肢体瘫痪。

2. 禁忌证　发热,可播散的感染,急性炎症,心功能不全,高血压和呼吸功能不全且无法耐受者,恶性肿瘤(温热可加速肿瘤的扩散),活动性出血。

三、仪器设备

1. 类型　旋涡浴槽有全身浴槽、半身浴槽、上肢浴槽、下肢浴槽之分。虽然有各种形状和大小,但工作原理相似。

2. 配置　槽内装有涡流发生器,并有充气装置和可转动的1~3个喷水嘴,可使浴水发生旋涡、气泡和水流喷射。水的温度、涡流刺激作用的强弱和治疗时间可自动调节。

3. 其他用具　全身浴槽与半身浴槽外应有可供患者登高进入浴槽的矮梯,槽内有可供患者坐下的坐椅。

四、操作方法

1. 根据治疗部位选用规格合适的浴槽。

2. 检查浴槽各部件能否正常工作,消毒浴槽,并用清水冲刷。

3. 先在浴槽内放入 2/3 容量的水,按需要调节水温或添加药物。

(1)若为开放性伤口、循环功能障碍、心功能不全,一般可根据疾病及其严重程度选择 33.5~35.5℃或 35.5~37℃的水温。

(2)慢性病患者可采用相对较高的水温。

(3)小的局灶部位的治疗可采用相对温暖的水温,全身浸入者水温不要超过38℃。

(4)疼痛的患者,若无禁忌证,可采用37～40℃或40～43.5℃的水温。

(5)若旋涡浴作为水中运动的媒介,则应采用27.5～33.5℃的水温,温度高于这一范围则易产生疲劳。

(6)水温超过43.5℃则不安全。

(7)开放伤口,可在水中添加次氯酸钠等抗感染药物。

4. 在对患者进行必要的解释工作后,患者脱去衣物,进入浴槽,取舒适体位,将肢体或身体充分浸入水中。

(1)上肢治疗在旋涡浴槽的一侧放一椅子;足、踝治疗时在旋涡浴槽的底部放一高座;全身治疗时在旋涡浴槽的底部放一座位,患者取舒适的体位。

(2)在浴槽的边缘用干的垫子支持肢体,可提供最大限度的舒适。

5. 启动涡流及充气装置,使水中发生涡流和气泡。转动喷嘴调节喷水的深度、方向和强度,使水流喷射于病变区域。初始,涡流强度宜轻缓,随后可根据患者耐受性增强。

6. 根据患者耐受程度决定治疗时间,一般每次治疗10～20min。

7. 治疗结束,先关闭涡流、气泡、喷水装置,然后患者出浴。

8. 治疗后,患者擦干身体,穿衣,并休息片刻。

9. 治疗结束后,进行包括皮肤状况和全身生理状况在内的治疗后评定。

10. 治疗频度根据患者病情决定,急性疾病1～2/d,慢性疾病可相应减少;15～20次为1个疗程。

五、注意事项

1. 治疗环境的注意事项

(1)治疗室内要保持舒适的室温,通风良好,湿度要低。

(2)治疗室地面要防滑。

2. 仪器设备使用注意事项

(1)每次使用前后应用消毒液消毒浴槽,尤其是喷嘴处。

(2)至少每周做1次细菌培养检查。

3. 操作注意事项

(1)注意水流喷射方向,严禁水流喷射头、面、心脏、脊柱、生殖器部位。

(2)当启动涡流后,水面必须超过浴槽底部小孔5cm。

(3)患者不能倚靠喷嘴或将手指、足趾抵于喷嘴处。

(4)避免水温过高,以防止患者晕倒或其他不适,一旦发生,应及时终止治疗。

(5)意识不清的患者,因对温度的判断能力较差,因此治疗过程中必须密切监测。

第四节　蝶形槽浴

蝶形槽浴又称哈伯特槽浴,患者可取卧位体位。这一槽浴的设计可使患者肢体进行外展运动,同时治疗人员可在槽浴外辅助完成治疗。

一、治疗作用与特点

1. 治疗作用　最基本的效应是提供身体大部的热疗或冷疗,其次是使患者在免支持体重或部分支持体重的环境下开展运动疗法。

2. 特点

(1)优点:特别适用于无法坐位或移行困难的患者;可在其中开展运动疗法。

(2)缺点:费用较高。

二、适应证与禁忌证

1. 适应证　全身大面积伤口,如烧伤、压疮等,全身大范围疼痛,中枢神经损伤后的肢体瘫痪,周围血液循环障碍,关节活动障碍,全身镇静、放松等。

2. 禁忌证　与旋涡浴相同。

三、仪 器 设 备

1. 蝶形槽　又称 8 字槽、哈伯特槽,其横截面呈蝶形或 8 字形,可供患者在槽内伸展上、下肢。浴槽内设有涡流发生器、气泡发生器、局部喷射装置、水循环过滤装置。还有运送患者出入槽的升降装置、操纵台及担架。

2. 其他用品　与温水浸浴相同,如治疗烧伤等有创面的患者还需换药用品、抗感染药物。

四、操 作 方 法

1. 检查浴槽各部件能否正常工作,浴槽是否经过消毒,再用清水刷洗 1 次。

2. 在浴槽内注入温度<38℃的温水,容量为浴槽的 2/3。可以根据治疗需要,在浴水中加入次氯酸钠或其他抗感染药物。

3. 患者脱衣鞋,进入浴槽。行动不便的患者躺在担架上,由升降装置将患者送入浴槽内,浸入水中。

4. 患者半卧于浴槽内,露出头颈、胸部,水平面与乳头同高。头部冷敷。

5. 可加用涡流、气泡、水流喷射。

6. 操作者站在槽外槽腰部为患者做水下按摩,或协助患者肢体运动。

7. 如患者有烧伤创面,可在水中换药。

8. 一般每次治疗 20min,烧伤的治疗时间可长些,但最长时间不应超过 30min。

9. 治疗完毕,关闭涡流、气泡、喷射装置,患者自己出槽或由升降装置将患者送出槽外,擦干,穿衣。

10. 进行包括生命体征在内的必要的治疗后评定。

11. 急性疾病为 2/d,慢性疾病可减量;15~20 次为 1 个疗程。

五、注 意 事 项

1. 操作注意事项

(1)治疗前要注意患者的温度觉、皮肤情况和生命体征。

(2)出入浴槽时要注意安全。

(3)整个治疗过程中应密切监测患者生命体征。

(4)治疗时间不宜过长,以防止发生电解质紊乱。

(5)如治疗烧伤患者,应注意浴槽的严格消毒。

2. 其他注意事项　与热水浸浴、旋涡浴相同。

第五节　对　比　浴

对比浴是分别将需要治疗的身体部分交替浸入热水与冷水之中的治疗方法。

一、治 疗 作 用

最初用于"血管练习",以诱使局部血管交替收缩和扩张。交替刺激外周血流和促进愈合,这样可分别产生热和冷的生理效应,但不产生热或冷的不良反应,例如水肿可因热因子而加重,但此方法不会导致水肿加重。

二、适应证与禁忌证

1. 适应证　静脉循环障碍和无痛性溃疡,亚急性或慢性损伤或炎症,水肿,窦道,充血性头痛(应用于足底和手,通过增加外周循环,以增加头部血流量)。

2. 禁忌证　可能因冷或热产生的危险;其他同水疗和冷疗的禁忌证。

三、仪器设备

1. 水桶　2 个。

2. 其他用品　包括洗浴用具等。

四、操作方法

1. 向患者进行必要的解释和说明。

2. 检查患者温度感觉和皮肤完整性。

3. 让患者处于舒适恰当的体位。

4. 注意其他部位保暖。

5. 准备 2 个水桶,容纳的水深可淹没治疗部位。一桶装热水(38～43℃);一桶装冷水(13～18℃)。根据患者病情选择具体的温度,若有外周循环问题,则温度的高限为 40℃,低限为 18℃。若为开放性伤口,可在水中添加抗生素。

6. 在热水桶中浸浴 6min。

7. 在冷水桶中浸浴 4min。若患者不能耐受 4min,则尽可能持续至血管收缩(至少 1min)。

8. 重复步骤 6、步骤 7。总治疗时间 20～30min。

9. 治疗可在热水或冷水治疗后结束,如水肿则在冷水浴后结束治疗更有益。

10. 擦干皮肤,休息片刻。

11. 水疗后进行必要的运动疗法。

12. 进行必要的治疗后评定(包括生命体征和皮肤情况检查)。

五、注 意 事 项

1. 皮肤感觉缺失的患者对温度感觉的判断力较差,治疗时应特别注意。

2. 年老或年幼者,体温调节系统功能欠佳,治疗时应谨慎。

第六节 其他水疗法

一、高 弗 浴

(一)概述

高弗浴是以逐渐提高水温且保持一定温度的局部浸浴法。可用于一个肢体或四肢,又称肢体增温浴。采用特制的浴盆,盆中置有温度表,以观察水温。

(二)治疗技术

先在浴槽中放入 36～37℃ 的温水,患者取坐位,手足浸泡于浴槽中,头部做冷敷,浸泡 5min 后向槽内加热水,于 10min 内使温度逐渐增到 43～45℃,保持水温不变,持续 10～15min,全部治疗时间 20～25min。此疗法具有明显的反射作用,适用于高血压病、心血管系统功能紊乱、痛风、支气管哮喘等。

二、淋 浴

(一)概述

1. 概念 以不同形式、不同温度、不同水压的水流喷向全身或局部的一种水疗法。

2. 治疗作用 主要作用是机械和温度刺激。

（二）治疗技术

1. 作用方式

（1）按水流喷射方式分为：直喷浴、扇形淋浴、周围淋浴、雨浴、针浴、下行性淋浴、上行性淋浴、雾浴等，以雾浴作用最弱，直喷浴最强。

（2）水温和水压：水温一般根据患者病情和身体情况选择。水压有三种形式，低压大约为 1 个大气压；中等压力约为 2 个大气压；高压为 3～4 个大气压。高水温、低压力，4～5min 的雨浴，具有镇静作用；低水温、高压力，1～3min 的直喷浴，具有兴奋作用。

2. 常用方法

（1）扇形淋浴：先打开操纵台，调节水温、水压。患者站在距操纵台 2.5cm 处，手扶栏杆。治疗时操作者用示指压喷头，使水柱呈扇形展开，患者配合转动身体使水自足至肩喷射患者全身，禁止用水直接冲击头部、阴部及前胸部。前后部位各喷射 3 遍，待皮肤表面发红时结束治疗。水温 30～33℃，治疗时间 3～5min，中等水压，适用于神经症。

（2）直喷浴：可采用冷热水交替喷射，先用 38～40℃热水直喷 30～40s，再用 28～32℃凉水喷 15～20s，适用于单纯性肥胖症等。

（3）上行性淋浴：患者坐在一个喷头朝上的鞍形支架上，下腹和大腿上部盖以毛巾。治疗时水流自下而上喷向会阴部，水温 25～40℃，治疗时间 3～8min，温热水适用于盆腔脏器炎症、痔、前列腺炎；低温水适用于性功能低下、直肠脱垂等。

（4）下行性淋浴：患者站在喷头下方，使水流顺肩背部往下流，水温 33～36℃，治疗时间 5～8min，适用于神经症、疲劳综合征等。

（5）周围淋浴：患者站在笼形周围淋浴器的中心，使水流由四周喷射于患者全身，为加强刺激可与下行性淋浴联合应用。

三、包 裹 法

包裹法分干包裹和湿包裹;有全身和局部包裹两种方法。

(一)湿包裹

先在治疗床上横铺两条毛毯和一条干被单,再用一条温度为37~38℃的湿被单平铺在干被单上。患者全身裸露,仰卧在湿被单上,两臂上举,包裹躯干及下肢,最后用干被单和毛毯包紧。治疗时间 40~60min,适用于以兴奋过程占优势的神经症。

(二)干包裹

与湿包裹方法相同,只将湿被单改干被单,其作用具有镇静和发汗作用。

四、水下洗肠浴

(一)概念

水下洗肠浴是在半身浸浴的同时进行高位连续洗肠的一种方法。通过特殊装置的压力灌肠,在温水浴作用下使肠道的痉挛和张力减弱,洗肠的溶液可达肠道的较高部位。

(二)治疗技术

1. **仪器设备** 特制水下洗肠装置、橡皮垫圈、肛管、玻璃三通管、漏斗;常用药物:野菊花煎剂、呋喃西林液、小檗碱液、5%硫酸镁液、0.0004%颠茄酊、1%~2%小苏打液。

2. **操作方法**

(1)准备 38~40℃的灌肠液,浴盆内放半盆 36~38℃的水。

(2)患者先排便,入盆后取半蹲位,将涂有润滑油的肛管由患者自行缓慢插入直肠内,然后紧紧坐在橡皮坐鞍上,使盆内水面浸至剑突水平。

(3)患者入浴后 3~5min 后开始灌肠,灌肠的流量以患者能忍受为宜,每次 1~2L;稍待片刻将三通管打开排便,排便后 1~2min 再灌肠,重复 4~5 次直至排出的水清洁为止,平均需水量

15～25L。

(4)通过漏斗灌入所需药物(约150ml),并尽可能保留于直肠内。

(5)治疗时间不超过45min,每周1～2次。

3. 注意事项

(1)治疗前应做乙状结肠镜检查,肠壁有肿瘤、溃疡或出血、直肠脱垂、肛裂者禁用。

(2)治疗前应排便,必要时可灌肠排便。治疗中排便困难,可用凉水刺激肛门,促进排便。

(3)治疗中注意观察排出物的情况,如患者腹痛加剧、心悸、头晕等,应停止治疗,出浴后处理。

(4)敏感的患者可在治疗前用颠茄酊或阿托品0.5～1ml,溶于200ml水中灌肠后5～6min再进行治疗。

五、蒸汽浴法

(一)概念

在密闭治疗室中,利用水蒸气或药物蒸汽作用于人体治疗疾病的方法。适用于关节炎、关节痛、神经炎、神经痛、单纯性肥胖症等。

(二)治疗技术

1. 锅炉内注入2/3的水,用一管道通入治疗室中,管道沿墙脚围绕室内1/2～1圈,每隔一定距离有一个直径1mm的排气小孔。打开气门,10～15min后使整个治疗室充满蒸汽。

2. 患者更衣进入蒸汽室,坐位或站立,头可随时伸出窗外换气。

3. 治疗中患者头部应做冷敷。高血压病及心功能不全的患者禁用蒸汽浴。

4. 蒸汽浴室内温度40～50℃,治疗时间10～15min,隔日或3日1次。蒸汽浴可同时进行药物蒸汽浴,即在水中加入各种中西药。

5. 治疗结束用干毛巾擦干全身,休息 15～20min,并适当饮水。

六、水中作业疗法

在特制的水槽中,利用水的浮力、阻力、温热等特性进行运动训练,对人体功能进行康复的方法,称为水中作业疗法。

(一)治疗技术

患者在水中可采用不同姿势,依附水中阶梯训练装置、水中踏步训练装置等,在水中沿浮力方向做水平面支托运动,或借助漂浮物做反浮力方向的抗阻运动,以进行行走、平衡、协调等作业训练。

治疗水温 38～41℃,治疗时间 10～25min,每日或隔日 1 次,15～20 次为 1 个疗程。

(二)仪器设备

水中作业的设备应一端较浅、逐渐较深,水中设有治疗床(椅子)、肋木、双杠、漂浮训练板,以及充气橡皮圈、浮力棒、平衡碟等。

(三)注意事项

由于水有浮力和阻力,患者各种训练作业应在专业医生指导和保护下缓慢进行,防止跌倒和滑倒。

(四)适应证与禁忌证

1. 适应证　脑偏瘫、颅脑损伤引起的关节活动功能障碍;强直性脊柱炎、类风湿关节炎等。

2. 禁忌证　动脉硬化(脑血管硬化)、心力衰竭、高血压等。

七、海水浴疗法

海水浴疗法是通过在天然海水中的浸泡、游泳或运动,达到治疗疾病的方法。

1. 治疗作用与特点

(1)海滨空气新鲜,负离子多,阳光充足,海水中含有大量的无机盐和微量元素,可以改善呼吸、心血管、神经系统功能。海水的拍打、冲击有良好的按摩作用,助于人体新陈代谢和血液循环。

(2)提高心肌血氧供给,对老年心血管疾病具有二级预防和康复的作用。

2. 海水浴医疗健身体操

(1)浅水站立热身操:适应初进海水的冷刺激。浴者站立于齐膝深的海水中,俯身用手舀水冲洗腿部、上肢和躯体,同时进行全身的擦洗和拍打。时间 5～10min。

(2)摆臂拨水操:充分活动上肢,增大肺活量。浴者站到海水平肚脐处,十指并拢,双臂平伸由胸前腋后分拨划水,注意配合呼吸,伸臂拨水时呼气,收臂时吸气,而后相反双臂由腋后向前拨水。时间 5min。

(3)马步推掌操:增强腿部力量,协调身体平衡。浴者面向大海,双膝略屈如马步状,海水浸泡至胸部与双乳位平,双掌由胸前向外推送海水。注意配合呼吸,掌心向外推送时呼气,收回至胸前吸气。时间 5min。

(4)蹬跳操:活动下肢。浴者全身浸泡于水中,游泳圈置于腋下,双手平握圈沿,双膝微屈,双足用力蹬地后,由水下跃起,再缓缓落下。注意配合呼吸,用力蹬地时吸气,落下时呼气。时间 5min。

(5)踩水操:全身锻炼。浴者身体浸泡于水中,泳圈置于腋下,双手平放在泳圈上,双脚在水中有节律地踩踏,呼吸平稳自然。时间 10min。

(6)蛙式活动操:锻炼心肺功能。浴者俯卧漂浮于水中,泳圈置于腋下,如蛙泳运动式两臂对称向下向后划水,两腿配合有节律地做屈、蹬、夹的运动。呼吸自然放松。时间 10min。

(7)十字仰漂操:放松骨骼、肌肉。浴者仰面后躺于水中,泳圈置于腋下,双臂自然舒展,两腿自然放松、分开,有节律地做屈、蹬运动,呼吸自然。时间 10min。

(8)浅水坐浴操:放松调整休息,准备上岸。浴者面向大海坐在浅水沙滩中,双腿自然伸直张开浸泡于海水中,随海浪拍打胸、腹部,两手向后斜撑于沙滩上,呼吸自然。时间10min。

(9)运动强度:运动时心率达170-年龄,每次运动结束时可有轻度的疲劳感;持续时间为40~60min,运动频度为每周5次;1周为1个疗程,一般为4个疗程。

八、AF-3300型水疗按摩装置的应用

由日本(株)大岛制作所研制的AF-3300型水床式按摩装置,采用电机调节控制水流的方向、形状、力度,产生水压振动频率,通过治疗床内各种形状的喷嘴作用于人体不同部位,达到全身机械按摩的作用(图6-1)。

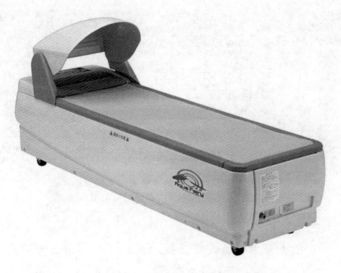

图6-1　AF-3300型水床式按摩装置

(一)主要技术参数

1. 由电机、喷嘴、加温器、密封水槽、治疗床、钢制龙骨、电脑操控台组成。

2.8 组螺旋喷嘴可产生涡流、浪涌形水流。

3. 水压振动频率:3～14Hz。

4. 按摩程序:24 种,5 挡可调,并带有消除眩晕装置。

5. 水温设定:20～40℃,每摄氏度可调。

6. 时间设定:1～99min,每分钟可调。

7. 治疗床表面采用 KEVLAR(凯芙拉)超级纤维,具有高强度、耐磨、传导性好且柔软等特点。

8. 注水量:115L;一次注水后,可长年使用,不必更换水体。

9. 电源电压:220V,单相 9V,50/60Hz。

(二)喷嘴分布与水流形状

喷嘴分布见图 6-2;水流形状见图 6-3。

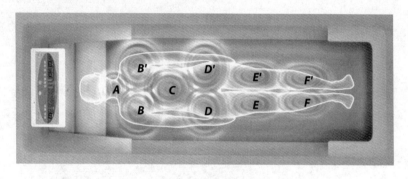

图 6-2　喷嘴分布

(三)治疗技术

本疗法主要为机械按摩作用,利用 24 种不同按摩程序,以 10°～90°的多个角度和方向及涡流状或浪涌状的水流冲击人体,通过机械按摩,达到促进血液血环、增加淋巴循环、刺激末梢神经、解除疲劳、改善睡眠的效果。治疗方法如下。

1. 患者通常取仰卧位,头部朝向操控面板,身心放松,闭目养神,能进入假寐状态最好。

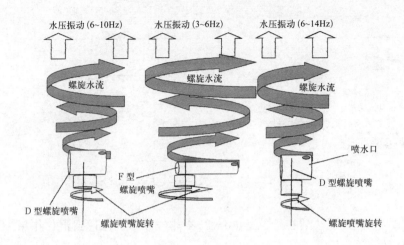

图 6-3　水流形状

2. 使用该装置,患者不与水体直接接触,因此不必去除衣物,但为保证治疗效果和设备的安全,应穿着轻、薄、软的衣服。

3. 不要随身携带坚硬物体和佩饰。

4. 根据病情设置治疗部位:①自颈部(含)以下全身、自胸部(含)以下全身;②局部重点按摩(腰及下肢或颈肩);③左右对称按摩;④交叉按摩、淋巴按摩;⑤应激针对性按摩。

5. 治疗强度:S—轻度,H—高强度。

6. 治疗时间 20~30min,每天 1 次,10 次为 1 个疗程。

(四)适应证与禁忌证

1. 适应证　颈椎病、腰椎间盘突出症、坐骨神经痛、慢性腰肌劳损、肩周炎;改善睡眠、缓解精神疲劳等亚健康症状。

2. 禁忌证　血栓、动脉瘤、严重的动脉硬化、有出血倾向的疾病、孕期、严重的高血压、骨折及脱臼的初期、结核、严重的骨质疏松者。

第7章 传导热疗法

第一节 石蜡疗法

利用加热的石蜡为温热介质,将热传导至机体达到治疗作用的方法。

一、物理特性

1. 石蜡是高分子碳氢化合物,为白色或淡黄色半透明无水固体,无臭、无味,呈中性反应,不溶于水,微溶于乙醇,易溶于乙醚、汽油、苯、煤油、氯仿等,一般不与氧化剂发生反应。

2. 石蜡的熔点为 $30\sim70℃$,沸点 $350\sim560℃$,热容量大,导热性小。医疗中常用的石蜡为白色无水石蜡,其熔点为 $50\sim56℃$,导热系数 0.0006,热容量 $6.34J(1.515cal)$,熔解潜热 $163.2J/g(39cal/g)$。

3. 石蜡熔解后,随着热能的放散和冷却,逐渐变硬,体积可缩小 $10\%\sim20\%$,具有可塑性和黏滞性。

4. 当熔解石蜡的温度很高时,由于气体和水分不能透过石蜡,不呈对流现象,其液体变为固体的过程很慢,因而蓄热性能强。如凝固后的石蜡 $70\sim90min$ 内可保持 $40\sim48℃$。

二、治疗作用

1. 温热作用

(1)蜡疗的热作用较深,可达皮下 0.2～1cm,治疗后局部皮肤多呈桃红色,局部温度可升高 8～18℃。

(2)蜡疗热作用较强而持久,可使局部皮肤耐受较高的温度(55～65℃)。

(3)治疗时,局部皮肤血管扩张,促进局部血液循环和营养吸收的改善,使细胞膜的通透性增高,有利于组织内淋巴液和血液渗出物的吸收,减轻组织水肿。

(4)蜡疗能增强局部甚至全身汗腺分泌,治疗时局部大量出汗。

2. 机械压迫作用 石蜡有良好的可塑性和黏滞性,治疗时与皮肤紧密接触,随着石蜡逐渐冷却,石蜡的体积缩小,加压于皮肤及皮下组织,因而产生柔和的机械压迫作用。

3. 其他作用

(1)由于石蜡含油性物质,对皮肤有润滑作用,可使皮肤柔软并富有弹性,对瘢痕组织及肌腱挛缩等有软化松解作用。

(2)改善皮肤营养,加速上皮的生长,促进再生过程和骨痂的形成,有利于创面溃疡和骨折愈合。

(3)镇痛解痉。

三、适应证与禁忌证

1. 适应证

(1)损伤及劳损:软组织扭挫伤、腱鞘炎、肩关节周围炎、外伤性滑囊炎、骨膜炎、肌肉劳损、肌纤维组织炎等。

(2)关节功能障碍:骨折或骨关节术后关节挛缩、关节纤维性强直等。

(3)外伤或手术后遗症:瘢痕增生、粘连及浸润等。

(4)各种慢性炎症:慢性关节炎、慢性胃肠炎、盆腔炎、神经炎和神经痛、胆囊炎等。伤口或溃疡面愈合不良及营养性溃疡等。

2. 禁忌证 高热、昏迷、急性化脓性炎症早期、风湿性关节炎活动期、结核、恶性肿瘤、出血倾向、开放性伤口、感染性皮肤病、孕妇腰腹部、对石蜡过敏者。

四、石蜡的选择与处理

1. **石蜡的选择** 治疗用石蜡应外观洁白,无杂质,熔点 50～60℃,pH 呈中性,不含有水溶性酸碱,含油量不大于 0.9%,黏稠性良好。每隔 1～3 个月加新蜡 10%～20%。

2. **石蜡的加温方法**

(1)直接加热法:将石蜡直接放入机器容器内加热,主要用于刷蜡法和蜡浴法。

(2)间接加热法:使用双层锅。外层锅防水,内层锅放蜡,通过水的温度使石蜡熔化。温度 70～80℃。间接加温避免外锅的水和蒸汽凝结的水滴滴入蜡中,因水的导热性比石蜡大,会因水滴引起烫伤,主要用于蜡袋法。

3. **石蜡的加温设备**

(1)直接加热设备

技术参数:自动无水熔蜡、抗氧化设计(减少刺激气味);智能防漏电、电流安全设计;自动保温。

熔蜡时间:30～60min。

(2)间接加热设备

技术参数:加热管采用双管加热方式,加热管功率为 2kW,恒温后为 1kW。设有低水位自动报警并切断电源,设有 100℃过温报警并切断电源功能,能有效防止事故发生。

温控范围:10～100℃;控温灵敏度:1℃;测温误差:±2℃。过温保护器:100℃;温度为液晶显示;消耗功率:2000W。

五、操作方法

1. **蜡浴法** 将蜡熔解后冷却至 55～60℃,先在患部涂上一层薄蜡,蜡膜要大于所需治疗部位的范围,然后将患部(上肢/下肢)

迅速浸入蜡液中,并迅速抽出,稍冷却后再浸入蜡液中,如此反复多次,形成厚度为 0.4～0.8cm 的蜡套,然后将患部浸入蜡液中。蜡浴法热效应最强,且保持时间长,机械作用较强;但只适用于手足等肢体部位。除了常用的间接加热法进行蜡浴治疗外,目前,也有一些专门的蜡浴仪器可直接用于蜡浴治疗。

2. 蜡饼法　将已熔化的石蜡倒入木盆或陶瓷盆中,厚 2～4cm,待蜡温降至 45～50℃时,石蜡凝结,取出放在塑料布或橡皮布上,将蜡直接敷于治疗部位,包裹保温。蜡饼法制作及操作简便,为常用的一种方法,适用于较大治疗部位(如躯干及四肢)。

3. 蜡袋法　根据治疗部位用 0.3～0.5mm 厚的聚氯乙烯塑料薄膜压制成大小不同的塑料袋,将已熔化的蜡液倒入塑料袋,蜡液的容量为 1/3,排出袋内的空气,用热合机封口制成蜡袋。治疗时将蜡袋放入热水中,加温至 60～70℃,袋内的石蜡充分熔化,取出擦干,用毛巾包裹放置于治疗部位。蜡袋法热作用较蜡饼法强,蜡饼法最高温度为 52～54℃,蜡袋法为 60℃;保温时间长(持续 1h 后温度仍达 40℃左右),操作简便,清洁,不浪费石蜡。但机械作用较差,不能紧密贴紧凹凸不平的部位;塑料袋易老化。

4. 刷蜡法　治疗部位先涂以凡士林,用容器盛已熔化的 60～70℃的蜡液,用毛刷蘸上蜡液,迅速而均匀地涂于患部皮肤上,涂刷至 0.3～0.5cm 厚,每次涂刷的边缘不超过第一层蜡膜,再放上浸透石蜡的纱布垫或蜡饼保温。刷蜡法的凝缩压迫作用最强,但操作较费时。适用于四肢末端及四肢关节。

5. 蜡纱布(绷带)法　先用刷子在皮肤上涂一层蜡,再将 8～10 层浸透蜡液的纱布敷于蜡层上,然后用橡皮布包裹,用绷带固定好,再用棉垫或棉被包盖。

6. 喷雾法　将蜡熔解后加热至 70～80℃,倒入喷管直径 2～3mm 的喷雾器中,然后均匀地喷在已清除干净的创面,包括 1～2cm 正常皮肤上,放上蜡纱布或蜡饼包裹保温。

7. 浇法　先将伤口的脓液、痂皮或分泌物清洗干净,再将

70～80℃的已熔解的石蜡,用汤匙或消毒纱布均匀地滴在创面上,厚度 1.5～2cm,创面周围用棉花围好。

石蜡疗法每次治疗时间 30～60min,每日或隔日 1 次,15～20 次为 1 个疗程。

六、注 意 事 项

1. 熔化石蜡时的注意事项

(1)石蜡易燃,应注意防火。

(2)熔解石蜡时最好采用间接加热,直接加热必须使用专用设备,不得将石蜡直接加热,以免燃烧和变质。

(3)定期检查加热仪器及电线,失灵的恒温器应及时更换,以免过热,引起燃烧。

(4)石蜡使用后擦拭干净可反复使用,但应定时清洁、消毒、加新蜡,保持蜡质。伤口用蜡应于治疗后丢弃。面部用蜡应单独加温熔化。

2. 治疗注意事项

(1)蜡疗前治疗部位要清洗干净。如有长毛发须先剃去。

(2)防止烫伤

①准确掌握治疗中蜡的温度,涂蜡时要均匀,动作要迅速。在蜡浴治疗时,要告知患者,每次浸蜡平面勿超过第一层蜡膜的边缘,以防烫伤。

②蜡袋法使用中要防止蜡袋破裂,蜡液流出引起烫伤。蜡浴法时必须防止已附着的蜡套撕裂,以免较高温的蜡液流入而致皮肤烫伤。

③蜡疗过程中,患者不得任意活动治疗部位,防止蜡块或蜡膜破裂,使蜡液流动而致烫伤。

④皮肤感觉障碍、血循环障碍、瘢痕、植皮术后局部应注意蜡温(宜稍低),以防烫伤。骨突部位垫小块胶布可防止烫伤。

⑤蜡疗过程中,患者如感觉过热应及时中止治疗,检查原因并

予处理。

(3)治疗部位如有破裂,可在局部盖一层凡士林纱布,涂以薄层蜡膜。

(4)少数患者蜡疗后治疗部位可能出现皮疹、瘙痒等过敏反应,应停止蜡疗,对症处理。

3. 其他注意事项 蜡疗室应注意通风。

第二节 湿热袋敷疗法

湿热袋是通过传导方式将热量和水蒸气作用于治疗部位的热疗形式,具有良好的保温和深层热疗作用,尤其适用于缓解慢性疼痛。

一、物 理 特 性

湿热袋由粗帆布制成,内容物为二氧化硅凝胶,浸入温度为77℃的水中后在恒温控制加热器保温。湿热袋可保持温度 30min。

二、治疗作用与优缺点

1. 治疗作用 湿热袋释放浅表热,通过组织传导使皮下组织温度升高,其热效应与其他热源相似。

(1)局部代谢加快,出汗增多。

(2)局部血管扩张以满足局部营养需求的增加,刺激细胞释放组胺样物质。

(3)深部组织层初始发生血管收缩,随后血管扩张。

(4)促进肌肉放松。

(5)若热是温和的,则镇静感觉神经末梢。

(6)若应用足够长的时间,可提高体温,增加呼吸频率和心率,降低血压。这些身体反应可消除过热和保持热平衡。

(7)随着重复治疗,局部皮肤可出现斑点样色素沉着。

(8)毛细血管压和细胞渗透增高,并加重水肿。

2. 优点

(1)湿热袋在治疗过程中逐渐变冷,因此是安全的。若初始治疗时提供良好的护垫保护,则灼伤的危险可降至最低。

(2)可有效地应用于局部小区域。

3. 缺点

(1)大的湿热袋可能过重。湿热袋的重量可能会加重触痛。

(2)若存在开放性伤口,湿热袋接触可造成潜在的感染。

(3)治疗区域无法及时观察,对皮肤反应的监测困难。

三、适应证与禁忌证

1. 适应证

(1)亚急性、慢性损伤和炎症:软组织扭挫伤恢复期、肌纤维组织炎、肩关节周围炎、慢性关节炎、关节纤维强直、坐骨神经痛等。

(2)电刺激前的预热:以增加皮肤的导电性。

2. 禁忌证 急性炎症,发热患者,恶性肿瘤,急性出血(如发生于急性创伤时的出血),心功能不全,老年、体弱者和小于 4 岁的小儿,外周血管疾病,放疗后失活的组织。

四、仪 器 设 备

1. 湿热袋 根据治疗需要制成不同大小的方形、矩形、长方形的亚麻布袋,内装有硅胶颗粒。袋上有多条缝线将布袋分隔成若干条块,类似于子弹袋,袋角缝有加热时悬吊用的布吊环。也可以根据要求采用不同的材料(如毛针织物、尼龙等)以便于清洗、重复使用或防止滑脱。此外,除了标准规格(25cm×30cm)、小规格(12cm×30cm)、大规格(25cm×45cm)、长规格(25cm×60cm)、特大规格(37cm×60cm)之外,还可有用于肩部、膝部和颈部等专门部位的湿热袋。

2. 恒温箱　一般外部采用不锈钢材料,内部使用玻璃纤维绝缘材料,使恒温箱具有良好的保温作用,并保持 80℃的恒温。

五、操 作 方 法

1. 湿热袋的制备

(1)恒温箱加热至 80℃,保持恒温。

(2)将若干温热袋放入恒温箱,悬挂于挂钩上,加热 20～30min,加盖保温。

2. 治疗前的准备

(1)向患者进行必要的解释和说明。

(2)检查患者皮肤及治疗部位的温度觉。

(3)患者取舒适卧位,暴露治疗部位,在其上覆盖数层清洁的毛巾。毛巾的面积应大于湿热袋的面积。

(4)从恒温箱中取出大小合适的湿热袋,拧出多余的水分。

3. 治疗

(1)将湿热袋置于患者治疗部位的毛巾上,再以毛毯等物品覆盖保温。

(2)整个治疗过程中患者应感受到舒适的热感而非可耐受热感。

(3)热的强度可通过增加或减少治疗部位与湿热袋之间的毛巾层数调节。

(4)治疗人员应经常巡视、检查皮肤情况,并及时进行调节。

(5)每次治疗 15～30min。若湿热袋的作用为电刺激前的预热,则治疗时间可调整为 10～15min。

4. 治疗结束后

(1)从患者身上取下毛毯、热袋、毛巾,擦干汗水。

(2)检查患者皮肤和整体生理反应。

(3)患者休息数分钟。

(4)将湿热袋放回恒温箱,再使用需间隔30min。

5. 治疗频度　亚急性疾病一般1/d或更多,症状改善后可延长间隔时间。

六、注 意 事 项

1. 湿热袋制备时的注意事项

(1)避免恒温箱内干烧,注意观察加温的温度读数。

(2)湿热袋加热前先检查布袋有无裂口,以免加热后硅胶颗粒漏出引起烫伤。

(3)湿热袋加热后使用前必须拧出多余水分,以热袋不滴水为度。

(4)湿热袋可反复多次加热使用,直至硅胶失效不能加热为止。

(5)经常检查恒温箱的恒温器是否正常工作,失灵的恒温箱应予淘汰。

2. 特殊患者的注意事项

(1)已存在的水肿可因受热而加重,推荐治疗时抬高患部、小强度、仔细观察。

(2)老年人及局部有感觉障碍、血液循环障碍的患者因不能正确判断热的水平,并因为血液供应不良,故不宜使用温度过高的湿热袋,且要小心观察。

(3)意识不清的患者,治疗时须极其小心。

3. 治疗时的注意事项

(1)治疗时勿使湿热袋压在患者身体下方,以免机体挤出湿热袋内水分而引起烫伤。

(2)治疗过程中,注意观察患者的反应,询问患者的感觉。过热时在湿热袋与患者体表间多垫毛巾。随着湿热袋温度逐渐下降,可逐步抽出湿热袋下的毛巾。

第三节　泥　疗　法

泥疗法是将各种泥类物质加温后敷于人体,达到治疗目的的方法。

一、物 理 特 性

1. 治疗泥的种类　淤泥、泥煤腐殖土、黏土和人工泥等。

2. 治疗泥的组成

(1)矿物质:主要含有硅酸化合物(硅酸盐)及无机硅酸。

(2)有机物质:含有蛋白质、氮化合物(卵磷脂)及高级脂类。

(3)泥溶液:主要成分为矿物质及溶解的盐类和气体(氧、二氧化碳、氯、氮)。

(4)泥生物:含有大量的细菌,如硫化氢杆菌、铁细菌、白硫杆菌等。

3. 泥的特性

(1)导热性:泥的导热性与水相仿,但热的对流极小,因此与皮肤接触的泥层冷却较慢,温热作用时间长。

(2)可塑性和黏着性:泥具有较好的可塑性和黏着性,可与皮肤紧密接触,从而充分发挥其治疗作用。

二、治 疗 作 用

1. 温热作用　泥疗具有明显的温热作用,具体表现如下。

(1)治疗局部毛细血管扩张,血液循环加强,促进组织的新陈代谢,皮肤及组织的营养得到改善,有利于慢性炎症、水肿、浸润、渗出液和血肿的消散吸收,能促进瘢痕、粘连的软化松解。

(2)降低末梢神经的兴奋性,使肌张力减低,具有镇痛解痉作用。

(3)引起全身反应,如体温可稍有升高,汗腺分泌增强,脉搏和呼吸加速等。

2. 机械作用　泥类物质具有一定的重量,当作用于人体时,对组织产生压迫作用及泥微粒对皮肤的摩擦作用,可促进血液及淋巴液的回流。

3. 化学作用　治疗泥中含有各种矿物质和有机物质,可通过皮肤的吸收或附着在体表刺激皮肤或黏膜,对机体产生一定的化学刺激。

三、适应证与禁忌证

1. 适应证　骨骼、肌肉运动系统和周围神经的亚急性、慢性炎症,周围神经损伤后遗症等;挫伤、关节炎、腹腔粘连等。

2. 禁忌证　同石蜡疗法。

四、治疗泥的选择及加温

1. 治疗泥的选择　要求无感染性,不含致病菌,有良好的腐败分解度(50%~60%)、可塑性和黏稠性。

2. 治疗泥的加温　分为自然加温和人工加温两种;前者利用日光,后者采用蒸汽、水浴或电热等方法。

人工加温采用间接加热法,先将木箱的底层铺上一层木栅,再装满水,将盛有泥的容器放入木箱,通过热气管使水加热,在加热过程中要随时搅拌,使水温保持在60℃左右,一般需3~4h。

五、操作方法

1. 全身泥疗　用热盐水或矿泉水将治疗泥稀释,调好温度37~43℃,患者浸入或埋入泥中,将前胸部及头部暴露,必要时可在头部放置冰袋。治疗结束后,用35~37℃的温水冲洗,卧床休息30min。治疗时间15~20min,隔日1次,10次为1个疗程。

2. 局部泥疗　取出已加温的治疗泥(38~45℃)进行搅拌,除去杂质。将治疗泥在塑料布上铺成泥饼,厚3~6cm,大小根据治疗部位而定。先在治疗部位涂一层薄泥,然后放置泥饼,依次用被单和毛毯包裹,治疗后用温水淋浴冲洗。治疗时间 30～45min,每日或隔日 1 次,10 次为 1 个疗程。

3. 电泥疗 在局部泥疗的基础上配合某些电疗,可加强泥疗的化学和温热作用,如直流电泥疗法、中波透热泥疗法、短波透热泥疗法、直流中波透热泥疗法和直流短波透热泥疗法等。

六、注 意 事 项

1. 治疗前注意事项

(1)须进行治疗泥的鉴定和选择,去除泥中与治疗无关的杂质。

(2)测量泥温时,应从不同方位、不同深度测量,以保证泥温的准确均匀。

(3)创面泥疗前,应用一层纱布覆盖创面,然后再进行敷泥治疗。

2. 治疗时注意事项

(1)要严格掌握泥疗的温度、时间。

(2)对心血管疾病、高血压、老年及体弱的患者,治疗时要密切观察治疗反应,如出现大量出汗、头晕、心率超过 120/min,心悸等不适,应停止治疗并对症处理。

3. 治疗后注意事项

(1)治疗后不要用热水冲洗治疗局部,避免疲劳。

(2)当日治疗后不宜再进行日光浴、游泳及长时间散步。

第四节 酒 醋 疗 法

利用酒、醋、中药加热,作用于体表以治疗疾病的方法。

一、治疗作用

1. 药物作用　酒醋疗法所采用的药物具有活血化瘀、辛温解表、祛风止痛、疏通经络等作用。如乳香可活血止痛、舒筋生肌、消肿;没药可行气活血、消肿镇痛等;荆芥能发表散寒、祛风止痛、散瘀止血;防风能祛风发表、祛湿止痛,胡椒可发散风寒等;醋能消坚破结;乙醇有活血散瘀的作用。对于因风、寒、湿三气所引起的腰、关节等部位的疾病有驱风祛湿作用;对损伤和因血瘀而引起的肿痛有治疗作用。

2. 温热作用　酒醋疗法采用的点燃法和加热法对治疗局部具有温热刺激作用,可使局部血管扩张、皮肤充血,局部血液循环加强,有利于药物的渗入和吸收。温热作用可降低肌肉和神经的兴奋性,达到镇痛、解痉的目的。

二、适应证与禁忌证

1. 适应证　风湿性、类风湿关节炎,腰部劳损及扭伤,肥大性脊柱炎,肌纤维组织炎等。

2. 禁忌证　严重心脏病、皮肤感觉障碍、孕妇腰腹部、活动性结核、恶性肿瘤。

三、药物及用品

将常用的乳香、没药、荆芥、防风、胡椒等量研细备用,每剂各9g,75%乙醇、醋酸(或食醋)若干,纱布垫,油布2～4块,火柴,酒精灯等。

四、操作方法

1. 直接点燃法

(1)患者取舒适体位,将研细的中药混合后,均匀地撒布于治疗局部,厚度为0.5～1cm,药物上面覆盖6～8层纱布垫,周围正常皮肤用油布加以保护。

（2）先将75％的乙醇和醋均匀地洒在纱布上，使纱布和药粉全部浸湿，然后再洒适量乙醇（距离药物边缘不少于1cm）。

（3）用火点燃乙醇，几分钟后患者感到灼热难忍时，将火熄灭，过几分钟后再点燃，如此重复3～5次，熄灭后待治疗时间到，方可取下纱布垫。

2. 间接加热法　用红外线、蜡饼、热水袋或铁砂等代替直接点燃。可使治疗局部温度保持在50～52℃，而且持续时间长，操作简便。

（1）将混合的中药粉与75％乙醇和醋调成糊状，乙醇和醋的比例为1∶2，加温备用。

（2）根据治疗部位的大小，将药物均匀地涂在纱布上（0.5cm厚），然后覆盖在治疗部位，将蜡饼、热水袋或铁砂等置于纱布上，用棉垫和毛毯保温。如采用红外线照射，可将药物涂在局部，直接照射。

（3）每次治疗时间20～30min，每日或隔日1次，5～10次为1个疗程。

五、注　意　事　项

1. 直接点燃法时，嘱患者不得随意移动治疗部位，勿使乙醇流至皮肤上，勿移动纱布垫，以防烧伤。

2. 治疗过程中要密切观察皮肤反应，出现皮炎应停止治疗。

3. 所用药物可反复使用，一般用3～5次。

第8章 冷冻疗法

第一节 冷 疗 法

应用比人体体温低的物理因子(如冷水、冰块等)刺激机体、治疗疾病的方法。

一、生理效应

1. 冷因子的局部作用

(1)直接反应:使局部组织温度下降并引起局部血管收缩。皮肤的冷觉感受器数目比热觉感受器多,因此对冷刺激较为敏感。局部冷疗法使血管明显收缩,可降低局部血循环对组织的热作用。如前臂长时间置于17℃的水浴中,皮肤温度可由平均33.4℃降至20.1℃,皮下组织温度由34℃降至20.9℃,肌肉温度由35.8℃降至28.3℃。当冷疗局部随之暴露于空气中时,立即发生血管舒张。此外,当冷因子温度过低时,可使组织细胞受损;一些十分表浅的血管发生舒张以应答过冷因子对感觉神经末梢的激惹,仅在特定条件下具有治疗作用。

(2)局部代谢降低,因此氧耗量减少。

(3)降低急性损伤或炎症的反应,阻断组胺释放,使水肿和出血程度降低。

(4)神经传导速度减慢。

(5)通过降低神经传导而减轻肌肉的痉挛,达到缓解疼痛的目的。持续的冷刺激作用于皮肤感受器,感觉神经末梢和纤维传导活动受到抑制,有镇痛作用。而短时间的冷刺激可使肌肉的收缩期、松弛期及潜伏期延长,使肌张力及肌肉收缩能力下降,可减轻因痉挛而引起的疼痛。

(6)肌梭活动消失。

(7)通过神经传导速度降低和肌梭活动降低,缓解中枢神经系统伤病所致的痉挛。

(8)肌肉黏滞性增加,进行快速运动的能力缺失。

(9)结缔组织变得僵硬、缺乏弹性,张力降低。

(10)短期应用冷因子可刺激肌肉功能,是运动疗法有效的辅助措施。

(11)在极冷情况下,患者的感觉以冷、烧灼、痛、麻木的顺序发生改变。

2. 冷因子的全身作用

(1)下丘脑前部的冷却可使全身血管收缩。

(2)呼吸频率和心率降低。

(3)肌张力增加,并可伴随颤抖,肌梭反应增加有加重痉挛的倾向,这与局部作用的效应相反。

(4)若应用时间延长,代谢增加产热并保持内环境平衡。

二、适应证与禁忌证

1. 适应证

(1)软组织急性扭挫伤早期、关节炎急性期、骨关节术后肿痛。

(2)疖肿、蜂窝织炎、急性乳腺炎等软组织感染早期。

(3)鼻出血、上消化道出血、拔牙后反应及渗血等。

(4)偏头痛、神经痛等。

(5)高热、中暑等。

(6)痉挛等。

2. 禁忌证

（1）心绞痛或其他心功能障碍、动脉硬化、高血压病及血管栓塞等局部血液循环障碍。

（2）开放伤口或皮肤感觉缺失等。

（3）雷诺现象、冷变态反应者、对冷过度敏感者、致冷血红蛋白尿等。

（4）红斑狼疮、肝肾功能不全、恶病质等全身状况较差的情况。

（5）再生的周围神经。

（6）慎用于认知障碍、言语障碍者。

（7）慎用于老年人及婴幼儿等产热或保温能力较弱、温度调节功能较差者。

三、治 疗 技 术

1. **普通冰袋**　冰袋内装碎冰块,在需要较长时间和较冷条件时采用。具体方法如下。

（1）治疗前向患者进行必要的解释。

（2）患者取舒适体位,非治疗部位注意保暖。

（3）检查患者治疗部位等处的温度感觉和皮肤完整性。

（4）先将一块大的湿毛巾展开;将碎冰块堆积于毛巾的中央部位,高度约 2.5cm(或将碎冰置于塑料袋中);折叠毛巾边角,制成冰袋。

（5）将冰袋敷于患者受累的肌肉、关节等部位,冰袋上覆盖干毛巾。

（6）治疗时间 10～20min,具体可根据病损的范围及深度定。若需要较长时间或较深部位冷疗,可保留 10min 以上,必要时可替换应用冰袋。

（7）治疗结束,移去冰袋,擦干皮肤,检查皮肤和治疗的生理反应,进行相应的治疗后评定。

（8）必要时进行冷疗后的运动疗法。

2. **成品冷袋**　为塑料袋或粗帆布包裹,内为二氧化硅凝胶水合物,可保存在冰箱或冰柜中。特点为柔韧、不渗水、可保持低温较长时间,但不会像冰一样使皮肤产生较低温度,一般不出现感觉缺失现象。属冷疗适应证者均可采用,特别是不需要过强、过长时间的冷疗。具体方法如下。

(1)治疗前向患者进行必要的解释。

(2)患者取舒适体位,非治疗部位注意保暖。

(3)治疗部位覆以单层湿毛巾,潮湿是必要的,以增强冷袋与皮肤之间的热交换;为消除冷疗最初的反应,毛巾应温暖。

(4)将冷袋置于毛巾上,并塑形使之与治疗部位相匹配,在其上覆盖数层干毛巾。

(5)治疗时间可根据病情需要选定。控制水肿、疼痛或出血为10~20min;烧伤即刻等急救状态,可数小时。较长时间治疗者,可采用更换冷袋的方法进行,以保持冷袋和患者之间的温差相对稳定。

(6)治疗结束,移去冷袋,擦干皮肤,检查皮肤和全身生理反应,进行相应的治疗后评定。

(7)必要时进行冷疗后的运动疗法。

3. 冰毛巾　将毛巾浸于半溶化的冰水之中,这一方法最适用于大面积受累的痉挛或疼痛性肌肉痉挛。具体方法如下。

(1)由于这一方法温度极低,故治疗师应在治疗过程中戴棉衬里的手套。

(2)向患者进行必要的解释。

(3)检查温度感觉和皮肤完整性。

(4)患者取舒适体位,非治疗部位注意保暖。

(5)准备半溶化冰水。在足够多的碾碎的薄冰片(因其接触患者皮肤,需要迅速溶化)中加入少量清水(可淹没两块毛巾即可)。

(6)将两块毛巾折叠并浸入半溶化冰水中,使之充分冷却。

(7)取一块冷却的毛巾,拧干后置于疼痛或痉挛的肌肉表面,一般从肌肉的起点覆盖至肌肉的止点。

（8）当覆盖在患处的毛巾温度升高（约 45s）后，移去毛巾，并快速取另一块替代。

（9）交替运用冷却的毛巾治疗，约 10min 或直至皮肤感觉缺失。

（10）适当地活动毛巾覆盖的治疗部位。

（11）擦干皮肤，若需要，立即开始运动疗法。

（12）必要的治疗后评定，包括生命体征和皮肤检查。

4. 冰按摩　对受累部位用大块冰进行摩擦治疗。获得冰块最简易的方法是将纸杯或塑料杯等容器内的水冻冰。冰块的边缘最好是圆的，因为尖锐的边缘可刺伤皮肤或引起疼痛。冰按摩最适合于小范围的疼痛性肌肉痉挛或急性损伤，用以减轻疼痛、水肿或出血。具体方法如下。

（1）向患者进行必要的解释。

（2）患者取舒适体位，除去一切不必要的衣物，以避免治疗时弄脏衣服；非治疗部位用毛巾被覆盖保暖。

（3）检查患者温度感觉和皮肤完整性。

（4）在整个治疗过程中给予患者鼓励。

（5）用冰块以中等速度有节律地摩擦疼痛部位。较小范围时，用冰块的边缘进行；较大部位时，用冰块的侧面。

（6）持续摩擦直至皮肤感觉麻木，通常时间为 5～10min。

（7）擦干皮肤，检查皮肤状况和全身生理反应。

（8）进行冷疗后必要的运动疗法。

（9）必要的治疗后评定。

5. 冷水浴（浸没）　以浸没方式进行的冷水浴是将需要治疗的部位浸入温度感觉为凉或冰的水中以达到治疗目的的一种冷疗方法。常用的温度范围见表 8-1。

表 8-1　常用冷水浴温度范围

温度感觉分类	温度范围（℃）
凉	19.0～27.0
冷	13.0～19.0
较冷	0～13.0

这一方法适用于治疗肢体或全身较大部位，水的温度根据病

情而定。考虑选择这一技术时,治疗部位应处于不需要支持的位置。具体方法如下。

(1)向患者进行必要的解释。

(2)检查患者温度感觉和皮肤完整性。

(3)在桶中或浴池内注入预定温度的水适量。为了使患者适应冷或较冷的温度,可逐渐加入冷水或冰直至达到需要温度。浸入的身体部分越多,则水温应越高。

(4)患者浸入肢体或躯体时,应处于舒适体位。若冷水浴用于降低痉挛、准备进行步态训练等治疗时,应考虑选择站立位。治疗时,其他部位须注意保暖。

(5)若治疗用于缓解疼痛,治疗部位应保持浸没在冰水中直至皮肤感觉麻木。每次治疗时间为 10~20min。

(6)擦干皮肤,检查皮肤情况及患者对冷水浴的生理反应。

(7)进行冷疗后必要的运动疗法。

(8)进行必要的治疗后评定。

6. 冷喷 冷喷剂,如氯乙烷或氟甲烷喷雾液,为高挥发性液体。当喷至皮肤时,通过挥发可产生显著的冷却作用。冷喷剂一般装在具有喷嘴的瓶内,按压喷嘴可产生纤细的雾滴。冷喷作用于降低疼痛性肌肉痉挛和扳机点脱敏特别有效。具体方法如下。

(1)向患者进行必要的解释及对患者提出要求。

(2)检查患者温度感觉和皮肤完整性。

(3)患者取舒适体位,并使治疗部位暴露,身体其他部位注意保暖。若治疗靠近面部,须提供一些防护措施,以保护患者的眼睛和防止吸入。

(4)移去治疗部位及附近所有的火源,因为许多冷喷剂为易燃物。

(5)治疗人员手握冷喷剂瓶,喷嘴向下,距离治疗部位约 5cm 左右,这样可使冷喷剂成一定角度喷于皮肤表面。

(6)一般沿疼痛部位的一个方向喷雾,移动速度 10cm/s。在开始下一个范围的治疗时,原喷雾处所有的冷喷剂须完全挥发,小心不要使皮肤结霜。

(7)整个治疗部位及邻近部位有节律地喷雾 2~3 次。治疗扳机点时,应同时治疗其涉及区域。

(8)若患者治疗部位活动受限又需要冷喷治疗,则应同时进行关节被动运动,在结束治疗时进行小剂量的牵张训练。其他患者在冷喷后即可开始主动运动。

(9)上述程序可重复进行。

(10)治疗结束后进行必要的皮肤检查和治疗后的评定。

7. 冷空气　是一种以周围空气为媒体,通过特殊设计的热转换器,除去空气中的水分和灰尘,用处理过的冷空气(温度−15℃以下)作用于治疗部位的冷疗方法。

冷空气治疗方法需要专门的仪器,对于仪器有一定的要求:热交换器要有加大热传导有效性的作用,同时要保持温度在−30~−25℃,并能有效解冻;蒸发器发动机可有效地控制冷空气的排出量;可进行人工除霜;可调节冷空气喷射的方向;可根据治疗部位转换不同规格的喷嘴;可很好地清洁空气,使喷射的冷空气保持清新。具体方法如下。

(1)根据适应证,选择合适的患者。一般可用于风湿性关节炎及其他关节炎、慢性疼痛、烧伤、软组织扭挫伤、肌肉及骨关节疼痛。

(2)向患者进行必要的解释。

(3)检查患者温度感觉和皮肤完整性。

(4)患者取舒适体位,并使治疗部位暴露,身体其他部位注意保暖。

(5)开机,预冷(直到蒸发器的冷凝器达到−20℃或更低)。

(6)根据治疗部位需要,选择相应的冷空气喷嘴,并安装。

(7)使用空气流量调节钮和时间调节钮调节空气流量和时间。

(8)以 45cm 左右的距离,向治疗部位进行喷射,喷射范围根据治疗部位的大小决定,持续数分钟至 10min。

四、注 意 事 项

1. 注意掌握治疗剂量

(1)掌握冷疗温度(低于体温与周围空气的温度,但在 0℃以上的治疗为冷疗)。

(2)掌握治疗时间,密切观察治疗局部的皮肤反应,防止因过冷引起冻伤,特别是创伤部位治疗时间不宜超过 48h,否则会延长伤口愈合。治疗过程中患者出现明显冷痛或寒战、皮肤水肿、苍白时即应中止治疗,防止因过冷而发生冻伤、皮肤出现水疱、渗出,甚至组织坏死。

2. 注意特殊情况的处理

(1)注意保护冷疗区周围的正常皮肤,防止受冻。

(2)冷喷禁用于头面部,以免造成眼、鼻、呼吸道的损伤。

(3)冬季治疗时,非治疗部位应注意保暖,防止感冒;治疗后皮肤因冷出现痒痛、红肿者,应停止治疗,局部可用温热疗法如红外线等进行处理。

(4)对冷过敏者接受冷刺激后皮肤出现瘙痒、潮红、水肿、荨麻疹时应立即中止治疗。重者出现心动过速、血压下降、虚脱,应立即中止冷疗,平卧休息,保暖,喝热饮料。

第二节　冷 冻 疗 法

应用制冷物质或冷冻器械产生的低温,作用于机体治疗疾病的方法。

一、治 疗 作 用

1. 对组织细胞的作用　快速冷冻(温度变化 $10\sim100℃/min$),细胞内外有冰晶形成,细胞质、细胞核和染色体内的冰晶可使细胞立即死亡。温度骤降时,细胞发生的低温休克更甚于冷冻的直接作用,有时甚至未达到冷冻程度,即可使细胞遭受损伤。如精细胞,在 $2℃/min$ 温度下降速率时细胞发生膨胀,在被冰冻前死亡。当温度复升时,由于细胞外溶质浓度的降低极为缓慢,细胞长时间处于高浓度电解质的细胞外溶质中,细胞极易受损;如复温缓慢,细胞内的小冰晶再结晶,聚集成大的冰晶。引起细胞内外电解质的再次浓缩,则进一步加速细胞的死亡。可用于治疗表浅肿瘤。

2. 对神经系统的作用　冷冻可使神经的传导速度减慢,以至暂时丧失其功能。由于感觉敏感性降低或消失,故有解痉、镇痛、麻醉等作用。

3. 对皮肤的作用　冷冻时,局部皮肤温度随冷冻程度而下降。如用氯乙烷喷射皮肤时,在皮肤温度降至冰点之前,皮肤血管收缩,触觉敏感性降低,皮肤麻木;当降至冰点时,皮肤骤然变白而坚硬;继续降温冷冻,则皮肤突起,出现"凝冻",此时温度约为 $-0.5℃$。冷冻结束后皮肤开始解冻,由边缘区逐渐向中心区出现潮红,凝冻时间较长时则出现反应性水肿,如时间过长可出现水疱等现象。

4. 对免疫功能的影响　组织细胞经冷冻破坏后,可形成特异的抗原物质,使机体产生相应的免疫反应。治疗肿瘤时可增强对肿瘤细胞的破坏和吸收。

二、适应证与禁忌证

1. 适应证　寻常疣、扁平疣、单纯性血管瘤、皮肤癌、色素痣、雀斑、慢性单纯性鼻炎、子宫颈糜烂、子宫颈癌、子宫颈息肉、肠癌、肝癌、前列腺癌等术中冷冻。

2. 禁忌证　同冷疗法。

三、治 疗 技 术

1. 冷源　将物体的温度降低到比水或周围空气更低温度为冷冻或致冷。不低于−100℃为冷冻;若在−100℃以下或更低则为深低温冷冻。冷源的制作常常是利用由固态变为液态的溶解过程、固态变为气态的升华过程、液态变为气态的挥发过程三种物理状态的改变,在这些状态变化的过程中可发生吸收热,使周围介质的温度降低而制冷。因此,凡熔点、升华点及沸点低的物质,均可作为冷冻剂。如二氧化碳、氯乙烷、液氮、一氧化甲烷、氟利昂等。

2. 操作方法

(1)点冻法:将液氮倒入小容量容器中,用棉棒或棉球蘸少许液氮,直接点在病灶上。此法操作简单,但有时因局部压力不足,对深部组织破坏力较差,只适用于治疗表浅而局限的病变,如面部的雀斑。

(2)接触法:根据病变部位选择冷冻头,治疗良性病变,选择较病变面积稍小的冷冻头;恶性病变,选择大于病变 0.5～1.0cm 的冷冻头,治疗时,将冷冻头轻压病灶,与病变处紧密接触。对血供丰富的组织和较深的病变,可加压冷冻。冷冻时间的计算从冷冻头与病变黏着时开始。因冷冻头面积相对局限,故只适用于较小范围的病变,对较大范围的病变可采用分区治疗。

(3)喷射法:冷冻器输液管前端不接冷头,直接将制冷剂(液氮)从储器中通过输液管呈雾状喷射到治疗部位。其特点为制冷速度快,对形状特殊、高低不平的部位尤为适宜。

(4)倾注法:治疗前将病变周围用印膜胶做成围墙式保护层,或用消毒纱布覆盖在病变部位(范围不超过病变区),然后将液态制冷剂缓慢而均匀地倾倒在治疗部位,持续 2～3min,冷冻治疗区迅速形成冰块。其制冷速度更快,破坏力较强,一般 24～48h 后,局部组织细胞坏死,数天后坏死组织脱落。适用于治疗恶性肿瘤。

3. 治疗剂量

(1)冷冻温度：观察证明，冷冻使组织破坏的临界温度为 $-20℃$ 左右。温度愈低其破坏力愈强。快速冷冻到 $-40℃$ 以下，除大血管外，一般组织均被破坏。治疗肿瘤时，冷冻头的温度应在 $-80℃$ 甚至 $-100℃$ 以下。

(2)冷冻时间：组织细胞破坏的程度与冷冻时间、治疗次数成正比。一般以病变区是否完全冻结，形成冰球，而不损伤正常组织为适宜。一般黏膜的冷冻时间为 $0.5\sim2min$，皮肤 $1\sim3min$，治疗肿瘤应为 $3\sim5min$。

(3)复温速度：停止冷冻后复温愈慢，破坏作用愈强。可采用快速升温（$100℃/min$）与自然复温两种方法。

(4)治疗次数：冷冻治疗一般 1 次可以治愈，如需 2 次以上治疗，需脱痂后再进行治疗。

4. 注意事项

(1)治疗前，应向患者介绍冷冻治疗的正常反应。患者在治疗中不得随意变换体位和触摸冷冻机器。治疗中如有不适，应及时告诉操作人员。

(2)操作时应注意安全，避免制冷剂外漏，溅洒在正常组织和衣物上。眼部治疗时，应注意防止液氮损伤角膜。

(3)加压冷冻时，应避开主要神经分布区，以免损伤神经，皮下脂肪较少的部位不宜加压过重。喷射法治疗后局部会出现水肿，渗出较多，应严格选择适应证。

(4)治疗后 $3\sim5d$ 保持创面干燥，结痂后禁用手揭，应让其自然脱落。

第9章 加压疗法

加压疗法是指对肢体施加压力,以改善肢体血液循环或提高心、脑、肾等重要脏器的血流量,纠正上述组织器官缺血、缺氧的治疗方法。

第一节 肢体加压疗法

肢体加压疗法是指通过套在肢体上的气囊有规律地充气、排气而对肢体软组织进行加压,从而促使肢体组织间液经静脉和淋巴管回流,达到消除肢体局部水肿的治疗方法。

一、治疗原理

1. 提高组织液静水压　通常组织液静水压约为 1.33kPa,肢体受到外界加压时,经组织间压力传导,可使组织液静水压提高到 6.67kPa 以上,这种高于毛细血管内压及组织间胶体渗透压的压力,可促使组织间液向静脉及淋巴管内回流。

2. 促进静脉血和淋巴回流　由于肢体软组织创伤初期常需要肢体制动以有利于创伤愈合,但这种制动也同时造成了肌肉收缩的减少,使肌肉对静脉的唧筒作用丧失。肢体加压治疗时,套在肢体上的气囊由肢体远端向近端序贯充气(挤压)及排气(放松),从而对肢体的静脉和淋巴管起到唧筒的作用,以促进静脉血和淋巴液回流,有利于消除肢体的水肿。

3. 减轻水肿后的继发效应　降低疼痛,改善关节活动范围。

二、适应证与禁忌证

1. **适应证** 肢体创伤后水肿;淋巴回流障碍性水肿;截肢后残端肿胀;复杂性区域性疼痛综合征(如神经反射性水肿、脑血管意外后偏瘫肢体水肿);某些手术后的淋巴水肿(如乳腺癌根治术后上肢淋巴水肿);静脉淤滞性溃疡。

2. **禁忌证** 动脉功能不全者,加压治疗可进一步导致外周阻力增高(包括心功能不全,外周阻力的增大可使心脏负担增加);治疗部位感染,可造成致病菌沿淋巴或静脉回流传播;各种形式存在的血栓,压力治疗可造成其移动;肾功能不全患者的水肿;淋巴管阻塞不能回流;大面积破溃性皮疹。

三、仪器设备

1. **肢体加压仪** 为气袋式治疗装置,由主机(气泵和控制系统)、导气管道和气囊3部分组成。

2. **气泵** 提供空气压力,并由导气管道传至气囊,压力的大小和应用时间可调。

3. **气囊** 为2层尼龙或塑料制成的、不同形状、大小的袖套或腿套,可作用于上、下肢。一些肢体加压仪还具有多个独立通气管道及单独控制的充气袋(一般为4个相对独立的充气袋),这些充气袋可分别充盈,还可具有不同的压力。

工作时由远端向近端序贯充气,一次充、排气的周期为12～14s。

四、操作方法

1. 向患者介绍有关治疗情况及可能的感受。

2. 检查患者治疗部位皮肤的完整性及压觉,测定治疗肢体的周径,测量血压。

3. 患者取坐位或仰卧位,将治疗部位抬高30°,使其处于舒适状态。

4. 应用弹力袜或套,包裹整个肢体,并保证其平整;应用刚性手指、足趾保护器以预防肢体末端过度受压。

5. 选择大小合适的气囊套在患肢上,并拉好拉链。

6. 将导气管按顺序插在气囊接口上。

7. 设定压力及时间,打开电源即开始治疗。在治疗开始后,应持续增加压力,并达到患者最大耐受程度,但不能超过舒张压。治疗过程中患者不应存在疼痛、麻木、搏动等异常感觉。一般安全有效的压力为上肢低于 6.7kPa(50mmHg)、下肢低于 8.0kPa(60mmHg)。对于有多个充气袋和可分别压力控制的装置,充气袋之间的压力差值在 0.3kPa(2mmHg)左右,且远端充气袋的压力最高。

8. 若压力可调,设定装置加压—放松周期为加压 45～90s,然后放松 15～30s,通常以 3:1 的比值设定加压—放松周期。多个充气袋的装置先从远端充气袋开始,依次序贯,20s 为一个时间间隔。

9. 在放松期,鼓励患者活动手指或足趾。

10. 治疗时间>1 日 2h。按 1 次 2h,1 日 2 次,则可更有效地消除水肿。

11. 每小时移去装置 1 次,检查皮肤,并进行适当的肢体活动。

12. 治疗结束,移去装置,进行必要的治疗后评定(包括皮肤、血压和肢体周径的测量等)。

13. 为保持疗效,用弹力绷带缠绕肢体,并教会患者使用。

14. 每日 1～2 次,连续 3～4 周,或直至治疗前后肢体周径测定无进一步改变。

五、注意事项

1. 治疗前须检查装置是否完好(确保无漏气、破损等)。

2. 治疗前应向患者说明治疗目的,以解除患者顾虑,鼓励患者积极参与并配合治疗。

3. 每次治疗前应检查患肢,若有尚未结痂的溃疡或压疮,应加以隔离保护后再行治疗;若有新鲜出血伤口则应暂缓治疗;同时还应观察患者有无出血倾向。

4. 治疗应在患者清醒的状态下进行,且患肢应无感觉障碍。

5. 治疗过程中应注意观察患肢的肤色变化情况,并询问患者的感觉,以便根据情况及时调整治疗剂量。

6. 若为慢性水肿,须配合用弹力衣。

7. 由于该方法需长期治疗,因此可考虑在家庭开展。

第二节　体外反搏疗法

体外反搏是以心电 R 波作触发,在心脏进入舒张早期时,使缚于四肢(尤其是双下肢)和臀部的气囊充气,自肢体远端序贯地加压,使主动脉流向四肢的血流受阻,并产生逆行压力波,从而提高主动脉舒张压,增加冠状动脉、脑动脉及肾动脉的血流量,起到体外辅助循环的一种无创性治疗方法。

一、治疗原理

1. 提高主动脉内舒张压,增加冠状动脉灌注压。

2. 增加侧支循环。

3. 通过增加血流速度,使红细胞呈轴心性流动,从而降低血液黏度,进一步改善循环,并减少血栓形成的危险性。

二、适应证与禁忌证

1. 适应证

(1)心血管疾病:①冠心病;②病态窦房结综合征(心率在 40/

min 以上者)、心肌炎恢复期、结节性大动脉炎、高血压病[血压必须控制在 160/100mmHg(21.3/13.3kPa)以下]、血栓闭塞性脉管炎。

(2)神经系统疾病:缺血性脑血管意外、短暂脑缺血发作(TIA)、腔隙性脑梗死、脑血管栓塞、椎-基底动脉供血不足等。

2. 禁忌证 血压高于 160/100mmHg(21.3/13.3kPa),频发性期前收缩或心率＞140/min,主动脉瓣关闭不全,大动脉病变,如夹层动脉瘤、肺梗死、肺心病、梗阻型心肌病、二尖瓣狭窄、脑水肿及有发生脑水肿趋势的情况,肢体有感染、皮炎,静脉炎及新近有静脉血栓形成,有全身或局部出血倾向。

三、仪 器 设 备

体外反搏仪,可分为单纯正压型,正压、负压双向型,均为四肢序贯式充排气反搏器。

四、操 作 方 法

1. 治疗前仪器的检查和准备 首先检查各个接头连接是否正确及牢固,将充排气开关置于"0"位,将心电模拟开关置于"模拟"位。开启监控系统电源,则心率指示灯、充排气指示灯闪光。调整相关旋钮,使心电波、充排气信号、脉搏波在示波荧光屏上的亮度及位置适宜。

2. 治疗前对患者的必要说明 强调治疗时有肢体紧束感及跳动感而无明显不适及危险,以免因患者紧张造成心动过速而影响反搏效果。患者仰卧于反搏床上,接心电电极,红色正极置于心尖部,白色负极置于胸骨右缘第 2 或第 3 肋间,黑色地线置于剑突下。电极要用胶布固定牢固,以免在治疗中松动而影响触发充气。

3. 选择和穿戴气囊 根据患者体形选择大小合适的气囊套包扎于四肢及臀部,注意应嘱患者穿着棉质柔软衣裤,包扎时拉平衣裤,以防打褶处磨伤皮肤。气囊套要松紧适度,一般以在气囊套与肢体之间能插入 2 指为宜。气囊套连接软管不可过于拉长或扭曲。

4. 调整充气信号　置心电开关于"心电位",开启导联开关后,在示波屏上显示心电波形,推动充气调节旋钮的位置,使充气信号落在 T 波顶峰处,推动排气旋钮使排气信号在下一个 QRS波之前 50ms 结束,心率较慢者可根据情况提早排气。

5. 调整反搏比率　将反搏比率开关置于"1∶1"挡,即反搏与心率次数一致。如患者心率过快,可置于"1∶2"挡,即 2 次心搏进行 1 次反搏。

6. 开启充、排气开关　可听到电磁阀动作声响。为防止在开泵时充气压力突然上升,应将调节阀旋转至起始端。

7. 开启气泵开关并充气　旋转调压阀使充气压力逐渐上升。治疗时充气压应维持在 263～303mmHg(0.035～0.042MPa)。气囊序贯时限为 40～50ms。

8. 开启脉搏观察开关、调整反搏波　将脉搏传感器耳夹夹于患者耳垂,开启脉搏观察开关,在示波器上观察脉搏曲线。通过调整充气钮(即充气时限)和调整调压阀,使反搏波起始于主波峰值之后约 50ms 处或于重搏波起始切迹处,并使反搏波波峰略高于主波波峰约 20%或至少与主波持平。

9. 保持反搏气压相对恒定　充气压以压力表指针摆至最大时读数为准。患者心率变换时,为了避免压力过高或过低,应注意调整调压阀。

10. 故障的排除　当控制系统发生故障或心律失常时,应立即关闭气泵。故障排除或心律正常后重新开启仪器。

11. 结束治疗　先旋转调压阀,使压力下降,再关闭气泵;关闭全部充气开关,而后关闭排气开关;关闭耳脉开关,取下脉搏传感器、心电极、解除全部气囊,各开关、旋钮恢复到"0"位或原位,关闭监控系统电源。

12. 治疗时间、频次与疗程 每次治疗 40min～1h；1/d，连续治疗 12 次为 1 个疗程。根据病情可连续治疗 2～3 个疗程。

五、注意事项

1. 治疗室室温应保持在 20℃以下。

2. 治疗前嘱患者排尿及排便。

3. 治疗前、后应检查、记录心率、血压，必要时记录心电图。

4. 出现下列情况时须立即停止治疗：监控系统工作不正常；气泵故障或管道漏气，反搏压达不到 263mmHg(35kPa)；充排气系统发生故障；反搏中出现心律失常，心电极脱落，或患者自诉明显不适而不能坚持治疗时。

5. 脉搏曲线的反搏波波幅及时限不符合要求时，应及时查找原因，并及时调整有关影响因素，以保证反搏效果。

第 10 章　无创脊柱减压疗法

　　无创脊柱减压疗法是通过模拟太空失重状态下机体的反应，在椎间盘病变处进行科学减压，从而达到解除脊髓、神经根压迫，缓解疼痛，恢复椎间盘正常形态与功能，治疗椎间盘疾病的方法。分为腰椎减压和颈椎减压两种。

第一节　无创脊柱(腰椎)减压疗法

一、原理及特点

　　由北京瑞德埃克森医疗投资有限公司研制的 SDS® 9800 无创脊柱减压系统(图 10-1)，是通过模拟太空失重状态下机体的反应，运用高科技航天技术，结合脊柱的正常解剖结构，在椎间盘病变处进行科学减压使人体腰、背部椎旁肌肉群呈放松状态，进而治疗椎间盘相关疾病。

无创脊柱减压疗法 → 消除背部肌肉反应 → 使椎间盘间隙增高 →

椎间盘内持续负压 → 脊髓、神经根压迫解除 → 椎间盘营养恢复 →

椎间隙内环境改善 → 疼痛麻木等临床症状消失，恢复正常

　　通过科学独特的治疗方案，避免刺激椎旁肌肉群，消除肌肉收缩对抗，使脊柱周围的肌肉群始终处于松弛状态，从而使减压作用力有效地作用于椎间盘病变部位，使椎间隙高度增加，同时使病变腰椎间盘内持续处于高负压状态(理想气体状态方程 $PV =$

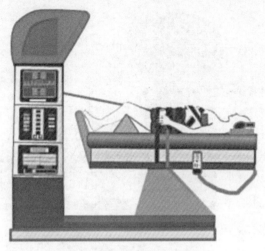

图 10-1　无创脊柱减压系统

nRT）。在高负压状态下,使突出的椎间盘回纳,水分和营养物质等被吸入到受损椎间盘内,产生生理滋养的效果,从而达到解除压迫、缓解疼痛、恢复椎间盘形态与功能的效果。

二、主要技术参数

1. 性能标准

测试载荷(张力):0～150lb(0～68kg)。

病人体重:10～400lb(5～181kg)。

治疗床安全工作载荷:400lb(181kg)。

2. 由分体操作台、称重平台、中央数据处理器、闭环式力学反馈系统、多信号伺服传感器、数据显示及检测系统、DVD 播放系统组成(图 10-2)。

(1)分体操作台在使患者背部肌肉群充分放松的基础上将患者躯干科学地分为两个部分(髂前上棘分界点)。其设计可最大限度地打开骶髂关节并科学降低患者背、腰、臀部及下肢与治疗台之

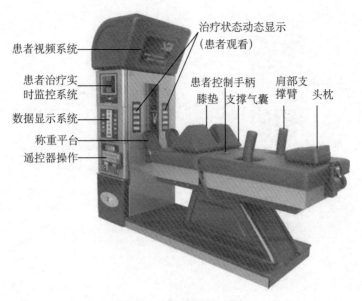

图 10-2　减压系统的组成

间的摩擦对抗。治疗台底部的液压传动装置可使牵引床由垂直位置升至水平治疗位置。床的高度可根据患者身高通过按动远距手控操作器上"上升"和"下降"按钮进行适当调节。

（2）使脊柱前凸的空气泵有一个内置于治疗台固定部位的可充气气囊。该气囊装置顶点与脊柱第 3 腰椎棘突（L_3）顶点重合，可用于减压定位参照及支撑腰椎使之恢复正常的解剖生理弯曲。空气泵可通过按动远距手控操作器上"抬高腰部支撑"和"降低腰部支撑"按钮进行调节。

（3）上身支撑系统，为给椎间隙施加必要的减压力，必须稳定固定上半身，患者可以通过使用一对上身支撑臂及胸带固定。

（4）称重平台（平板秤）：治疗床处于垂直位置时，患者站立于称重平台脚踏上，其体重信息将被自动记录下来，系统会自动为患者制订唯一的减压治疗方案。

(5)中央数据处理器及闭环式反馈系统是减压系统的心脏部分,内含伺服装置及自身的微处理器。通过力电机械装置完成腰椎的减压。

(6)数据显示及检测系统可显示有关患者在治疗时的载荷和治疗参数信息。右侧的黄色、绿色液晶屏显示的信息反映患者的体重;左侧绿色液晶屏显示治疗过程中不同参数的信息。

(7)治疗中 DVD 播放系统可使患者放松,帮助肌肉松弛。

三、治 疗 技 术

1. 定位　操作人员应使用远距手控操作器,将上身支撑臂设定在最低位置;在按下锁定按钮直至治疗床停在最大的活动范围处,使治疗床完全"锁"在一起;按照治疗方案,设定腰平面。

2. 固定带

(1)骨盆带:有大、中、小 3 种尺寸,根据患者情况选择最舒适的固定尺寸。操作人员抓住固定带前方半椭圆的部分将患者的骨盆(下方的)固定带扎紧,用两手拇指按住前方夹板沿着上方肋骨并抵在髂嵴前方上部。让患者按住夹板不动,将后方夹板在侧方与前方夹板夹紧。一旦骨盆带放好以后,应将两侧紧扎在一起使固定带贴身不动;前方夹板应在脐部水平位(图 10-3)。

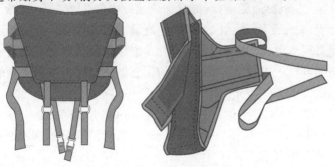

骨盆固定带（骨盆带）　　　　胸部固定带（胸带）

图 10-3　固定带

(2)胸带:有大、小两种尺寸,根据患者情况选择最舒适的固定尺寸。将带有软垫侧朝里佩戴,其上方在衣领水平以下;用延长的固定带在患者胸部周围用维可牢扣固定。前方固定带应低于固定带的后部。

四、操 作 方 法

1. 治疗前输入患者信息,如性别、身高、体重、椎体病变的位置等。

2. 患者平卧,调节治疗床的高度,使肩部支撑臂垫靠近患者腋部,上身支撑臂垫置于患者的上臂下方。

3. 连接减压器牵引带,将两根长带由骨盆固定带穿过膝垫的凹槽,扎紧骨盆固定带和胸带。

4. 确认患者感觉舒适,开始治疗。

5. 治疗结束,将上身支撑臂垫降至最低的活动度,治疗床放平,松开固定带,协助患者从治疗床下到地面。

五、治 疗 方 法

无创脊柱(腰椎)减压疗法可以单独应用,也可与其他物理治疗相结合,以提高疗效。

1. 无创脊柱(腰椎)减压疗法的治疗时间为 28min,20 次为 1 个疗程,每天 1 次,持续 2 周,症状改善后,每周 3 次,持续 2 周后改为每周 2 次,直至治疗结束。前 3 个疗程牵引重量根据患者耐受情况,以 5～10lb 逐渐递增以达到体重的 1/2 加 10～20lb 的重量。也可根据患者病情制订治疗方案。

2. 冷敷:治疗后即刻进行 10～15min 冰敷。

3. 电脑中频:选择处方为 100cm^2 电极,腰部痛点并置。感觉阈上,每次 20min,每天 1 次,共 20 次。

4. 1 个疗程结束后,建议复诊,以确定下一个疗程治疗方案。

六、适应证与禁忌证

1. 适应证

(1)膨出型和突出型腰椎间盘突出症。

(2)椎间盘微创介入治疗和手术(非融合)后的康复及复发(非融合节段)治疗。

(3)椎间盘退行性变和椎间盘源性疼痛的预防和治疗。

(4)已进行椎间融合术后相邻节段退变所致疼痛的治疗。

2. 禁忌证

(1)妊娠。

(2)已进行腰椎融合。

(3)转移性癌。

(4)严重骨质疏松。

(5)脊椎滑脱(不稳定)。

(6)椎间隙感染。

(7)未满 18 周岁患者。

第二节　无创脊柱(颈椎)减压疗法

一、原理及特点

在无创脊柱(腰椎)减压疗法的基础上,研制出针对颈椎病(颈型、神经根型、脊髓型、混合型等)治疗、康复的无创脊柱(颈椎)减压疗法(图 10-4)。

此疗法使突出的颈椎椎间盘回纳,使水分和营养物质渗透到椎间盘,达到营养、修复颈椎椎间盘及周围组织的目的。

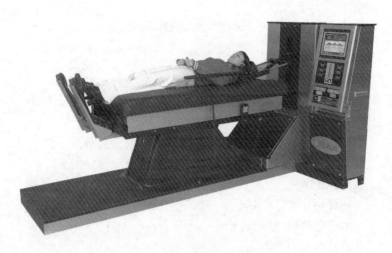

图 10-4 无创脊柱(颈椎)减压疗法

二、治疗技术

1. 自动颈椎隔离系统在颈椎病变椎间隙定位的基础上,最大限度地进行减压。

2. 自动头部固定装置锁定系统,确保治疗过程的安全、有效(图 10-5)。

头部治疗装置

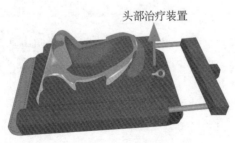

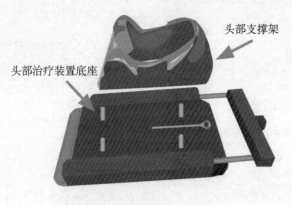

头部支撑架

头部治疗装置底座

可调式颈椎头部固定带

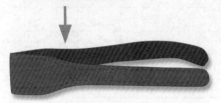

图 10-5 自动头部固定装置锁定系统

三、无创脊柱减压疗法与传统治疗 （以牵引为例）的区别

见表 10-1。

表 10-1 减压疗法与牵引疗法的比较

	减压疗法	牵引疗法
作用力的模式	持续可控的动态模式	持续或间歇的线性模式
能否解除肌肉抵抗	能	不能

	减压疗法	牵引疗法
感受器-减压力反馈系统	有,探测肌肉抵抗(每秒13次),调整设备以消除肌肉抵抗	无
椎旁肌肉收缩抵抗	几乎不产生,若产生及时自动清除	产生
力的作用点	精确定位病变椎间盘	作用于整个脊柱
椎间盘内压下降	持续性负压,可达到$-200\sim-150$mmHg	一般情况下,难以达到负压
椎间盘高度增加	明显增高	不明显
治疗结果	突出物回纳,营养椎间盘,恢复椎间盘高度	仅缓解症状
患者舒适度	舒适	牵拉感觉明显

四、适应证与禁忌证

1. 适应证

(1)神经根型颈椎病。

(2)脊髓型颈椎病。

(3)颈型颈椎病。

(4)颈椎椎体后小关节综合征。

(5)颈椎手术术后康复。

2. 禁忌证

(1)颈椎椎管狭窄大于1/2。

(2)颈椎骨质破坏。

(3)骨质疏松。

(4)减压部位骨折等。

第11章 生物反馈疗法

第一节 生物反馈基础知识

应用电子仪器将人体内正常的或异常的生理活动信息转换为可识别的光、声、图像等信号，以此训练患者学会通过控制这些被显示的信号来调控不随意的（或不完全随意的）、通常不能感受到的生理活动，从而达到调节生理功能及治疗某些身心性疾病的目的，这一技术称为生物反馈疗法。

一、基本原理

1. 人体的反馈调节系统　为了适应环境的变化，在人体的大脑与各器官之间存在着一套反馈调节系统。当某些原因使这一调节系统功能减弱或发生障碍时，机体功能将发生失调。

2. 生物反馈　基于自身调节系统理论，系统的控制需要有一个反馈环的运作，这个反馈环的重要功能是不断地将系统的输出作为修正系统的输入信息反馈给该系统，从而稳定系统的行为（即系统的输出）。因此，生物反馈可视为是一个在躯体与大脑之间建立的、帮助自我调节的反馈环。这个反馈环帮助或部分替代已削弱或损害了的人体自身的反馈调节系统，即作为一个附加的反馈环以提高机体的稳定性。

3. 生物反馈环建立的必要条件　首先要具备将生物信息转换为声、光、图像等信号的电子仪器。其次要有人的意识（意念）的参与,以构成完整的反馈环。

二、分　　类

生物反馈的分类以利用各种生物信息为依据。

1. 肌电生物反馈　肌电生物反馈应用的反馈信息是肌电信号,以此对肌肉的放松或兴奋进行反馈训练。

2. 手指温度生物反馈　手指温度生物反馈应用的反馈信息是手指温度,通过手指温度转变的视、听反馈信号的引导,达到逐步随意调节手指温度的升高或降低。

3. 其他　其他生物反馈方法包括血压生物反馈、心率生物反馈、脑电生物反馈和皮肤电生物反馈等。

三、治　疗　作　用

不同的生物反馈仪具有不同的治疗作用。

1. 肌电生物反馈

(1)肌肉再教育(恢复):对中枢神经系统疾病(如脑血管意外后、脊髓不完全性损伤)、外周神经损伤等导致的肌力减退,可通过肌电生物反馈训练得以增强。对于面神经麻痹等特别的周围神经损伤性疾病,可进行面肌等的肌电生物反馈训练,从而使患者表情肌恢复正常。

(2)缓解痉挛:继发于中枢神经系统损害的痉挛主要表现为相应的肌张力增高,并由此而影响患者的肢体运动功能,通过肌电生物反馈训练,可有效地控制或降低痉挛的程度,因此而改善受累肢体的运动功能。

(3)获得全身肌肉放松:在肌电生物反馈的诱导下,可获得肌肉放松,并由此产生机体及心理的放松效应。

2. 手指温度生物反馈　手部温度变化(手部血管自主神经张力变化)极易反映心理压力(应激)情况,因此,手指温度生物反馈作为一种辅助治疗手段,可通过放松的生理效应减轻社会心理压力对机体的不良影响,降低身心性疾病的发生率。

3. 其他生物反馈

(1)血压生物反馈:可使部分原发性高血压病患者学会自我调节血压,减少降压药的用量。其他具有放松效应的生物反馈也有此作用。

(2)心率生物反馈:可达到患者不用仪器即可自行调节和控制心率的作用,对部分心律失常的患者起辅助治疗作用。

(3)脑电生物反馈:目前常用 α 波(正常人处于安静状态下的主要脑电波)和 θ 波(在人欲睡时增大)作为反馈信息,以增加 α 波成分或 θ 波成分为目的,从而缓解情绪紧张、焦虑的作用。

(4)皮肤电生物反馈:通过皮肤电生物反馈,可使患者认识交感神经兴奋状态,并寻求降低交感神经兴奋性的方法。

(5)虚拟现实(virtual reality,VR)的生物反馈:通过计算机技术生成逼真的三维视觉、听觉、嗅觉等刺激,让参与者更加自然地参与到治疗性游戏任务中。这些任务一般都与现实生活活动、兴趣相关,当参与者执行任务时会感到有意义、精力集中并身心愉悦。

VR 生物反馈技术对广泛性焦虑患者进行干预,使被动放松训练逐渐转为自主放松生物反馈训练,结果显示其焦虑量表评分明显下降。将 VR 生物反馈用于脑卒中人群,可明显改善其手部及上肢功能,增强其接受训练的积极性,患者的灵巧性、夹持力及对运动平衡的控制能力也得到明显提高。VR 技术在改善患者心理及促进躯体功能康复方面具有广阔的应用前景。

四、设 备 要 求

1. 生物反馈仪的技术参数

(1)工作范围:是指输入信号的幅度和频率范围。不同的生物反馈仪具有不同的工作范围,一般肌电生物反馈仪的信号幅度为 $1\sim250\mu V$。

（2）灵敏度：是指该仪器所能测得的最小信号变化。一般的生物反馈仪均具有可调灵敏度的开关和放大增益控制。灵敏度直接决定仪器的分辨率，其值越高，则分辨率越好，可测得的信号变化最小值就越精确。一般生物反馈仪的灵敏度在 $0\sim1000\mu V$。

（3）线性度：是指仪器输出随输入成比例变化的一项技术指标，用非线性百分数表示。线性系统内，无论是高端、中端或低端，其灵敏度都是相同的，即非线性度为零。一般生物反馈仪的主要工作范围应视为线性的。

（4）频率响应与带宽：频率响应是描述仪器对被测信号的各个频率成分，具有不同灵敏度响应的一个参数。带宽是表示频率响应的一个重要参数，仪器的带宽应覆盖被测信号的主要频率成分。在肌电生物反馈仪的设计时一般选择 $30\sim1000Hz$ 的频率带宽较为理想。

（5）信号噪声比：是指信号大小与各种噪声干扰总和的相对比值，其比值越大，仪器的性能越好。

（6）稳定性：是指生物反馈仪在干扰振动等不良条件下，能维持仪器本身的稳定工作的状态，使之不致失控而发生振荡的能力。

（7）隔离度：是指仪器在使用过程中，被测部位、仪器与交流电的隔离程度。这一指标是从安全角度考虑的。

2. 反馈方式

（1）视觉反馈：有表式指针、数字、有色光标、曲线和图形显示等，其中以图形或曲线显示最优，数字读数次之。

（2）听觉反馈：有声音频率、节拍和音调变化等，以音调柔和、动听为佳。

3. 电极　凡能将生物体内离子电势转换成电子电势的装置，统称为传感器。在生物反馈中习惯将其称为电极。电极用于测量和记录生物体的电现象，主要有微电极、表面电极、针状电极。

（1）肌电生物反馈电极：多用表面电极，一般由一个记录电极和一个地极组成。

（2）温度生物反馈电极：用热敏元件制成，能迅速而准确地反映温度变化，其响应时间以 1s、2s 或 3s 较为合理。

（3）其他：皮肤电生物反馈电极是直接与皮肤表面接触的电极；脑电、心电生物反馈电极选用银或金制的电极。

第二节　肌电生物反馈疗法

本疗法基于肌电图原理，将采集获得的肌电信号（运动单位活动电位），经过提取、放大并转换成声信号、光信号或两者混合的信号，使患者能直接观察到肌肉紧张或松弛的水平，以此训练相应的肌肉放松或收缩。

一、作用形式

1. 类型

（1）正反馈训练：用于肌肉再教育（恢复），即将肌电输出信号显示给患者，让患者有意识地增强受训肌肉的收缩，使肌电输出信号提高，以此不断强化刺激，最终提高受训肌肉的有效收缩功能。

（2）负反馈训练：与正反馈训练相反，通过患者有意识地努力降低肌电输出信号，达到肌肉放松的目的。

2. 目的与效应

（1）可用于治疗各种神经肌肉功能障碍，通过对肌肉产生的电活动的视、听反馈，患者可观察到肌肉的生理现象，并学习、认识需要的反应，也称为"再教育"。

（2）可作为辅助治疗手段，有效地用于运动募集、痉挛抑制或全身放松等治疗之中。

3. 特点　①肌电自身调节相对容易学会；②治疗方法较易被患者接受；③疗效可靠，是目前应用范围最广、最成功的一种反馈方法。

二、适应证与禁忌证

1. 适应证

(1)肌肉再教育(恢复)。

①下运动神经元疾病造成的麻痹(如外周神经损伤)。

②受上运动神经元疾病影响的肌肉自主运动的再教育(如脑血管意外后偏瘫、脊髓损伤所致的截瘫或四肢瘫、脑外伤、脑瘫等)。

③斜颈和其他功能性姿势异常。

④一些特殊的矫形手术(如肌腱移植术等)后增加运动募集的再训练。

⑤降低不需要的肌肉活动(如神经或矫形术后患者的替代模式)。

(2)抑制痉挛:脑血管意外、脊髓损伤截瘫后的痉挛等。

(3)全身和特定肌肉的肌肉放松:用于缓解因疼痛或焦虑等导致的过度肌紧张,可治疗偏头痛、紧张性头痛、失眠、神经症、焦虑症、高血压病等。

2. 禁忌证 意识认知障碍者。较长期使用时,应注意可因导电膏或电极导致皮肤过敏;对合并存在糖尿病的患者进行深度放松时,部分患者可出现影响代谢水平的不良反应。

三、仪 器 设 备

1. 肌电生物反馈治疗仪 要求能描记并显示肌电的数值;可发出不同颜色的灯光和声音信号;并附有3个表面电极(传感器),其中2个是肌电记录电极,1个是地极。

2. 其他用品 75%乙醇、细砂纸、导电膏、固定带等。

四、操 作 方 法

1. 电极的应用

(1)根据治疗目的,选择相应的肌肉或肌群。

（2）选择电极的大小，小电极用于特定的肌肉，大电极一般适用于较大的肌肉或肌群。

（3）电极重复使用时，要确保电极的清洁、无杂质。

（4）用肥皂水清洁拟安放电极部位的皮肤，再用 75％乙醇脱脂。角质层厚的部位，可先用细砂纸轻擦皮肤，再用 75％乙醇脱脂，以保证良好的导电性。

（5）电极表面涂以导电膏并固定于治疗部位皮肤上。

（6）贴敷电极。一般 3 个电极为一组，一个地极，2 个为信号传感器；地极置于两个信号传感器之间（在两个信号传感器靠得较近时，则置于邻近部位）；将电极沿肌纤维的走行放置；电极之间的距离由治疗目的而定，距离过远可产生伪差。

2. 运动募集　目的是增加所需的运动单位活动，从而增加患者自主运动控制。

（1）选择安静的治疗场所，患者取舒适体位且尽可能放松，暴露治疗部位。

（2）治疗人员向患者进行必要的解释工作。

（3）在正常肌肉上贴敷电极以显示视听信号和所希望的活动。

（4）在需要再教育的肌肉上贴敷电极。

（5）调节生物反馈治疗仪的控制旋钮以使运动单位活动电位的敏感水平达到最高。

（6）运用各种促进技术让患者尝试收缩肌肉以产生视听信号。

（7）当患者自主引发肌肉活动的能力有所改善时，增大视听信号，调节控制旋钮降低敏感度，使患者为了产生视听信号而更努力收缩以募集更多的运动单位。这一渐进的程序可使训练在开始时运用最小的反应，然后逐渐增加难度并使之成功，直至达到目的。

（8）当获得某一部位的募集目的后，可移至其他部位。

（9）根据治疗目的，每次 0.5～1h。

（10）去除电极，清洁皮肤，进行必要的治疗后评定（如采用徒手肌力评定等方法评定肌力改善情况），并教会患者进行必要的巩固性训练。

(11)治疗次数宜多(一般每天 1 次或每周 3 次),以便获得最佳效果。当短期目的已达到时,治疗频度可降低,但须持续至获得远期疗效。

3. 痉挛的抑制　目的是降低干扰功能性运动的一些不需要的运动单位活动。

(1)选择安静的治疗场所,患者取舒适体位且尽可能放松,暴露治疗部位。

(2)评定肌肉或肌群的痉挛程度。

(3)治疗人员向患者进行必要的解释工作,尤其要解释对痉挛肌进行生物反馈治疗时将要发生的情况。

(4)在正常肌肉上贴敷电极以显示视听信号和所希望的活动。

(5)在痉挛肌肉或肌群上贴敷电极。

(6)调节控制旋钮至产生最小视听反馈的最低敏感水平。

(7)要求患者采用各种放松技术,并使视听信号下降。患者首先需要通过收缩增加痉挛的肌肉活动来产生放松,具体可应用常规放松和姿势性抑制。

(8)当信号消失,表明较少的运动单位释放,可调节控制旋钮使敏感水平增高。当患者进一步成功地放松痉挛肌肉后,继续增加敏感水平。

(9)一旦患者在某一处达到预定目的,可移至其他部位。

(10)可要求患者应用运动募集技术增加痉挛肌的拮抗肌的运动单位释放(大部分肌电生物反馈仪具有检测原动肌和拮抗肌的双通道)。

(11)每次治疗 0.5～1h。

(12)治疗结束时,去除电极,清洁皮肤,进行必要的治疗后评定,并教会患者进行一些必要的巩固性训练。

(13)治疗次数宜多(一般每天 1 次或每周 3 次),以便获得最佳效果。当短期目的已达到时,治疗频度可降低,但须持续至获得远期疗效。

4. 全身放松　目的是降低不需要的运动单位活动,训练患者感知紧张和放松的感觉。

(1)选择安静的治疗场所,患者取舒适体位且尽可能放松,暴露治疗部位。

(2)治疗人员向患者进行必要的解释工作。

(3)选择如下肌肉或肌群进行肌肉放松生物反馈:前臂伸肌;额肌(检测总的身体放松程度);紧张的特异肌群(如斜方肌、椎旁肌和腹肌等)。最初将电极贴敷于前臂伸肌。

(4)要求患者尽量放松 5min(无任何视听反馈信号)。

(5)5min 后,调节控制旋钮至恰好低于患者开始产生反馈水平点,该时段终末点的肌电水平可视为"基线"水平。基线水平可随治疗过程而逐渐降低,在全身放松时基线水平下降。

(6)要求患者紧张然后放松前臂肌肉,调节控制旋钮增加敏感性使患者进一步放松,降低视听信号。若患者可保持肌电活动在充分低的水平(约 $2\mu V$)5min,患者则达到治疗目的,移去额肌上的电极。

(7)在额肌上放置电极,重复寻找基线的程序,并应用生物反馈检测放松情况。此过程可采用传统的渐进放松方法。通过增加仪器的敏感性训练患者进一步获得更大程度的放松。

(8)若患者能保持肌电活动处于较低水平($3\sim6\mu V$)15min,要求患者体会、理解和确定内在放松的感觉以帮助其产生放松状态。

(9)让患者在治疗之外规律地实践,以便在无生物反馈的辅助下也可启动放松状态。

(10)必要时,可设定一特定的靶肌肉或肌群,重复上述程序进一步放松。

(11)每次治疗 0.5～1h。

(12)治疗结束时,去除电极,清洁皮肤,进行必要的治疗后评定[可用如下计算公式:肌电下降能力=(基线值-训练后达到最低值)/基线值×100％。公式中基线值为安静状态下 4min 的肌电均值]。

(13)治疗次数宜多(一般每天 1 次或每周 3 次),以便获得最佳效果。当短期目的已达到时,治疗频度可降低,但须持续至获得远期疗效。

五、注意事项

1. 治疗前要找出最合适的电极放置部位,治疗后在皮肤上做好电极放置的记号,以便再次治疗时保证疗效。

2. 测定肌电基线时,注意量程选择和细调旋钮,每次均要从大端旋调至小端,否则易损坏仪器。

3. 治疗训练环境应安静,治疗时患者要集中注意力,仔细体会肌肉放松与紧张的感觉,注意视听信号和治疗人员或录音的指导语。治疗中指导语的速度、音调、音量要适宜。

六、常见疾病的治疗

1. 紧张性头痛　电极放在额部,让患者在治疗过程中倾听、注视自己额部的异常的肌电活动信号,同时让患者体会事先录制的自己头痛不发作时的正常肌电活动信号,鼓励患者通过主观意志去努力降低生物反馈仪所显示的不正常信号。每次 30～40min,1/d,15～20 次为 1 个疗程。

2. 脑血管意外后遗症　通过肌电生物反馈仪训练患者放松受累上肢肌肉(斜方肌、胸大肌、肱二头肌、腕与手指屈肌及鱼际肌等),每次 45～60min,共 60 次,以缓解受累上肢的肌肉痉挛。

3. 口吃　口吃患者因在讲话一开始即处于咬肌紧张状态。应用肌电生物反馈仪可矫正这种不正常状态。一般可通过"人造回音仪"的反馈装置,以使患者逐渐学会放慢说话速度。

4. 支气管哮喘　采用肌电生物反馈结合渐进放松训练治疗。肌电表面电极置于患者前额,同时默念若干温馨、欢乐的语句,逐渐使身体放松,呼吸安静平和。每次 30min,每周 5 次,共 4 周。

5. 肺气肿　将 3 对肌电表面电极分别置于左、右侧腹直肌及腹外斜肌、胸锁乳突肌、前斜角肌等辅助呼吸肌;让患者一手放在胸部,另一手放在腹部,呼气时用双手下压,吸气时双手抬高。当出现正确的腹膈肌呼吸时,肌电生物反馈仪上即显示相应的声、光信号;工作人员提示患者注意并指导患者努力重复和加强这一信号。每次 20~30min,每周 3~4 次。

6. 多动症　通过肌电描记显示,一旦出现肌肉紧张信号时,根据此反馈信号,立即训练患儿努力消除这些表示紧张的信号。每次 20~30min,每周 4~5 次,共 2 周。

7. 痉挛性斜颈　将肌电表面电极置于痉挛肌肉对侧同名肌肉的肌腹上,让患者将头屈向同侧肩部,颈部转向对侧(痉挛侧)。每次 5~10min,1~2/d,10~20 次为 1 个疗程。

第三节　手指皮肤温度生物反馈疗法

手指温度与肢体外周血管功能状态和血液循环有密切关系。一般人处于应激状态时,外周血管阻力增大,血流减少,手指温度降低;在精神安定、情绪良好的状态下,手指温度升高。通过将温度传感器(用热敏元件制成)置于示指或中指指腹,用数字显示温度值或用颜色显示温度变化方向、速度和大小,患者在此引导下,可逐步达到随意调节手指温度的升高或降低。

本疗法容易在家庭自我治疗。在患者完成医院的训练后,在家中只需借助一支较灵敏的温度计就可进行有效的训练,并可及时地见到训练效果,有助于强化训练。

一、适应证与禁忌证

1. 适应证　雷诺现象、闭塞性动脉内膜炎、高血压病、血管神经性头痛、自主神经功能紊乱、神经症、更年期综合征、疼痛综合征、过敏性疾病等。

2. 禁忌证　意识认知障碍者。

二、仪器设备

手指皮肤温度生物反馈治疗仪。能描记并显示皮肤温度曲线与读数,可发出不同颜色的灯光和声音信号,并有一个温度传感器和 1 个供患者使用的耳机。

三、操作方法

1. 检查治疗仪各开关旋钮是否在适当位置,能否正常工作。

2. 患者取舒适、放松体位,将手伸出并平放在治疗床(桌)上。

3. 将温度传感器传感温度的一面固定在患者示指或中指末节的指腹上,并与治疗仪相连。

4. 接通电源,启动治疗仪描记、显示皮肤温度的曲线和读数,并发出不同颜色灯光和声音信号。

5. 按治疗要求,由治疗人员或录音带的指导语引导患者学会根据视听反馈信号,通过自我控制调节皮肤温度,从而使皮肤温度上升或下降。

6. 每次训练 15～20min,治疗完毕,关闭电源,从患者手指上取下温度传感器。

7. 每日训练 1～3 次,疗程无严格限制。

8. 进行若干次治疗后,可让患者自己默诵指导语,按照在治疗室学会的感受和自我控制技术,在家中用治疗仪(或灵敏的温度计)进行自我训练,每次 15～20min,最后过渡到完全不用治疗仪进行自我训练治疗。

9. 评定疗效。可用如下计算公式:皮温上升能力＝实际升高温度/可能升高温度×100％＝(训练达到的最高值－基线值)/(36.7℃－基线值)×100％。公式中 36.7℃是皮温所能达到的最高温度,基线值为安静状态下 4min 的皮温均值。

四、注意事项

1. 皮肤温度受室温、衣着、饮食、运动和心理活动等因素影响较大。

2. 其余与肌电生物反馈疗法相同。

五、常见疾病的治疗

1. 雷诺现象　将温度传感器固定于患者左手,由此将细微的温度变化连续记录并显示,一般每 3 秒将瞬间的平均温度与刚过去的 3s 平均温度加以比较,如果净增温度≥0.1℃,则可反馈这一信息。当患者自觉稍有温热感时,治疗人员及时向患者提示,此时手指和(或)足趾血流量即有显著增加。1/d,15～20 次为 1 个疗程。

2. 偏头痛　该病是由交感神经亢进引起的血管舒缩异常及血流动力学变化所致。当交感神经兴奋性减退时,头痛即可缓解。生物反馈治疗时,将一个温度传感器置于前额,另一个温度传感器置于右手示指指腹,借以测量皮温。开始时先给患者降低手温的反馈训练(将双手浸入冷水中),偏头痛无改善;随后给患者手部加温(将双手浸入温水中),当手部发红,局部温度升高值≥5℃时,头痛症状立即减轻并逐渐消失。1/d,15～20 次为 1 个疗程。

第 12 章　常用物理检查技术

第一节　电　诊　断

一、概　　述

(一)定义

利用低频脉冲电流刺激神经或肌肉,测定神经肌肉电兴奋性的状态,以诊断和判定疾病预后的方法称电诊断。

(二)基本概念

1. 运动单位　生理学上称一个运动神经元和它所支配的所有肌纤维为一个运动单位。

2. 刺激强度　应用电流刺激能使神经发生冲动或使肌肉产生收缩,其强度必须达到一定的最低值,即阈值或基强度。刺激强度的阈值可视为组织兴奋性的指标,阈值低表示组织兴奋性高;阈值高表示组织兴奋性低,低于阈值强度刺激为无效刺激。

3. 刺激作用时间　应用阈值强度的刺激引起组织兴奋所需的最短有效时间,又称为利用时。

4. 刺激强度和刺激作用时间的关系　刺激强度低则刺激时间延长,要缩短时间则应增加刺激强度,其标准是达到刺激阈而引起组织兴奋。将应用最低刺激强度和最短刺激时间恰可引起肌肉收缩反应作为兴奋性的点,将各点连接画出的近似等边的双曲线,称时间－强度曲线。

5. 运动点　应用一定的电流强度和持续时间作用于人体表面的某一点或神经干的某一区域引起明显的收缩反应,称为该肌肉的运动点或神经的运动线。

(1)运动点的位置:浅层肌肉的运动点在支配该肌肉的神经进入肌肉处;深层肌肉的运动点在覆盖深层肌肉的浅层肌下外露处;神经运动点一般贴近皮肤。肌肉对电刺激的反应及功能见表12-1。

表 12-1　运动点

神经肌肉的名称		点或线的位置	对电刺激的反应及功能
面神经	上支	眼与耳中间,与耳郭顶等高	收缩额肌和皱眉肌
	中支	颧骨下方,与耳垂等高,距鼻尖 3 指宽处	闭眼及上提口角
	下支	下颌角前约 3 指宽,外侧面上,在大迎穴下	瘪颊及下唇,并向前伸
额肌		发际与眉心中间,相当于阳白穴	横向地皱前额
皱眉肌		眉弓外 1/3 的上方	垂直皱褶前额
眼轮匝肌		眼外角的外方	眨上眼睑,用较强电刺激时闭眼
上唇方肌		眼外角与口角的连线上,与鼻翼等高	提上唇和口角
颧肌		颧骨下、口角上	提口角向上和向外
口轮匝肌		口角外,相当于地仓穴	闭唇,较强电流刺激时撅嘴
下唇方肌		口角外下方	使下唇向下及向外
颏肌		靠近颏隆凸的正中线上	皱颏部皮肤,较强电流刺激时撅下唇

(续 表)

神经肌肉的名称	点或线的位置	对电刺激的反应及功能
副神经	胸锁乳突肌肌腹紧后方,约在耳垂与肩峰中间	用小量电流迅速上提肩胛骨
胸锁乳突肌	该肌肉外缘中点	凸起肌腹,用足够电流刺激,头侧屈,颏部转向对侧
斜方肌	上:颈、肩交角约1指宽处	拉肩胛骨向上
	中:与腋窝后缘等高,距背部正中线3指宽处	内收肩胛骨
	下:与肩胛骨下角等高,距后正中线4指宽处	使肩胛骨向下
胸大肌	锁骨下约1掌宽,近腋前皱褶处	内收肱骨,用较强电流刺激时拉臂向下及向前
冈上肌	冈上窝外角	患者俯卧位,肘部挂于支撑物边缘时,可有外旋动作
冈下肌	冈下三角中央	外旋肱骨
小圆肌	肩胛骨腋窝缘之中点	外旋肱骨
三角肌	前:肩峰锁骨关节下约3指宽,相当于抬肩穴	弱刺激时膨出肌腹,较强刺激时屈臂
	中:肩峰凸中心下方约1掌宽处(上臂外侧中线上)	外展上臂
	后:上臂上1/8,相当于鹰嘴与肱骨外髁之连线中后点约在同一平面上	臂后伸
大圆肌	小圆肌运动点下约2指宽处	内收及内旋肱骨
背阔肌	肌腹外缘,在腋后皱褶下方	内收及内旋臂
腹直肌	约在每一肌段的中央	降胸骨及使电极下腹壁紧张

神经肌肉的名称	点或线的位置	对电刺激的反应及功能
肱二头肌	肌腹隆起内缘中点,另两点在此点外下方	弱电流刺激时肌腹膨出,较强刺激时屈肘及后旋前臂
正中神经	垂直于肘褶的中线内侧,相当于尺泽穴稍外方	迅速弯曲近端指间关节,外展拇指及屈腕
旋前圆肌	肘下约 2.5cm,尺侧距正中线 2.5cm	前臂旋前
桡侧腕屈肌	前臂上 1/3,中线的尺侧	屈腕并外展
掌长肌	尺侧腕屈肌运动点的外侧	屈腕
指浅屈肌	前臂中、下 1/3 部位	屈第 2～5 指中节
指深屈肌	腕褶上方约 3 指宽处	屈第 2～5 指末节,用较强电流刺激时,手指紧握拳,随后屈腕
拇长屈肌	腕上约 5cm,近桡侧缘处	屈拇指末节,较强电流屈拇指基底节
拇短展肌	鱼际中央,距腕关节约 2.5cm 处	外展拇指并与掌成直角
拇短屈肌	鱼际内缘底部	屈拇指基底节并使之内旋
拇指对掌肌	鱼际近腕关节处	拇指对掌
尺神经	上:肱骨内上髁紧上方	腕有力屈伸和内收
	下:腕关节紧上方,近尺侧缘处	内收拇指,屈 2～5 指掌指关节,伸中、小指
尺侧腕屈肌	肘下约 3 指宽,尺侧缘处	屈腕及手内收
小指展肌	腕下约 2 指宽,尺侧缘处	外展小指并屈近节指
小指对掌肌	小指蹼与腕关节中间	小指对掌
拇收肌	拇指与示指之间指蹼部	内收拇指
骨间背侧肌	指蹼近端约 2 指宽,有 4 个运动点	2、4 指外展(离开中指),屈掌指关节及伸中节和末节指

（续　表）

神经肌肉的名称	点或线的位置	对电刺激的反应及功能
桡神经	上臂中部,中线之外方,应将电极适当深压肱骨	伸腕及伸各指掌指关节,强刺激长时间可屈肘
肱二头肌	长头:上臂上 1/3,靠近腋后缘处	伸肘及内收上臂
	外侧头:上臂上 1/3,近桡侧缘处	伸肘
	内侧头:上臂上 2/3 与下 1/3 交界,靠近尺侧缘处	伸肘
肘后肌	鹰嘴突上约 5cm 处	伸肘
尺侧腕伸肌	鹰嘴下约 8cm 处,中线尺侧	手内收,电刺激时不伸腕
桡侧腕长伸肌	鹰嘴下桡侧	伸手并外展
桡侧腕短伸肌	桡侧腕长伸肌运动点下方数厘米	伸手并略外展
指总伸肌	运动点有 3 个,位于肘部桡侧与腕部中央之连线的中 1/3 上	伸掌指关节,强刺激时伸腕
拇长展肌	约在肘与腕中间,近桡侧缘处	外展拇指掌骨部分,强刺激时腕外展
拇短伸肌	约在前臂后面下 2/3 的中线上	伸拇指第 1 节,较强刺激时手外展
示指固有伸肌	约在肘与腕中间,尺侧,紧靠中线处	伸示指
股神经	腹股沟部,髂前上棘的内侧	缝匠肌及股四头肌肌群收缩,迅速伸小腿
股直肌	腹股沟韧带与膝关节中间的中线上	伸膝,牵髌骨向上

(续　表)

神经肌肉的名称	点或线的位置	对电刺激的反应及功能
股内肌	大腿内缘,约下 3/4 处	收缩肌腹
股外肌	大腿外侧,约在大腿下 1/3 处	收缩肌腹,强刺激牵髌骨向上
大收肌	腹股沟内缘下方约 1 掌宽处	内收大腿
长收肌	腹股沟下方约 1 掌宽处,缝匠肌内方 3 指宽处	内收大腿
股薄肌	长收肌运动点内方约 3 指宽处	内收大腿
耻骨肌	大腿内侧,腹股沟下约 4 指宽处	内收大腿,强刺激时外旋大腿
臀中肌	约在臀部外上象限的中央	肌肉膨出,强刺激时内旋大腿
臀大肌	约在臀部内下象限的中央	肌肉膨出,强刺激时外旋大腿
股二头肌	臀褶下约 4 指宽,近大腿中线处	肌肉膨出;强刺激时屈膝及小腿外旋,大腿中 1/3 内侧缘处肌肉膨出,或屈膝及小腿内旋
半腱肌	大腿上 1/3 内侧缘处	肌肉膨出,强刺激时屈小腿及内旋
腓肠肌	内侧头:腘窝折痕下约 8 指宽,近内侧缘处 外侧头:靠近外侧缘,在内侧头运动点平面上 1～2cm 处	肌肉膨出,跟腱缩短及足跖屈,强刺激时屈小腿
比目鱼肌	约在小腿下 2/3,中线两侧各约 3 指宽	足跖屈

（续 表）

神经肌肉的名称	点或线的位置	对电刺激的反应及功能
长屈肌	外踝后方上约 3 指宽处	屈趾末节趾骨
趾长屈肌	跟腱内侧，内踝后窝中，内踝上方约 3 指宽处	屈第 2～5 趾末节
胫骨后肌	约在小腿下 2/3，比目鱼肌内侧，靠近胫骨	足跖屈及内翻
腓总神经	腘窝部位，股二头肌肌腱内方	受腓深、腓浅神经支配的肌群收缩
腓深神经	腓骨小头紧后方	足背屈、趾背伸及足内翻
胫骨前肌	髌骨下角下方约 1 掌宽，胫骨前嵴外侧 1 指宽处，相当于足三里穴	足背屈及内翻
趾长伸肌	约在腓骨小头隆起下 1 指稍内方相当于阳陵泉穴	伸第 2～5 趾各关节，较强电流刺激时足背屈及旋前
趾短伸肌	足背部，小腿—足夹角下约 2 指宽处	此肌肌腱与趾长伸肌结合，作用同趾长伸肌
长伸肌	踝关节上方约 3 指，约在小腿中线上	伸趾末节，强刺激时足背屈
腓浅神经	腓深神经运动点后方约 1.5cm 处	足外翻
腓骨长肌	腓骨小头紧下方	足外翻及趾屈
腓骨短肌	外踝上方约 1 掌宽处	足外翻及趾屈

（2）寻找运动点的方法：可采用直流电或感应电流刺激。将 $80～100cm^2$ 的电极作为非作用极置于背部或腰骶部，刺激电极（主电极）置于预定的运动点的皮肤上，给予电刺激后，肌肉出现收缩后即降低电流，直到肉眼可见的或可触摸的收缩；在电流降低的同时，将电极移动探查相邻的皮肤区域，如果不引起肌肉收缩，则

这点即为运动点。对于失神经肌肉运动点(可能产生移位)要耐心反复寻找。

二、直流-感应电诊断

应用断续直流电和感应电刺激神经肌肉,测定神经肌肉的电兴奋性的一种定性电检查的方法称为直流-感应电诊断,又称古典式电诊断,为常规电诊断和变性反应检查。

(一)临床应用

1. 鉴别上、下运动神经元病变(排除上运动神经元病变,确定下运动神经元病变)。

2. 辨认器质性或功能性疾病。

3. 区别下运动神经元病变和原发性肌病。

4. 通过对下运动神经元和肌肉功能状态的测定,根据电检查的结果,判断疾病的程度、范围、功能恢复及其预后,为制订治疗方案提供依据。

(二)检查方法

1. 检查前应了解患者病情,以确定所要检查的神经肌肉运动点。向患者介绍检查中的正常感觉,如麻刺或抽动感,以取得配合。

2. 患者取舒适体位,放松肌肉,暴露检查部位,以便观察肌肉收缩情况。

3. 将浸湿的衬垫和电极按要求放置,非作用极置于背部或腰部,手动点状电极(主电极)放在所需检查的神经肌肉刺激点上。

4. 断续直流电的参数:宽度 100~1000ms 的单相方波脉冲,电压 0~80V;感应电流参数:频率 50~100Hz,脉冲宽度为 1ms 左右的三角波,间歇时间 9~12ms,输出电压峰值 20~100V。

5. 接通电源,缓慢调节电流,先用感应电刺激,密切观察健侧肌肉收缩情况,记录引起最弱肌肉收缩的感应电流强度(阈值),然后用直流电阴极和阳极分别刺激运动点,记录直流电阴极和阳极刺激的阈值;然后用同样的方法对患侧进行测定。将两组结果进行比较。

6. 根据测定结果,对神经肌肉的电兴奋性、变性程度作出分析,测定的结论一般分为正常反应、异常反应和变性反应。

(三)结果分析

1. **正常反应** 当电流强度达到阈值,感应电流刺激正常的神经肌肉时,均可引起肌肉完全强直性收缩,通电期间,收缩持续。直流电阴极或阳极刺激神经肌肉在通电和断电时的瞬间各引起一次"闪光样"收缩,并立刻消失。人体对称部位同名运动点的阈值相近,若两侧测定的阈值相差超过 0.5～1.0 倍,则可确定为异常。

2. **异常反应** 神经肌肉的兴奋性明显升高或降低,但肌肉收缩形态没有变性反应。如失用性肌萎缩、舞蹈症、肌源性肌萎缩等。

3. **变性反应** 周围运动神经元因疾病或创伤而受损时,神经轴索发生变性,神经和肌肉对电刺激反应发生量和质的改变,也称电变性反应。中枢运动神经元病变无变性反应,出现变性反应则表示周围神经或脊髓前角细胞发生病理变化,如周围神经损伤、急性脊髓前角灰质炎等。变性反应一般在神经损伤 10～14d 后出现,所以电诊断检查应在神经损伤后 14d 进行。依变性反应的程度分为以下 3 种(表 12-2)。

表 12-2　电反应的分类及特征

反应		感应电	直流电
正常反应	神经肌肉	强直性挛缩	单个闪电样收缩,阴通＞阳通
部分变性反应	神经肌肉	反应减弱	收缩缓慢,阴通≤阳通
完全变性反应	神经肌肉	反应消失	蠕动收缩,阴通＜阳通
绝对变性反应	神经肌肉	反应消失	反应消失

(1)部分变性反应:神经对感应电和直流电刺激反应减弱。肌肉对感应电流刺激的兴奋性降低,直流电刺激时肌肉收缩反应较缓慢而不出现"闪光样"收缩。

(2)完全变性反应:神经对感应电和直流电刺激反应消失。肌肉对感应电流刺激有短暂的兴奋性亢进,继而消失,直流电刺激肌肉须加大电流才能引起收缩反应,兴奋阈升高,呈蠕动样收缩。肌肉运动点可能向远端移位。

(3)绝对变性反应:神经肌肉对感应电或直流电反应完全消失。

(四)估计预后

1. 无变性反应　患者有神经麻痹症状,但电检查无变性反应,说明神经无明显损伤,预计恢复期 3～6 周,可完全恢复。

2. 部分变性反应　神经有一定程度的损伤、压迫或粘连,预计恢复期 3～6 个月,可完全恢复。

3. 完全变性反应　神经有严重粘连、压迫或断裂,也可能形成神经瘤,可进行手术治疗。一般 6～12 个月或 2 年可部分恢复,个别病例可完全恢复或不恢复。

4. 绝对变性反应　周围神经严重损伤的晚期,手术及其他治疗都难以恢复。

三、时间-强度曲线诊断

反映阈强度随通电时间的缩短而变化的曲线称为时间-强度曲线,简称 I/t 曲线。系通过测定神经肌肉兴奋性诊断神经肌肉疾病的方法。

(一)检查方法

1. 采用方形波,将刺激时间调为 100ms,主电极置于神经肌肉运动点固定,缓慢调节电流至引起肌肉收缩的最小电流强度(阈值)即为该神经肌肉的基强度。

2. 将方形波宽度调至 100ms 处,先找准运动点固定,测出基强度,然后依次调节脉宽,测定 8～10 个点肌肉收缩情况,确定阈值。

3. 将所测定的各点阈值在强度时间曲线坐标纸上连成曲线,用不同颜色、不同符号标示,以区别健侧与患侧、神经与肌肉。

4. 根据曲线形态和位置,对神经肌肉的完整程度做出分析。

(二)结果分析

主要观察曲线的形态和位置,其中以形态为最重要,可分为 3 种类型(图 12-1)。

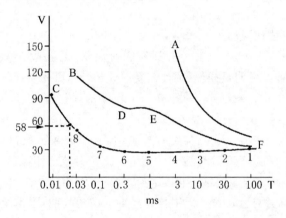

图 12-1 几种类型的 I/t 曲线

1. 正常支配曲线:图中 C 为一条连续平滑、斜度小的曲线;上升部分偏左,阈值较低,在 0.1～100ms 时限范围内均有反应。

2. 部分失神经支配曲线:图中 B 失去曲线平滑连续性;斜度较大,小的曲线;上升部分向右移;阈值普遍比正常高;出现单个或两个扭结或曲折,如 ED 点,这是最重要的特征。

3. 失神经支配曲线:图中 A 曲线仍连续平滑,斜度大,右移明显;阈值高,对短脉冲刺激无反应。

（三）诊断价值

1. 判定神经的功能状态：曲线形态正常，多表明下运动神经元正常；曲线呈部分失神经型，表示神经有部分断离或变性；曲线呈完全失神经型，表示神经完全断离或变性。

2. 确定病变的程度：通过扭结在曲线中的位置，可预算失神经支配和正常神经支配的比例，确定神经断离或变性的程度。

3. 估计预后：每 2～3 周做 1 次 I/t 曲线检查，观察曲线的动态变化，可了解神经恢复的变化情况。如由完全失神经型曲线变为部分失神经型曲线，表示病情有所好转。

四、时值测定

用 2 倍基强度的电流强度刺激组织，引起兴奋所需的最短时间，测定这种时间，称为时值测定。时值测定是衡量神经肌肉组织兴奋性的一种定量的电检查指标。

（一）检查方法

1. 测定时用直径 1cm 的主电极；副电极置于与主电极对应的肢体上，找准运动点。

2. 先测定基强度，以持续时间 100ms 或 100ms 以上的方波电流刺激神经肌肉，记录恰能引起最弱肌肉收缩所需的电流阈强度。

3. 再以 2 倍于基强度的电流刺激，再记录恰能引起最弱肌肉收缩所需的电流持续时间，为该神经肌肉的时值。

（二）结果分析

1. 正常神经肌肉的时值为 0.3～1ms，如时值短则兴奋性高，时值长则兴奋性低。

2. 部分失神经支配的时值为 1～10ms。

3. 完全失神经支配的时值为 10ms 以上，高达 50～100ms。

第二节　疼痛的评定

在疼痛评定方法中,可利用电流、温度(冷或热因子)及机械压力等物理因子进行疼痛刺激,以测定患者的痛阈与耐痛阈值。

一、电刺激评定方法

这是一种通过电子刺激器进行疼痛刺激,以评定患者疼痛的方法。

(一)适用范围和影响因素

1. 适用范围　适用于对外周神经和中枢神经系统的刺激,难以用于皮肤测痛。

2. 影响因素　电刺激的强度受皮肤电阻变化或电流变化等因素影响。

(二)评定方法

1. 评定仪器　电子刺激器输出方波电脉冲,刺激形式主要为单个脉冲刺激和组合脉冲(串联式脉冲)刺激,波幅、波宽、串长、程序和时间间隔可调。

2. 操作程序

(1)患者取舒适体位,暴露所测部位,用75％乙醇擦净被检查部位。

(2)将脱脂棉浸以饱和或10％氯化钾充填在圆形刺激电极孔内,用圆形电极接触皮肤,用胶布固定;用温水浸湿 $40\sim60cm^2$ 的衬垫,置于相应部位。

(3)将刺激板键拨向"0"位,插入刺激电极和遥控插头,遥控开关接通电路后,由被试者操作。

(4)将板键拨向"上升",毫安表指针缓慢上升,当被试者开始有轻微感觉时,按下遥控开关切断电流,记录此时的电流量即痛阈。然后再次通电,电流上升至被试者感觉难以忍受,切断电流,记录电流强度即为耐痛阈。连续测定 3 次,取平均值。

(5)测定结束将刺激板键拨至"0"位。重复测定 3 次,取平均值。

(三)评定指标与注意事项

1. 评定指标　以时间为单位的痛阈和耐痛阈。

2. 注意事项

(1)检查结束,机器应立即回位,以免刺激时间过长,引起灼伤。

(2)电极两端不得直接接触,以免短路,烧毁机器。机器指示不在"0"位时,勿将电极接触皮肤,以防电击。

(3)圆形刺激电极使用后,要清洗干净,晾干备用,防止遗留药液腐蚀孔内导线而影响检查。

二、冷刺激试验

这是一种用冰水进行疼痛刺激,以评定患者疼痛程度的方法。可有效测定疼痛强度,并能与临床疼痛强度相匹配。

(一)评定方法

1. 仪器设备　水桶、温水、冰水和秒表等。

2. 操作程序

(1)让患者将一只手浸泡于温水中 2min,然后置于冰水(温度 0 ± 0.5℃)中,要求患者指出疼痛感觉开始出现和达到最大疼痛耐受力的时刻。

(2)从浸入冰水至疼痛开始出现所需时间为痛阈,从浸入冰水至最大疼痛耐受出现的时间为耐痛阈。

(二)评定指标与注意事项

1. 评定指标　以时间为单位的痛阈和耐痛阈。

2. 注意事项　避免冻伤,尤其是感觉缺失或迟钝的患者。

三、热刺激试验

热刺激试验可分为辐射热法、热触法和热辐射交叉匹配法。

可有效测定疼痛强度,并能与临床疼痛强度相匹配。

(一)评定方法

1. 辐射热法　也称为热柱疼痛测定法。

(1)仪器设备:一定量的黑漆、热灯及秒表等。

(2)操作程序:以颈$_6$～胸$_1$神经节支配的前臂皮区为测定部位,皮表上涂黑漆,干燥后热灯照射,要求患者保持前臂不动直至疼痛达到"不能耐受"为止。记录从开始照射至手臂动的时间。每一部位可反复多次测定。

(3)评定指标:以时间为单位的最大疼痛耐受性。

2. 热触法

(1)仪器设备:热水、热探头或CO_2激光仪。

(2)操作程序:采用接触热水或热探头作为热痛刺激源。现多应用CO_2激光仪(可选择性兴奋$A\delta$和C类纤维)作为更理想的热痛刺激源,刺激波长$10.6\mu m$,光束直径$5mm$。

(3)评定指标:以时间为单位的最大疼痛耐受性。

3. 热辐射交叉匹配法

(1)仪器设备:热辐射装置,由热源聚焦透镜系统组成(热源为$500～1000W$灯泡,发光强度可自行调节,然后其光线经透镜聚焦。也可采用精确度可达$0.1℃$的激光源辐射热刺激器)。

(2)操作程序:受测者自行调节热辐射强度,以使热辐射产生的疼痛与其原有疼痛程度相等,此时以单位皮肤每秒受到的热量表示疼痛强度。每次照射时间$3s$,两次刺激之间的间隔约$30s$。适用于皮肤的测痛。注意照射的时间和强度,以免引起皮肤灼伤。

(3)评定指标:借用其他方面的指标(如热量、光的强度、颜色的深浅、线的长度、手的握力等)评定疼痛强度。

(二)注意事项

避免灼伤,尤其是感觉缺失或迟钝的患者。

四、压力测痛计法

利用机械压力进行压痛阈的测量能更好地反映深部痛的状况及疼痛的轻重变化。

(一)适应证与禁忌证

1. 适应证　需要对疼痛的强度(如痛阈、耐痛阈)进行评定的患者,特别适用于肌肉骨骼系统疼痛的评定。

2. 禁忌证　存在末梢神经炎的糖尿病患者;凝血系统疾病,有出血倾向的患者。

(二)评定方法

1. 仪器设备　压力测痛计等。

2. 操作程序

(1)使用压力测痛计在患者手指关节等处逐渐施加压力,并听取患者反应。

(2)记录诱发疼痛出现所需的压力强度(单位:N 或 kg/cm^2),此值为痛阈(即刚出现疼痛所需的压力强度)。

(3)继续施加压力至不可耐受时,记录最大疼痛耐受所需的压力强度(单位:N 或 kg/cm^2),此值为耐痛阈。

(三)评定指标与注意事项

1. 评定指标　以压力或压强评定疼痛强度。

2. 注意事项

(1)测量记录应从压力测痛计加压开始。

(2)施加的压力在整个实验中应保持不变。

(3)测定内脏痛时结果不可靠。

第三节　皮肤温度测定

皮肤温度测定是应用热敏电阻作感温元件测量体表温度的方法。

(一)工作原理

WMZ-03 型温度指示仪采用热敏电阻作为感温元件,干电池作为仪表电源的袖珍型温度测量仪表。采用桥路作为温度测量电路,电位器作为满度调节,当温度测量时,由于热敏电阻阻值的变化使电桥失去平衡,在表头两端产生电压,表头指针指示测量的温度值。

(二)测定前的准备

1. 测量温度前,先将测温仪器校准,打开开关,指针应与刻度"0"重合,处于满刻度位置。

2. 将开关拨向"满",表头指针从左至右缓慢上升至温度最高点。再将开关从"满"拨回"关"的位置。

(三)测定程序

1. 患者取舒适体位,暴露所测部位。

2. 温度量程分为 2 挡,即 $0\sim50℃$;$50\sim100℃$,可根据所需温度选择。测量温度时,将传感器感温探头接触被测部位,开关从"关"拨向"测",指针缓慢上升,待指针稳定后,记下温度指示刻度。

3. 测量结束,将开关从"测"拨向"关"。

(四)注意事项

1. 仪器使用注意事项

(1)热敏电阻感温元件采用外露式的玻璃封口,测温和保管时应防止与硬性物体接触,以免损坏元件头部。

(2)当调整满刻度时,如指针不能指向最大刻度,应更换电池。

(3)在超短波、微波等高频电磁场中应用时,应关机测温,以防电磁场干扰和损坏测温仪器。

2. 测定操作注意事项

(1)周围环境要保持恒定温度,避免电扇和空调的干扰,以免影响测量的准确性。

(2)测温时,感温头应与被测部位垂直,所施压力要适中。

第 13 章 常见临床问题的理疗

第一节 疼 痛

理疗是治疗疼痛的重要手段,可根据疼痛的不同阶段和疼痛的不同性质选择不同的理疗方法。同时,也应注意,理疗不是疼痛治疗的唯一方法,在具体治疗时,还应根据需要配合药物、运动疗法、针灸等其他治疗方法,或将其作为综合治疗的措施之一。

一、急 性 疼 痛

1. 理疗目的 减少急性损伤反应,抑制水肿产生,降低神经纤维和痛觉感受器的敏感性,减少疼痛递质的释放。

2. 理疗方法

(1)最初的 24～48h,主要采用局部冷疗方法控制水肿,尤其是在肌肉、韧带等运动器官急性损伤剧烈疼痛时。

冰按摩:将水倒入聚苯乙烯为材料的杯中或纸杯中冻冰,然后将杯口的上缘除去 1.0～1.5cm,使冰块相对容易抓握,冰块在疼痛区域摩擦 5～10min 直至感到麻木。

冰袋:先在皮肤上涂上乳剂,然后冰袋与皮肤之间用纸巾保护,冰袋中含有聚乙烯凝胶,可在冰冻状态下保持柔软,并适应各种骨性突起。

冷喷:冷喷剂(氯乙烷、甲氧氟烷)可直接喷涂于患处。

冰敷:在伤后 24h 内。可用冰块直接敷于局部或将疼痛肢体浸泡于含有冰块的水中等方法。

(2)24～48h 后,可采用 TENS 疗法、中频电疗法、脉冲磁疗法、超声疗法、超声药物透入疗法、直流电药物离子透入疗法、热疗法等。

二、亚急性疼痛和慢性疼痛

1. 理疗目的　尽快并最大限度地缓解和消除疼痛。

2. 理疗方法　局部可采用 TENS 疗法、热疗法、超声疗法等,其中若 TENS 疗法治疗 1 周无明显效果则停止使用。

三、常见急性疼痛的理疗

根据疼痛原因及其性质选择理疗因子,以达到最大限度缓解和消除疼痛。

1. 三叉神经痛　直流电草乌生物碱离子导入(正极)或利多卡因离子透入疗法、毫米波疗法。

2. 肌痉挛性痛　浅层肌肉可用短波疗法、红外线疗法,照射距离以患者有舒适温热感为准,时间 30min;深层肌肉或较丰厚的浅层肌肉可用分米波(凹槽形辐射器)治疗,距离 5～10cm,剂量以患者有舒适温热感为度,时间 10～15min。也可用毫米波疗法、厘米波疗法或短波电缆疗法治疗。

3. 内脏痛　空腔内脏,如胃肠的痉挛性痛,宜用短波电容电极疗法在相应脏器前后以大电极皮肤间隙进行温热量治疗;肌层较厚的内脏,内脏炎症性痛宜用超短波电容电极疗法做类似短波电容电极疗法治疗。

4. 肢体缺血性痛　动脉无阻塞时,可用分米波疗法、短波电缆电极疗法;动脉不完全阻塞时,不宜直接加热,可利用交叉或交感性血管反应在对侧肢体上进行热量短波电缆疗法或分米波疗法治疗。

5. 炎症性痛　无热量超短波电容电极疗法、毫米波疗法或紫外线红斑量照射。

6. 术后痛　宜选用 TENS 疗法、电针疗法、音乐电针疗法、中频电、脉冲磁疗法。

四、常见慢性疼痛综合征的理疗

慢性疼痛综合征的治疗往往要采用综合治疗的方法,理疗是其中的手段之一。

1. 肌筋膜痛综合征

(1)冷疗和肌肉牵张技术:在采用制冷剂喷洒及冰刺激治疗的同时,加用主动和被动的肌肉牵张运动。这是目前应用最多的治疗方法之一。采用的制冷剂有氟甲烷、氯乙烷等。实际应用时,距离皮肤 45cm 左右,成 30°角,注意避开头面部,沿与肌纤维平行的方向朝向疼痛区行全范围的喷洒,喷洒速度一般为 10cm/s,喷洒后再以手法进行肌肉牵张。

(2)温热疗法:可采用浅表热疗法(如湿热敷)和深部透热疗法(如超声波和超短波、短波透热疗法)。

(3)电刺激疗法:可分为神经电刺激(如 TENS)和肌肉电刺激两种方法。在减轻疼痛方面,神经电刺激优于肌肉电刺激;在缓解肌肉紧张方面,肌肉电刺激优于神经电刺激。联合应用电刺激疗法与超声疗法的治疗效果要比单独使用电刺激疗法或超声疗法好。

(4)激光疗法:常用波长为 632.8nm 的低能量 He-Ne 激光,可直接照射扳机点所在区域或针灸穴位。

(5)其他:也可采用毫米波疗法、肌电生物反馈疗法等。

2. 癌性疼痛

(1)短波、超短波、分米波、厘米波的高热疗法:采用热量(Ⅳ)级剂量,每次 40～60min,每周 1～2 次,与放疗相配合。

(2)毫米波疗法:毫米波辐射于肿瘤及相关穴位,每次 30～

60min,1/d。

（3）经皮电神经刺激疗法：作用于神经根、神经或相关穴位，每次 30～60min,1/d。禁用强电流刺激。

3. 脊髓损伤后慢性疼痛

（1）弥散性疼痛：主要采用生物反馈疗法。

（2）根性或节段性疼痛：主要采用 TENS 疗法。

（3）肌肉骨骼疼痛：主要采用 TENS 疗法、干扰电疗法、超声疗法、短波疗法和各种温热疗法等。

理疗对于脊髓损伤后的内脏痛、心理性疼痛仅为辅助治疗方法。

4. 截肢后幻肢痛和残肢痛

（1）幻肢痛：音频电疗法、磁疗法、TENS 疗法（电极置于患侧肢体相当于幻肢痛的部位）。

（2）残肢痛：局部瘢痕粘连、缺血可行音频电疗法、磁疗法。

5. 带状疱疹性疼痛及后遗神经痛

（1）急性期：可采用局部紫外线疗法、超短波疗法、毫米波法、磁疗法等方法。

（2）后遗神经痛：可采用 TENS 疗法、紫外线疗法、超声疗法、激光疗法、中频电疗法、厘米波疗法、量子光能疗法等。

第二节　痉　　挛

一、理疗目的

配合其他抗痉挛治疗，解除或缓解肢体痉挛。

二、理疗方法

1. 冷疗法　将痉挛的肢体直接泡在冰水中 15～20s,然后用干毛巾擦干，反复 5～6 次至皮肤发红。

2. 热疗法　将布袋在热水中升温至 70～80℃,然后用毛巾包裹布袋放在患部进行热疗,也可用红外线、蜡疗等温热疗法。

3. 水疗法　将痉挛侧肢体浸浴在温水中有利于肌痉挛的缓解。室温宜保持在 22～25℃,水温宜保持在 37～40℃。

4. 肌电生物反馈疗法　肌电生物反馈疗法可减少静止时肌痉挛的活动及相关反应,也可抑制被动牵张时痉挛肌的不自主运动。因此,临床常用于痉挛型脑瘫和脑血管意外患者上肢的屈肌痉挛的治疗。每次 20～30min,1～2/d。

5. 电疗法

(1)交替电刺激疗法:通过交互抑制原理,使肌张力降低。使用两组电极,分别交替刺激痉挛肌的肌腱和拮抗肌的肌腹,两路电流为电脉冲出现时间相差 0.1～1.5s,脉冲宽度 0.2～0.5ms 的方波或一组波群,方波或波群出现的频率为 0.66～1Hz,电流强度均以能引起肌肉明显收缩为佳。

(2)直肠电刺激法:采用棒状电极(纵向电极为 4 点式,2 个正极、2 个负极;横向电极为 2 点式,一个正极、一个负极),棒状电极长 100～150mm,直径 20～25mm,以肥皂水润滑后置入肛门内,深度为 80～100mm,电刺激量 9～10V,3～160mA,方波脉冲,每次刺激 1s,间隔 29s,共刺激 30 次,总时间 15min。用于脊髓损伤患者。

(3)功能性电刺激:对脑血管意外合并有屈指肌痉挛的患者,电刺激其伸指肌群,对缓解肌痉挛有利。电刺激配合肉毒毒素注射比单用肉毒毒素注射更有效。对腓肠神经的经皮电神经刺激(TENS)可以减轻小腿的肌痉挛,使踝关节的活动范围增大。每次 20～30min,1～2/d。

第三节　压　　疮

一、理疗目的

根据压疮状态和愈合的进展情况,选择不同理疗方法,以最大限度促进愈合。

二、理 疗 方 法

1. 光疗法

(1)紫外线疗法:早期皮肤损害未累及肌肉者,采用Ⅱ～Ⅲ级红斑量,每日或隔日1次,4～6次为1个疗程;累及肌肉、骨骼者,Ⅲ～Ⅳ级红斑量,隔1～2d1次,中心重叠照射法;创面肉芽新鲜,为促进伤口愈合,剂量应偏小(小于Ⅰ级红斑量),治疗前应清创,不涂任何药物,以利紫外线吸收。

(2)红外线疗法:适用于各期溃疡创面、感染已完全控制,创面肉芽新鲜,无脓性分泌物者。每次20～25min,1～2/d,15～20次为1个疗程。

2. 电疗法

(1)超短波疗法:早期皮肤损害尚未累及肌肉者,采用无热量或微热量,每次10～15min;累及肌肉或骨骼者,采用微热量,每次10～15min。

(2)毫米波疗法:治疗前将创面的分泌物清除,辐射器置于创面上方1cm处,每次20～30min,1/d,10～20次为1个疗程。

第四节 挛 缩

一、理 疗 目 的

软化纤维组织,缓解粘连和挛缩。

二、理 疗 方 法

1. 热疗法 促进血液循环,缓解痉挛和疼痛、减轻肿胀及软化纤维组织。热疗法常在牵拉、按摩和运动锻炼前进行,包括辐射热疗法、蜡疗等。

2. 超声疗法　超声波能使胶原纤维束分散,可缓解关节粘连和挛缩。功率 $0.8\sim1.2W/cm^2$,每次 $5\sim15min$,$1/d$,$15\sim20$ 次为 1 个疗程。

3. 电疗法　主要采用直流电碘离子透入疗法或音频电疗法,每次 $20\sim30min$,$1/d$,$20\sim30$ 次为 1 个疗程,有良好的软化瘢痕、松解粘连作用。

第 14 章　内科疾病的理疗

第一节　呼吸系统疾病

一、急性支气管炎

1. 理疗目的　消炎、祛痰、镇咳、减少并发症。

2. 理疗方法

（1）超短波疗法：电容电极,胸、背部前后对置法,微热量,时间 10～15min,1/d,共 6～8 次。

（2）微波疗法：频率 915MHz,采用直径 14cm 圆形辐射器对准体表支气管投影区,距离 7～10cm,微热量（40～60W）,每次 10～15min,1/d,共 3～8 次。

（3）紫外线疗法：采用胸背局部照射,分两区,即颈前区及胸区上半部、颈后区及肩胛间区。治疗剂量从弱红斑量 2MED 开始,每次增加 1/2～1MED,终至 4～5MED,1～2d 1 次,共 5 次。

（4）共鸣火花疗法：在咽喉部、气管相应区及第 4～6 颈椎处采用移动火花法治疗。强刺激,每次 3～4min,1/d,共 5 次。对刺激性干咳有镇咳作用。

（5）直流电离子透入疗法：透入药物为 3%～10% 的溴化钾（-）或 50%百部（+）,两个 100cm^2 作用极分别置于两上臂外侧中 1/3 处,200cm^2 非作用极置于肩胛间。电流强度 10～20mA,每次 20min,1/d,共 6～12 次。有明显的镇咳作用。

(6)氦-氖激光疗法:可采用穴位照射,常选用中府、肺俞、风门等,发热者选用大椎;气短选用气海;喉痛选用合谷;胸痛选用内关;痰多选用丰隆等。输出功率 1~10mW,原光束照射,每穴 5min,每次照射 4~6 个穴位,1/d,共 8~10 次。

(7)脉冲磁场疗法:将 2 个磁头分别对置于前胸、后背部。脉冲频率 0.7Hz,0.4~0.6T,每次 15~20min,1/d,共 6~12 次。

(8)火罐疗法:根据年龄和体型胖瘦选择火罐,在背部的大椎、风门、肺俞;前胸的中府等,每次 2~4 穴,可前后轮换,治疗次数 4~6 次。

二、慢性支气管炎

1. 理疗目的　改善血液循环,促进渗出物的吸收,刺激和增加机体的免疫功能,控制感染,有利于消炎、黏膜组织修复和肺功能改善。

2. 理疗方法

(1)超短波疗法:电容电极,胸、背部前后或两侧胸部对置法,微热量至温热量,每次 15~30min,1/d,共 10~15 次。

(2)短波疗法:盘状电极,放置肩胛区或前胸部,间隙 2~3cm。温热量,每次 20~30min,1/d,共 10~12 次。

(3)微波疗法:频率 915MHz,采用直径 14cm 圆形辐射器对准支气管区,距离 7~10cm,温热量(60~80W),每次 15~20min,1/d,共 8~12 次。

(4)紫外线疗法:采用胸背分 6 区局部照射,前胸部分 2 区,背部分 2 区,胸两侧各 1 区。治疗剂量从红斑量 5~6MED 开始,每次增加 1MED,每日照射一区,共 12~18 次。局部照射结束后 3~4 周,可进行全身紫外线照射,治疗剂量从 1/4MED 开始,每次或隔日增加 1/4MED,隔 1~2d 1 次,共 15 次。

(5)红外线、TDP 照射疗法:前胸、后背部支气管区,温热感,每区各照射 20~30min,1/d,共 6~8 次。

(6)空气负离子疗法:负离子空气浓度 20 万～30 万/cm^3,每次 20～30min,1～2/d,共 15～20 次。

(7)直流电离子透入疗法:透入药物可选择 3%的溴化钙或溴化钠(－),$80cm^2$ 作用极分别置于两上臂外侧中 1/3 处,$150cm^2$ 非作用极放置于背部第 3 胸椎区。电流强度 6～10mA,时间 20min,1/d。通过自主神经节段反射,影响支气管的平滑肌和血液循环,改善支气管的慢性炎症过程,使咳嗽、咳痰等症状有所好转。

三、支气管哮喘

1. **理疗目的**　调节中枢神经及自主神经系统的功能,改变机体的异常反应及脱敏,缓解支气管痉挛,改善呼吸功能,减轻症状或减少发作,增强机体免疫力。

2. **理疗方法**

(1)紫外线疗法

①全身照射:从 1/4～1/2MED 开始,每次或隔次增加 1/4MED,至 3～5MED,隔日 1 次,共 15～20 次。

②局部照射:将胸部分为 4 区或 6 区照射(前后胸部各左、右两区或加上两侧)。从弱红斑量 3～4MED 开始,每区每次增加 1～2MED,每日照射 1 区,每区 3～5 次,轮流照射。

肾上腺区照射:每侧照射野 300～$400cm^2$,交替照射。从中等红斑量 4～6MED 开始,每次增加 1～2MED,每日或隔日 1 次。可促进肾上腺皮质功能正常化,改善呼吸功能,对长期重症患者疗效明显。

(2)直流电离子透入疗法

①领区直流电透入疗法:领状电极加 10%氯化钙溶液接阳极置于领区,另一 $400cm^2$ 电极置于腰骶部,电流强度 6～16mA,每次 15～20min,1/d,共 8～12 次。通过刺激领区皮肤传入冲动,通过颈$_{5～8}$与胸$_{1～4}$脊髓节段,影响自主神经系统,改善颅脑、胸腔脏

器的血液循环。根据病情需要可加用 0.1％肾上腺素或 2％氨茶碱、0.6％洋金花总生物碱、1％异丙肾上腺素等。

②溴化钠、普鲁卡因离子透入疗法：两个浸有 3％溴化钠的 $100cm^2$ 电极分别置于两上臂外侧区接阴极；另一 $200cm^2$ 电极浸有 2％～5％的普鲁卡因，置于肩胛间，接阳极。电流强度 10～20mA，时间 20min。通过自主神经引起节段反射，影响支气管平滑肌及改善肺血液循环。

③超短波疗法：电容电极，胸、背部前后或两侧胸部对置法，温热量，每次 15～30min，1/d，共 6～12 次。

④微波疗法：频率 915MHz 或 460MHz，直径 14cm 圆形辐射器作用于背部肺门投影区和肾上腺区，微热量至温热量，每次 10～15min，1/d，共 10 次。

⑤正弦调制中频电疗法：两个 $60cm^2$ 电极，置于脊椎旁肩胛间区（支气管投影区）。选用断调波组，调制频率 60～80Hz，调制深度 50％～75％，使调制波作用于呼气时间，间歇时间与吸气时间同步（时间相等），电流强度以引起背部肌肉明显收缩为宜，每次 10～15min，1/d，共 10～12 次。

四、肺　　炎

1. 理疗目的　在应用抗生素的同时配合理疗。理疗可抑菌消炎，促进炎症渗出物的吸收，减轻症状，增强机体免疫力，减少并发症。

2. 理疗方法

(1)超短波疗法：电容电极，患侧前胸、背部对置法，无热量至微热量，治疗时间随病情的好转可从 8min 逐渐增加至 15min。急性期过后延迟吸收者，采用温热量，每次 20～30min，1/d，共 10～15 次。超短波主要作用是抑菌消炎，激活网状内皮系统功能，增强白细胞的吞噬能力，改善局部血液循环，促进炎症的吸收。

(2)微波疗法：频率 915MHz，采用直径 14cm 圆形辐射器对准背部患侧肺区,距离 7～10cm,无热量至微热量(40～60W),每次 10～12min,1/d,共 10～15 次。

(3)紫外线照射:在病变相应区域的前面、侧面及后面分 3 区交替照射,每区 300cm²,必要时可增加对侧胸部,由 4～6MED 开始,每次增加 1～2MED,终至 6～8MED,每日照射 1 区,每区 2～4 次。对大叶性肺炎、小叶性肺炎和支原体肺炎可明显减轻症状、缩短病程。

对病程迁延较久的慢性肺炎患者,可采用紫外线红斑量(4～6MED)交替照射两侧肾上腺区;或进行紫外线全身照射以提高机体的抵抗力。

(4)直流电离子透入疗法

①碘、钙离子透入:200cm² 电极两个,一电极浸有 10% 碘化钾置于前胸部接阴极;另一电极浸有 10% 氯化钙置于病变相应区域的背部。电流强度 10～20mA,每次 20min,1/d,共 10～15 次。

②抗生素或中药透入:根据病情选用不同的抗生素和清热解毒的中草药,操作方法同上。适用于炎症吸收不良的迁延期患者。

五、胸 膜 炎

1. 理疗目的 消炎、镇痛,促进渗出物的吸收,防止或减轻胸膜的增厚和粘连,改善呼吸功能。肿瘤转移所引起的胸腔积液除外。

2. 理疗方法

(1)超短波疗法:电容电极,病变区域前后对置,无热量,治疗时间 5min,随着病情的好转,采用微热量,每次 10～15min,1/d,从第 6 次以后可改为隔日 1 次,共 10～15 次。在超短波作用下,可促进胸液吸收,减轻胸膜肥厚。如结核性胸膜炎,则理疗的同时要服用抗结核药物。胸腔积液量较多时,可在抽液后再进行理疗。

(2)红光、红外线或太阳灯照射疗法:用于干性胸膜炎疼痛剧烈时,照射病变相应的胸廓区。照射强度不宜过大,以患者局部皮肤有柔和的温热感为宜。每次 15～20min,1/d,共 6～8 次。

(3)音频电疗法:两个 200cm² 电极分别放置于病变两侧,对置。电流强度以患者耐受为最大强度,每次 20～30min,1/d,共 15～20 次。音频电疗法有很好的镇痛、促进炎症吸收,松解粘连的作用。

第二节　消化系统疾病

一、急性胃肠炎

1. 理疗目的　消炎、镇痛、解痉、恢复正常分泌功能。

2. 理疗方法

(1)光线疗法:可采用红外线、太阳灯、TDP 或红光照射腹部,以患者感到治疗局部有舒适的温热感为宜。每次 20～30min,1/d,共 6～8 次。有明显的解痉镇痛作用。

(2)超短波疗法:电容电极,腹部或上腹部,对置,微热量,每次 15～20min,1/d,共 6～8 次。

二、慢性胃炎

1. 理疗目的　改善胃的血液循环及营养状态,调节胃黏膜的分泌功能,消炎、解痉。中药具有止血散瘀止痛作用,可治疗淤血阻滞性的慢性胃炎。

2. 理疗方法

(1)间动电疗法:两个圆形电极,胃区前后对置。胃液分泌多、胃酸高可用密波 10～12min;胃液分泌不足、胃酸低可用疏波 10～15min;上腹疼痛症状较重可用密波 3min,疏密波 5～10min;萎缩性胃炎还可增加间升波 5～10min。1/d,共 15～20 次。

(2)直流电及直流电离子透入疗法

①直流电疗法:两个 200cm² 电极,胃区前后对置。电流强度

10～20mA,每次 15～20min,1/d,共 15～20 次。适用于胃酸缺乏或胃液分泌功能低下。

②直流电普鲁卡因透入疗法:治疗前嘱患者口服 0.25％～0.5％的普鲁卡因溶液 50～100ml,然后将两个 200cm² 电极,胃区前后对置。电流强度 10～20mA,每次 15～20min,1/d,共 15～20 次。适用于低酸性胃炎。

③阿托品、洋金花药物透入疗法:操作方法同上。阿托品每次用量 3～5mg,洋金花 2～4mg。适用于上腹部疼痛、胃液分泌亢进。

(3)超短波＋药物疗法:板状电容电极,胃区前后对置,温热量,每次 15～20min,1/d,共 15～20 次。血塞通注射液,肌内注射,每次 100mg,2/d,15d 为 1 个疗程,间隔 10d,共 2～3 个疗程。

(4)光疗法:可采用红外线、太阳灯、TDP 或红光照射胃区,以患者感到治疗局部有舒适的温热感为宜,每次 20～30min,1/d,共10～15 次。适用于胃酸增高型慢性胃炎。

三、胃、十二指肠溃疡

1. **理疗目的**　调整中枢和自主神经系统功能,促进胃及十二指肠的血液循环及营养状态,消除水肿和痉挛,调节胃及十二指肠的分泌和运动功能,缓解症状,促进溃疡愈合。

2. **理疗方法**

(1)中频电疗法

①正弦调制中频电疗法:两个 150cm² 电极,一个置于胃区,另一个置于背部第 6～12 胸椎区域。选用交调和变调波,调制频率 100Hz,调制深度 75％,治疗时间,每个波组 10min,1/d,共 12次。症状减轻后可改用调制频率 50Hz,调制深度 100％。

②颈交感神经节治疗法:两个 10～20cm² 电极置于双侧颈部颈交感神经节,对置。连调和交调波,调制频率 50Hz,调制深度25％～50％,治疗时间,每个波组 3～5min,隔日 1 次。

③干扰电疗法:4 个 50cm^2 电极,交叉置于腹部和背部第 6、7 胸椎区。频率 50～100Hz 和 90～100Hz,耐受量,每次 20min,1/d,共 12 次。

(2)直流电药物离子透入疗法

①局部治疗:150cm^2 电极浸有 5％普鲁卡因或阿托品溶液置于上腹部胃区接阳极;另一 200cm^2 电极置于背部相应部位接阴极。电流强度 8～15mA,每次 15～20min,1/d,共 12 次。或治疗前嘱患者口服 0.25％～0.5％的普鲁卡因溶液 50～100ml,即刻行胃区对置法普鲁卡因药物导入。

②反射疗法:鼻黏膜反射疗法,用 2.5％维生素 B$_1$ 或 2％普鲁卡因溶液浸湿棉条,缓慢塞入两侧鼻腔内与鼻黏膜贴紧,鼻腔外棉条末端与 1cm×2cm 的铅板相连,接直流电阳极;另一 60cm^2 非作用极置后颈部接阴极。电流强度 0.5～3mA,每次 15～20min,每日或隔日 1 次。因鼻黏膜神经末梢丰富,通过电流与药物对鼻黏膜神经末梢的刺激,可反射性地调节胃肠活动功能,消除大脑皮质的兴奋灶,破坏皮质内脏的恶性循环,从而促进溃疡愈合,适用于溃疡病的早期或有出血的患者。

③颞区神经血管束反射法:两个 20cm^2 电极浸有 5％普鲁卡因,置于双侧颞区,接阳极,另一 60cm^2 电极置于上背部。电流强度 2～4mA,每次 15～20min,每日或隔日 1 次,共 15～20 次。

④全身溴离子透入法:300cm^2 电极浸有 10％溴化钠溶液,置于肩胛间区接阴极,另两个 150cm^2 电极置于双小腿腓肠肌处。电流强度 12～25mA,每次 15～20min,1/d,共 15～20 次。

四、胃 下 垂

1. 理疗目的 增强胃平滑肌的张力,促使胃恢复正常位置,防止继续下垂。

2. 理疗方法

(1)中频电疗法

①干扰电疗法:4 个 100cm^2 电极,对置交叉于胃体部;或一组电极置于胃上端在腹壁的投影及胃下端在腰部的投影区,另一组电极置于胃下端在腹壁的投影及胃上端在背部的投影区。差频 0~10Hz 和差频 0~100Hz,各治疗 10min,1/d,共 15~20 次。

②正弦调制中频电疗法:两个 200cm^2 电极,对置于下垂的胃区。选用通断比 1s:1s 的断调波,调制频率 10Hz,调制深度 100%,电流强度以引起明显肌肉收缩,时间 10min,2~3/d。

(2)低频电疗法

①电兴奋疗法:在脊柱两旁胸$_{5\sim10}$节段用感应电流刺激,每点以患者能耐受的强刺激 1min,然后采用上腹部及腰背部对置法在胃区自上而下逐点刺激约 5min,最后再选用中脘、天枢、气海、胃俞、足三里等穴位进行刺激,每点 1min,每次治疗共 15~20min,1/d,共 10~15 次。

②间动电疗法:两个 80cm^2 电极胃区前后对置。间升波 7~10min,起伏波 3~5min;然后用小圆电极并置于脊柱两旁,从胸$_5$—胸$_{12}$ 每节段用密波治疗 2min,1~2/d。

五、慢 性 肠 炎

1. 理疗目的　调节肠道功能,改善肠道血液循环,促进炎症吸收,减少刺激,减轻或消除症状。

2. 理疗方法

(1)超短波疗法:电容电极,腹部及腰部前后对置,微热量或温热量,每次 15~20min,1/d,共 15~20 次。

(2)直流电离子透入疗法:透入药物可选择 10%~20%小檗碱或 2%的大蒜液、2%~10%氯化钙、2%~5%普鲁卡因、0.5%~1%链霉素等,两个 200cm^2 电极,浸以药物的衬垫置于腹部接阳极,另一电极置于腰部。电流强度 10~20mA,每次 15~20min,1/d,共 10~15 次。

(3)肠内离子透入:治疗前嘱患者排便或灌肠,将 10%~20%

小檗碱和 2‰的大蒜液等 100ml 保留灌肠后,于下腹及腰骶部放置电极,方法同上。

直流电离子透入疗法和肠内离子透入法适用直肠或降结肠的病变。对细菌性痢疾后肠黏膜溃疡、糜烂或其他结肠下段肠黏膜病变可用 4%普鲁卡因加 0.5%硫酸锌溶液保留灌肠后再进行离子导入治疗。

(4)光疗法:可采用红外线、太阳灯、TDP 或红光照射下腹部,以患者感到治疗局部有舒适的温热感为宜,每次 20~30min,1/d,共 15~20 次。

六、弛缓性便秘

1. 理疗目的　调整结肠功能,提高肠壁平滑肌张力,恢复肠道正常蠕动。

2. 理疗方法

(1)电兴奋疗法:两个点状电极于腰腹部对置,沿降结肠至乙状结肠,用感应电移行通电 5min,然后用强直流电(约 50mA),断续通电,每次 2~3s,最后在结肠相应部位及天枢、大横、足三里等穴位,每次 4 个穴位,每穴通感应电 1min,强直流电断续通电 1min,电流强度以引起腹壁肌肉收缩为宜,每次共 5~10min,1/d。

(2)间动电疗法

①脊髓节段反射疗法:两个小圆电极,于脊柱两旁并置,从胸 5-12 逐节进行节段反射治疗,密波 2min。

②腹腔太阳神经丛疗法:直径 4cm 的圆形电极置于剑突下方,另一 100cm^2 电极置于胸$_{10}$~腰$_5$ 区域。密波 5~10min。

③结肠区疗法:两个 100cm^2 电极,腹腰部对置,腹部接阴极,沿升结肠、横结肠、降结肠三区治疗。每区各用间升波或起伏波 5min。

以上 3 种方法顺序应用,1/d,共 15~20 次。

七、痉挛性便秘

1. 理疗目的　降低肠壁平滑肌的痉挛紧张。

2. 理疗方法

(1)传导热疗法:采用石蜡疗法或铁砂疗法;将热因子热敷于下腹部,患者局部有温热感,每次 20～30min,1/d,共 10～15 次。可达到解痉镇痛的作用。

(2)超短波疗法:电容式电极,下腹部至腰部对置,无热量至微热量,每次 10～15min,1/d,共 6 次。

第三节　泌尿系统疾病

一、急性肾小球肾炎

1. 理疗目的　扩张肾血管,加强肾血液循环,解除肾血管的痉挛,改善肾功能,利尿及促进代谢产物的排泄和消除水肿。

2. 理疗方法

(1)超短波疗法:电容电极,肾区及相应的腹部对置,无热量或微热量,每次 15～20min,1/d,共 8～12 次。急性肾炎有明显血尿的症状者,治疗时应密切注意病情变化,如血尿加重,应暂停治疗。

(2)短波疗法:用盘状电缆置于肾区,微热量,每次 15～20min,1/d,共 10～15 次。

二、尿　潴　留

1. 理疗目的　调整神经功能,提高膀胱逼尿肌的张力,解除尿道括约肌的痉挛,消炎消肿,促使尿路通畅。

2. 理疗方法

(1)电兴奋疗法:两个小圆电极,置于关元、中极、曲骨等穴位处,或在膨隆的膀胱区域。用强感应电流移行通电,约 5min,然后用强直流电在穴位处断续通电,每次 2～3s,反复数次,每日 1～3次。若膀胱肌麻痹,可用 200cm² 电极于耻骨联合上方前后对置,感应电 10～15min。或用滚动式电极,在膀胱区来回滚动,另一个 200cm² 电极置于腰骶部,电流强度以引起腹壁肌肉收缩为宜,每次 10～15min,1/d。适用于功能性尿潴留。

(2)超短波疗法:将电容电极于膀胱区及相应的腰骶部对置,温热量或热量,每次 30～40min,1～2/d,共 8～10 次。适用于膀胱炎及尿道炎引起的尿道括约肌痉挛。

(3)直流电离子透入疗法:透入药物可选择 0.1% 毒扁豆碱、新斯的明或毛果芸香碱。两个 200cm² 电极,浸以药物的衬垫置于耻骨联合上方接阳极,另一电极置于腰骶部。电流强度 15～20mA,每次 15～20min,1/d,共 10～15 次。适用于中枢神经系统疾病引起的尿潴留。

(4)温热疗法:可采用红外线、TDP、石蜡等疗法膀胱区治疗,适用于手术后尿潴留。

(5)短波疗法:用电容电极或盘状电缆置于耻骨联合上方,温热量,每次 20～30min,1/d,共 15～20 次。适用于炎症引起的尿潴留。

(6)正弦调制中频电疗法:两个 150cm² 电极,置于下腹部和腰部。选用断调波组,调制频率 20～30Hz,调制深度 100%,电流强度以引起肌肉明显收缩为宜,每次 10～15min,1/d,共 6～10 次。

(7)音频电疗法:两个 200cm² 电极并置于耻骨联合上部膀胱区。电流强度 20～30mA,每次 20min,1/d,尿潴留严重者,2/d,共 3～5 次。

第四节　循环系统疾病

一、高 血 压 病

1. **理疗目的**　通过神经反射机制及体液循环作用,改善血管和神经系统的功能,调节大脑皮质的兴奋与抑制过程,使皮质下血管运动中枢调控正常,缓解小动脉的痉挛,降低血压。早期治疗可使症状减轻或消失,中、晚期治疗可减轻心、肺负担,使心、脑、肾等器官的损坏程度减轻,防止病情发展。

2. **理疗方法**

(1)高压电位疗法:频率50～60Hz,输出电压30kV,患者双脚放在治疗(通电)台上,使患者置于高压电场中。每次30min,1/d,共15次。有降压、降血脂的作用。

(2)磁疗法:磁场对自主神经系统功能有调节作用,可达到降压的治疗作用。

①敷磁法:主穴有曲池、风池、内关,配穴有足三里、安眠穴、降压穴等,每次2～3个穴位,磁场强度100～150mT(1000～1500Gs),连续贴敷1个月,定期复查。

②磁水法:每日饮用磁处理水2000ml,分次服用,共3～6个月。

③磁椅法:根据病情选用全身各部位治疗。磁场强度0.02～0.03T,每次20～30min,1/d,共15～30次。

(3)直流电离子透入疗法:根据临床高血压病的分期和症状选择药物透入的种类。对Ⅰ、Ⅱ期高血压病患者,有明显兴奋并有失眠、头痛、眩晕等症状者选用10%钩藤(+)与五味子(-);10%硫酸镁(+)与10%溴化钠透入。症状不明显者用中药萝芙木总生物碱(+)导入。有血管硬化并有心、脑、肾损害者选用10%碘离子(-)与10%硫酸镁(+)透入。电极放置采用眼-枕法,电流强度3～8mA,每次20～30min,1/d,共12～24次。对Ⅱ、Ⅲ期高血压病患者或急性高血压病患者,选用 0.1％～1％酒石酸潘必啶(一)透入;对脑、心、肾供血不足者可选用中药川芎、红花、鸡血藤、丹参(十)等透入。电极放置采用额-枕法,电流强度 1～4mA,每次 20～30min,1/d,共 15～20 次。还可应用神经阻断药,如 1％六甲溴铵、普拉洛尔等药物透入,通过对自主神经冲动传递的阻断,使小动脉和静脉壁的张力降低,血压下降,适用于Ⅰ、Ⅱ期高血压病患者。采用全身透入法,300cm^2 电极置于肩胛间接阴极,两个 150cm^2 电极分别置于两小腿屈侧接阳极。电流强度 10～20mA,每次 15～20min,1/d,共 15～20 次。

(4)脉冲超短波及短波疗法:电容式电极,对置于颈部两侧的颈动脉窦区,电极与皮肤距离 1.5～2.0cm,时间 10min,1/d,共 15～20 次。对Ⅰ、Ⅱ期高血压病患者有解除症状、降压作用。或将电极作用于腰部的太阳神经丛区,对交感神经系统有阻抑作用,可使血管张力降低和降压。

(5)微波疗法:频率 2450MHz,采用长方形辐射器(30cm×9cm)置于肩部水平。微热量至温热量(20～50W),时间 10～15min,1/d,共 12～15 次。

(6)正弦调制中频电疗法:领式电极置于领区,另两个 250cm^2 电极,置于脊椎胸$_9$～腰$_1$节段。肩胛间,选用连调波组,从第 4 次开始增加变调波组(2∶2),调制频率 100Hz,调制深度 50％～100％,每次 3～10min,1/d,共 10～12 次。

二、动脉硬化(包括脑动脉硬化)

1. 理疗目的　调节中枢神经系统的功能,促进脑细胞功能的恢复和侧支循环的建立,改善脑及血管壁的弹性和脑组织的血液循环,缓解症状。

2. 理疗方法

(1)正弦调制中频电疗法:两个 150cm^2 电极,一电极置于肩胛间,另一电极置于腰骶部。选用断调波,调制频率 20～30Hz,调制深度 100%,脉冲间歇时间各 5s,每次 6~8min,1/d,共 15 次。

(2)电睡眠疗法:采用双眼(阴极)、双乳突(阳极)法,选用方波,波宽 0.2~0.3ms,频率 5~20Hz,电流强度 6~15μA,开始时间 15~20min,逐渐增加至 40~70min,1/d,共 12~15 次。有较明显的降血脂和降血凝的作用。

(3)紫外线疗法:进行全身照射,从 1/4MED 开始,每照射 2~3 次增加 1/4MED,至 3MED 后改为隔日 1 次。适用于早期动脉硬化。

(4)空气负离子疗法:可改善大脑皮质的功能,调节自主神经系统功能,可降低血糖、胆固醇及血钾的含量。

(5)直流电离子透入疗法:采用全身离子导入,两个 250~300cm² 电极,一电极置于肩胛间接阴极,另一电极置于腰骶部或双小腿腓肠肌接阳极。药物选择:10%碘化钾(一)与 10%硫酸镁(＋)透入;0.5%~1%烟酸(一)透入。电流强度 12~20mA,每次 15~20min,1/d,共 15~20 次。治疗后使睡眠改善,头晕头痛、心前区症状和下肢酸痛发胀发麻、发沉感觉减轻。

三、冠 心 病

1. 理疗目的 改善冠状动脉的血液循环,使冠状动脉扩张,促进侧支循环的建立,缓解血管痉挛,调整心律,增强心脏功能,改善症状及延缓病变的发展。

2. 理疗方法

(1)直流电离子透入疗法:两个 250~300cm² 电极,一电极置于心前区接阳极,另一电极置于肩胛间或左前臂接阴极。药物选择:根据病情可选用解除痉挛、镇痛、减慢心率及改善心肌收缩力的药物,如 0.5%罂粟碱溶液、5%~10%硫酸镁、0.1%乙基吗啡、0.1%阿托品、2%氨茶碱、10%丹参、10%元胡液、20%~30%毛冬青等溶液从阳极透入。电流强度 6~12mA,每次 15~20min,1/d,共 15~20 次。

（2）超声疗法：患者取仰卧位，心前区皮肤涂以耦合剂，声头在第 3 肋间下，胸骨左侧至锁骨中线稍外之间做接触移动。脉冲超声 $0.75\sim1.25W/cm^2$，每次 $5\sim10min$，1/d，共 $10\sim15$ 次。或采用超声药物透入疗法，将丹参、川芎等注射液作为耦合剂，通过超声透入人体。

（3）空气负离子疗法：治疗时，患者距喷头 $50\sim200cm$，开始空气离子浓度 1 万～20 万/ml，逐渐增加浓度，每次 $15\sim20min$，1/d。在空气负离子作用下，通过皮肤感受器反射性引起神经及体液性反应，可改善心脏功能，心肌的营养及氧的消耗减少，有利于利尿，心绞痛可得到缓解。

第五节　神经系统疾病

一、脑血管意外

1. 理疗目的　改善脑部血液循环，解除血管痉挛，促进渗出物的吸收，减轻瘫痪症状，防止肌萎缩，降低肌张力，促进神经功能的恢复。

2. 理疗方法

（1）超声波疗法：头部病灶区，相当于皮质运动区及皮质感觉区所在部位。$0.75\sim1.25W/cm^2$，每次 $15min$，1/d，共 15 次。

（2）低频脉冲电流脊髓通电疗法：采用方波，频率 $150\sim250Hz$，$80cm^2$ 电极置于颈后接阳极；另一 $140cm^2$ 电极置于腰骶部接阴极。电流强度 $3\sim6mA$，每次 $30\sim60min$，隔日 1 次，共 $15\sim30$ 次。适用于 $1\sim3$ 个月后恢复期，可促进肢体功能和感觉障碍、失语的恢复。

（3）音频电疗法：两个 $100cm^2$ 电极，分别置于偏瘫的上肢腕部及下肢的踝部。电流强度以能引起肌肉收缩为宜，每次 $20\sim30min$，1/d，共 $15\sim20$ 次。适用于病情稳定 3 个月后，可促进神经功能恢复。

(4)正弦调制中频电疗法:10～50cm² 电极置于肌肉神经运动点,60cm² 电极置于颈后或下腰部。选用断调波组,一般选择频率20～40Hz,对痉挛性轻瘫频率 80～150MHz,调制深度 75%,脉冲时间 2～3s,间歇 2～3s,每次 10～15min,1/d,共 15～40 次。

(5)电体操疗法:常用断续直流电(方波或三角波),也可用间动电的断续波或调制中频电的断调波等。60cm² 电极置于瘫痪肢体的肌腹部接阴极;100cm² 电极接阳极,如为上肢则放在第 3～7 颈椎间,下肢则放在胸$_{10}$ 至腰$_5$ 之间。频率 10～20Hz,脉冲时间150～500ms,刺激强度以能引起肌肉明显收缩为宜,每次 20～30min,1/d,共 15～30 次。适用于 3 个月以上的瘫痪患者的功能恢复。

二、脑外伤(脑震荡及脑挫裂伤)

1. 理疗目的　当休克期过后病情稳定时即可进行理疗。目的是改善脑组织的血液循环,促进吸收,消炎消肿,加速神经细胞功能恢复,减少创伤愈合过程中的瘢痕形成或粘连,减轻后遗症和缓解症状。

2. 理疗方法

(1)超声疗法:根据病情,选定治疗区,偏瘫者治疗其对侧的相当于中央前回区,偏侧感觉障碍者治疗其对侧的相当于中央后回区。语言障碍者治疗区对应于优势半球的第三额回后部。脑干、小脑病变治疗枕外隆凸以下的凹陷区。接触移动法。成人脉冲超声 0.75～1.25W/cm²,儿童采用连续超声 1W/cm²,每次 15min,1/d,共 15 次。

(2)直流电离子透入疗法:治疗前,先在眼内滴入几滴 1%～2%碘化钾溶液,再将两个直径 3～4cm 小圆电极,浸以 10%碘化钾溶液置于双眼部接阴极;另一 50cm² 电极置于枕后接阳极。电流强度 2～4mA,每次 15～20min,1/d,共 10～15 次。适用于脑震荡、脑挫伤早期。

（3）电睡眠：两个 $20cm^2$ 圆电极，放置双眼接阴极，另两个 $20cm^2$ 圆电极，置于两侧胸锁乳突肌中部接阳极。采用低频脉冲方波，$t_{宽}$ 0.2～0.3ms，周期 60～80ms，频率 12.5～16Hz，每次 40～60min，1/d，共 15～20 次。

（4）超短波疗法：电极放置部位视脑损伤的部位而定，如作用于大脑，可置于头部两侧或额枕部；颅前窝、额叶损伤，置于头部两侧；颅后窝、小脑损伤，置于两乳突部。无热量至微热量，每次 8～12min，1/d。适用于脑损伤早期，促进吸收，控制感染。

三、脊髓损伤

1. 理疗目的　早期改善局部循环和营养，促进吸收，消肿减压，预防感染。晚期加速神经组织的再生，治疗瘫痪后遗症。

2. 理疗方法

（1）脊髓损伤急性期或早期（1 个月内）

①超短波疗法：电容电极，损伤部位前后对置。无热量至微热量，每次 10～15min，1/d，共 6～8 次。其作用为消除局部水肿，促进渗出物的吸收。

②中波-直流电离子透入疗法：两个 $150cm^2$ 电极，作用极浸以 10％碘化钾置于损伤部位接阴极；另一电极对置或并置（在脊柱损伤部位的上下或左右）。先通以中波 1～2A，数分钟后再通直流电 10～20mA，15-20min，1/d，共 10～15 次。

（2）脊髓损伤后期

①红外线疗法：500～1000W，距离 50cm，每次 15min，1/d。可降低神经兴奋性，减低肌张力，适用于痉挛性瘫痪。

②大脑皮质与脊柱通电疗法：直流电两极用 10％氯化钠溶液浸湿，阴极放在瘫肢肌肉的运动点上，阳极放在对侧皮质运动区相应肢体的部位。通电 2min，电流强度 20～40mA，通电时患者可有双眼出现闪电和轻微头痛感，肌肉出现节律性收缩，通电停止后

反应消失。适用于痉挛性瘫痪。

③超短波疗法:将一电极放在脊髓损伤相应的脊柱部位,另一电极放在瘫肢远端(如前臂或足底)。无热量至微热量,每次 12～20min,1/d,共 15～20 次。适用于弛缓性瘫痪。

④电水浴疗法:常用四槽浴,水温 38～40℃,双肘以下、双小腿中部以下入水。直流电电流强度 10～30mA,每次 15min,1/d,共 20 次。为加强刺激,电极极性可有节律地进行交换。适用于弛缓性瘫痪。

四、三叉神经痛

1. 理疗目的　减轻疼痛,改善神经营养状况,促进血液循环,减少发作次数,使疼痛次数减少。

2. 理疗方法

(1)超短波疗法:采用五官小型超短波圆形电极,对置于患侧面部,无热量至微热量,每次 8～12min,1/d,共 10～15 次。其作用是改善血液循环,缓解症状。

(2)间动电疗法:用直径 2cm 小圆电极,阴极作用于压痛点,阳极并置于沿该神经距阴极 2cm 以上处。密波 2min,间升波 3～5min,每日 1～2 次,共 8～12 次。适用于疼痛症状明显者。

(3)微波疗法:频率 2450MHz,微带圆形直径 7cm 辐射器,置于患侧面部,8～10W,每次 15～20min,1/d。适用于缓解期(非每日发作或症状较轻者)。

(4)超声疗法:患侧面部涂以接触剂。移动法,功率强度 0.5～1.0W/cm²,每次 15min,1/d,共 15 次。

(5)体外冲击波疗法:患区痛点,15mm 标准探头,治疗压力为 1.5 bar;冲击次数为 1000～2000 次,频率 10Hz。每周 1 次,共 4 次。

五、面神经麻痹

1. 理疗目的　改善局部血液循环和营养,消炎消肿,预防和治疗面肌萎缩,促进神经再生。

2. 理疗方法

(1)急性期:发病 14d 以内。

①超短波疗法:采用五官小型超短波圆形电极,对置于患侧面部或置于患侧乳突和耳前区,无热量至微热量,每次 8～12min,1/d,共 12 次。

②微波疗法:频率 2 450MHz,微带圆形直径 7cm 辐射器,中心对准患侧乳突和耳前区,8～10W,每次 10min,1/d,共 12 次。

③红外线疗法:500W,距离 50cm,以患者有舒适的温热感为度,每次 15min,1/d,共 15 次。

(2)恢复期:发病 14d 以后。

①直流电离子透入疗法:如消炎可选用 1% 碘化钾(一),治疗面肌痉挛用 0.05g 加兰他敏(十)或 0.04% 士的宁。将药物洒在半面具电极上置于患侧面部,另一 200cm^2 电极置于肩胛间。电流强度 1～4mA,每次 15～20min,1/d,共 15～20 次。

②低频电刺激疗法:根据电诊断、I/t 曲线确定波形的各种参数。对部分失神经支配,用三角波 t$_{升}$、t$_{宽}$ 各 300ms,t$_{降}$ 200ms,f 0.5Hz,t(通 20～30s,断 1min);对完全失神经支配,用三角波 t$_{升}$、t$_{宽}$ 各 500ms,t$_{降}$ 300ms,f 0.2Hz,t(通 50～75s,断 1min);1/d,共 15～30 次。

③正弦调制中频电疗法:将小圆极置于运动点上,如患侧鼻翼旁(颧处)、口角、下颌等,另一 60cm^2 电极置于颈后。全波断调,频率 10～20Hz,调幅 100%,通断比 2:3,治疗时间为每个运动点 5～10min,1/d,共 15～30 次。

(3)注意事项:凡能引起面肌收缩的电流疗法,不可因患者治疗感觉有适应性而随意增加电流强度,如治疗中出现面肌的自动抽搐或阵发性的痉缩,应停止治疗以防面肌痉挛加重。

六、肋间神经痛

1. 理疗目的　改善局部血液循环,降低神经兴奋性,止痛。

2. 理疗方法

(1)紫外线疗法:红斑量 2～3MED 照射患部,每日或隔日递增 1MED,共 3～5 次。

(2)脉冲磁疗法:患区局部,对置,脉冲频率 40/min,磁场强度 0.4～0.8T,每次 20～30min,1/d,共 15～20 次。

(3)间动电疗法:两个小圆电极,分别置于椎旁、侧胸或前胸各压痛点,并置。先用密波 3min,再用疏密波 5～8min,每日 1～2 次,共 15～20 次。

(4)微波疗法:频率 2450MHz,微带圆形直径 7cm 辐射器,放置于患侧胸部,8～10W,每次 15～20min,1/d,共 15 次。

(5)红外线疗法:500～1000W,距离 50cm,照射患部,每次 15min,1/d,共 12 次。

七、坐骨神经痛

1. 理疗目的　降低神经的兴奋性,止痛、消炎、减轻症状,防止肌萎缩。

2. 理疗方法

(1)电脑中频电疗法:根据病情选择治疗处方。两个 $100cm^2$ 电极置于腰骶部上、下或左右并置;或一电极置于腰部,另一电极置于患肢痛处。电流强度以患者有明显的肌肉收缩感为宜,每次 20min,1/d,共 15～20 次。

(2)干扰电疗法:4 个 $100cm^2$ 电极,腰腹部对置。差频 100Hz,每次 7min。症状减轻后可选用差频 0～100Hz,每次 5min;50～100Hz,每次 10min 或 0～100Hz,每次 10min;90～100Hz,每次 10min,1/d,共 15～20 次。

(3)超刺激疗法:方波 $t_宽$ 2ms,频率 143Hz,两个 $200cm^2$ 电极

于腰骶部并置。电流强度 18～23mA,每次 20～30min,1/d,共15～20 次。

(4)脉冲磁疗法:腰腹对置或腰部痛和患肢痛区并置。脉冲频率 40/min,磁场强度 0.6～1.0T,每次 20～30min,1/d,共 15～20 次。

八、股外侧皮神经炎

1.理疗目的　减轻症状,帮助恢复知觉。

2.理疗方法

(1)感应电疗法:滚动式电极在患区移动治疗,以耐受为限,每次 15min,1/d,共 15 次。

(2)直流感应电疗法:采用直流电与感应电混合输出的治疗机。作用极 150cm^2 置于股前外侧感觉异常区,疼痛感为主者接阳极,麻木感为主者接阴极;200cm^2 电极,置于患侧骶髂部。直流电流强度 10～15mA,感应电以引起肌肉明显收缩为宜。每次 20min,1/d,共 10～15 次。

(3)共鸣火花疗法:蕈状电极在患区移动治疗,中等量,每次3～5min,1/d,共 15 次。

(4)紫外线疗法:红斑量 6～8MED 照射患部,每日或隔日递增 1～2MED,共 3～5 次。

九、神　经　衰　弱

1.理疗目的　调节大脑皮质兴奋与抑制过程的平衡,使症状缓解。对兴奋型主要是增强其大脑皮质的抑制过程,对过渡型主要是调节神经系统的昼夜周期规律,对抑制型的治疗主要是加强神经和机体的功能。

2.理疗方法

(1)兴奋型神经衰弱

①直流电离子导入疗法有以下几种。

眼-枕法:两个 40cm² 电极,浸以 10% 碘化钾置于双眼接阴极;60cm² 电极置于枕部接阳极。电流强度 2～5mA,每次 10～15min。

全身法:采用披肩式电极,浸以 10% 的氯化钙接阳极,另一 400cm² 电极置于腰骶部接阴极。电流强度从 6mA 开始,首次 6min,1/d,每次递增 2mA 和 2min,至 16mA,16min。

短裤法:两个 150cm² 电极浸以 20% 双钩藤液置于双股前面接阳极,另一 400cm² 电极置于腰部接阴极。

②共鸣火花疗法:梳状电极在头部做前后接触移动治疗,中等量,治疗时间 5～8min,1/d。或进行穴位刺激,如百会、头维、安眠、神门、风池、内关等,每次 2～3 个穴位,每穴 2min。对中枢神经有明显的镇静作用。

③水疗法:采用全身平温水浴或松脂浸浴,水温 36～38℃,每次 15～20min,每日或隔日 1 次,共 15～30 次。

④电睡眠疗法:常采用双眼-枕法、双眼-双乳突或额-枕法,眼额部接阴极。采用低频脉冲方波,$t_宽$ 0.2～0.3ms,周期 60～80ms,频率 12.5～16Hz,每次 40～60min,1/d,共 15～20 次。

⑤高压电位疗法:患者双脚放在治疗(通电)台上,坐在治疗椅上,每次治疗 20～30min,1/d,15～30 次为 1 个疗程。

(2)抑制型神经衰弱

①电兴奋疗法:将两个直径为 2～3cm 小圆电极分别置于眶上神经的切迹、前额处、太阳穴处、双侧风池穴上方等。感应电弱至中等量,治疗时间 3～5min;再将电极移到内关、外关穴处,直流电 30～50mA,通电每次 1～2s,共 3 次;1/d,共 15～20 次。

②低频脉冲电疗法:可采用方波、三角波或感应电,在内关、神门、曲池、太阳、风池、足三里、三阴交、涌泉等穴选上下对称的双穴 4 个,分置 4 个 1.5cm 直径的圆电极,通以下行直流电。20～100Hz,电流强度 1～2mA,每次 30～60min,1/d,共 15 次。

第六节　风湿性疾病

一、类风湿关节炎

1. **理疗目的**　止痛、消炎、缓解症状、改善受累关节的功能，增强肌张力，防止关节强直或畸形。

2. **理疗方法**

(1)活动期：以止痛、消肿、脱敏和改善功能为主。

①紫外线照射患区局部：根据关节部位选用红斑量，首次剂量为脊柱、肩、髋关节 4～5MED，膝、肘关节 6～8MED，踝和腕 8～10MED，手背 25MED，足背 30MED。首次照射两个大关节，每次增加 1～3MED，每日轮流照射，每个关节照射 6～8 次。或采用全身照射：从 1/4MED 开始，每日增加 1/4～1/2MED，直至 3～4MED。隔日 1 次。全身照射可与局部照射相配合，联合应用抗风湿药物，疗效更明显。

②直流电药物离子透入疗法：大关节采用直流电局部透入法，四肢小关节可采用四槽浴离子透入法，电流强度 20～30mA。

药物的选择。a. 氯化钙（＋）：使毛细血管致密，降低通透性，消炎和脱敏；b. 水杨酸钠（－）：抗风湿与紫外线疗法有协同作用；c. 枸橼酸钠（－）：类风湿关节炎有微血栓改变，枸橼酸具有抗凝作用，可防止血小板凝聚，释放血管活性胺，使炎症减轻；d. 硫酸锌（＋）：可提高滑膜的锌离子浓度，使病情得到缓解；e. 普鲁卡因（＋）：脾区普鲁卡因透入能降低脾对垂体的抑制，从而使 ACTH 分泌增加，具有脱敏消炎、调节免疫功能的作用。

③电脑中频电疗法：根据病情选择治疗处方，电极根据部位大小而定。电流强度以能耐受为限，每次 20～30min，1/d，共 15～20 次。有明显的镇痛、消炎、促进血液循环作用。

④红外线、二氧化碳激光（散焦）疗法：温热量，每次 20min，

1/d,共 15～20 次。可止痛、消肿。

（2）非活动期和纤维强直期：以改善血液循环,恢复关节功能为主。

①高频电疗法：超短波、短波、微波等均可采用。微热量至温热量,每次 15～30min,1/d,共 15～20 次。

②温热疗法：热水浴温度为 39～40℃,每次 15min,1/d,共 15～20 次。全身泥疗法,温度 40～42℃,隔日 1 次。还可采用石蜡疗法等。

③超声疗法：采用接触移动法,大关节 0.5～1.0W/cm²,每次 6～8min,1/d;小关节用水下法,0.6～0.8W/cm²,每次 6～8min,1/d,共 10～15 次。可改善血液循环,分解粘连,缓解关节强直。

二、风湿性关节炎

1. **理疗目的**　消肿、止痛、消炎及提高机体的免疫力。

2. **理疗方法**

（1）超短波疗法：患区局部,对置法,无热量至微热量,每次 10～15min,1/d,共 15～30 次。

（2）微波疗法：频率 915MHz,直径 14cm 圆形辐射器,置于患区局部。急性期 10～20W,慢性期 30～50W,每次 10～20min,1/d,共 10～15 次。

（3）红外线或 TDP 照射疗法：患区局部,距离 50cm,温热感,每次 15～20min,1/d,共 15～20 次。适用于慢性期的恢复。

（4）脉冲磁场疗法：将两磁头对置于关节处,脉冲频率每分钟 40 次,0.4～0.8T,治疗时间每次 10～20min,1/d,共 15～20 次。还可同时采用局部敷磁法。

（5）直流电离子透入疗法：一般采用水杨酸和氯化钙透入,也可用驱风类中草药如草乌液等。

第七节　内分泌系统疾病

一、糖　尿　病

1. 理疗目的　促进血液循环,吸收有益的微量元素和离子;调节脂质代谢,降低血糖及糖化血红蛋白。

2. 理疗方法

(1)泥疗法:胰腺区对置。将医用矿泥(42±2℃)制作成 3～6cm 泥饼,先在治疗部位涂一层薄泥,然后放置泥饼,依次用被单和毛毯保温。每次 30min,1/d,共 20 次。适用于 2 型糖尿病。

(2)温泉浸浴:温度(39±1℃)的温泉水。全身浸浴(头颈部在水面上),头枕部下垫毛巾,静卧于水中。每次 20min,1/d,共 20 次。

二、单纯性甲状腺肿

1. 理疗目的　改善内分泌调节功能,消肿,减轻压迫症状。

2. 理疗方法

(1)直流电药物离子透入疗法:甲状腺区局部前后对置法。将浸有 10% 碘化钾的 $60cm^2$ 电极放置于甲状腺区接阴极,另一 $100cm^2$ 电极置于后颈部接阳极,电流强度 3～6mA,每次 20min,1/d,共 15 次。

(2)磁疗法:旋磁法,甲状腺区,每次 15min,1/d,共 15 次。

第 15 章　外科疾病的理疗

第一节　感　　染

一、皮肤及皮下组织感染（疖、痈等）

1. 理疗目的　加强局部血液循环及淋巴循环,提高网状内皮系统功能和白细胞的吞噬能力,控制炎症发展,促进炎症吸收。

2. 理疗方法

（1）紫外线疗法

①病灶范围较大,炎症浸润明显者:采用局部中心重叠照射。疖肿局部Ⅲ级红斑量,病变周围正常皮肤Ⅱ级红斑量;痈局部Ⅲ～Ⅴ级红斑量,病变周围正常皮肤Ⅱ～Ⅲ级红斑量,每日或隔日1次,共3～5次。

②合并淋巴管炎者:在局部照射的基础上增加领区照射,Ⅱ级红斑量。

③切开排脓后,分泌物较多,创面不干净者,可用Ⅱ～Ⅲ级红斑量,待创面分泌物减少,肉芽组织较新鲜时,应酌情减量,采用Ⅰ～Ⅱ级红斑量。

（2）超短波疗法:炎症早期应用无热量,每次 8～10min,1/d,共 4～6 次;可促进炎症吸收、消散和防止化脓;当炎症发展至亚急性和慢性期时,宜用微热量或温热量,每次 10～15min,1～2/d,共6～12 次。可与紫外线联合应用,以促进炎症及渗出物的吸收。

(3)微波疗法:根据病变面积的大小选择辐射器,患部照射。急性期,无热量,每次 10min,1/d,共 2～5 次;慢性期,微热量至温热量,每次 15min,1/d,共 5～10 次。

(4)直流电离子透入疗法

①抗生素透入:对不稳定的药物须采用非极化电极,患区对置或并置,电流密度 0.1～0.2mA/cm^2,时间 20～25min,疗程视病情而定。根据病情选用透入的药物:青霉素(－),5000～10 000U/ml;0.25％～1％链霉素(＋);0.5％金霉素(＋);0.2％氯霉素(＋);1％硫酸新霉素(＋)等。或 10％小檗碱(＋)透入治疗金黄色葡萄球菌和溶血性链球菌感染。患区局部对置或并置,电流密度 0.1～0.2mA/cm^2,每次 20～30min,1/d,共 6～8 次。

②葡萄球菌抗吞噬素离子透入:菌液配制,用 10 种以上毒力强的葡萄球菌菌种,纯培养 48h,用 0.5％盐水将菌落冲洗下来,制成(10～12)×10^8/ml 多价葡萄球菌悬液,pH 7.07,高压消毒后备用。电极浸药液,患区对置,由阴极透入,电流密度 0.1～0.2mA/cm^2,每次 20～30min,1/d,共 6～12 次。主要作用为刺激机体网状内皮系统功能,提高白细胞吞噬功能。

(5)红外线、TDP 疗法:患区局部,微热感至温热感,每次 15～20min,1/d,共 10～15 次。局部感染控制后,可与紫外线联合应用促进肉芽组织生长。

二、丹　　毒

1. 理疗目的　消炎、抑菌,减轻全身中毒性症状,与抗菌药物联合应用可缩短病程,预防复发。

2. 理疗方法

(1)紫外线疗法:采用病灶区大剂量照射,常用Ⅲ～Ⅳ级红斑量,照射面积包括病灶周围正常皮肤 3～5cm,根据红斑反应情况,每日 1 次或隔日 1 次,共 3～5 次。在照射治疗同时可服用磺胺类药物,以增强紫外线的敏感性。

（2）超短波疗法：一电极置于患区，另一电极置于淋巴管或淋巴结炎症的局部。无热量至微热量，每次 10～15min，1/d，共 5～12 次。

（3）红光疗法：患区局部，每次 15～20min，1/d，疗程酌情而定。适用于急性炎症消退后局部有硬结未吸收的恢复期。

三、蜂 窝 织 炎

1. **理疗目的**　早期可抑菌、消炎，控制病灶蔓延，促进炎症吸收，防止化脓，减少毒素的吸收，使病灶局限化。切开排脓后可加速脓液的排出及坏死组织的脱落，刺激肉芽组织生长，促进伤口愈合。

2. **理疗方法**

（1）超短波疗法：患部对置，无热量至微热量，每次 8～10min，1/d，疗程酌定。可与紫外线疗法联合应用。

（2）紫外线疗法：早期，可采用中心重叠照射法。患部Ⅱ～Ⅲ级红斑量，病灶周围Ⅰ～Ⅱ级红斑量，每日 1 次，共 3～5 次。坏死组织及脓性分泌物较多时，用Ⅱ～Ⅲ级红斑量，待坏死组织大部分已脱落，分泌物减少，有新鲜肉芽生长时，则用Ⅰ～Ⅱ级红斑量，以后随创面的好转减量。每日或隔 2～3 日 1 次，疗程酌情而定。

（3）微波疗法：根据病灶范围选择辐射器，频率 2450MHz，距离 5～7cm，功率 10～30W，每次 5～10min，1/d，共 5～10 次。

（4）音频电疗法：根据患部病灶范围选择电极大小，患部对置或并置，电流强度为耐受量，每次 20～30min，1/d，共 12～20 次。适用于感染已控制，但仍有残留硬块者，以促进吸收。

四、急性乳腺炎

1. **理疗目的**　淤乳期可疏通乳汁，消除肿块，控制炎症的发展；浸润期可促进炎症局限，如已有化脓趋向，可加速液化，早日切开排脓；脓肿切开后，可消炎、止痛，促进伤口愈合。

2. 理疗方法

(1)淤乳期

①超短波疗法:并置法或对置法,作用于患部,无热量至微热量,每次 6~12min,1/d,共 6~12 次。若治疗前乳汁过多,可用吸乳器将乳汁吸尽后再进行治疗。

②超声疗法:患部,接触移动法,0.6~1.2W/cm²,每次 5~10min,1/d,共 3~5 次。

③紫外线疗法:照射患侧乳房(乳头应遮盖),Ⅰ~Ⅱ级红斑量开始,每日或隔日 1 次,共 2~3 次。

④二氧化碳激光疗法:患部散焦照射,输出功率 10W,距离 50~70cm,每次 5~10min,每日或隔日 1 次,共 6 次。

⑤脉冲磁疗法:患部对置,频率 40/min,0.4~0.8T,1/d,时间 15~20min,疗程酌情而定。

(2)浸润期

①微波疗法:频率 2450MHz,直径 10cm 圆形辐射器置于患部,距离 5~7cm,功率 30~50W,时间 10min,1/d,共 5~10 次。

②超短波疗法:并置法或对置法,作用于患部,无热量至微热量,每次 10~15min,1/d,共 6~12 次。

(3)脓肿切开后

①紫外线疗法:根据伤口情况,采用不同剂量。坏死组织及脓性分泌物较多时,用Ⅱ~Ⅲ级红斑量,待坏死组织大部分已脱落,分泌物减少,有新鲜肉芽生长时,则用Ⅰ~Ⅱ级红斑量,以后随创面的好转减量。每日或隔 2~3 日 1 次,疗程酌情而定。可与超短波、直流电离子透入联合应用。

②超短波疗法:微热量,每次 12~15min,1/d,共 10~15 次。一般排脓后即刻进行,若坏死组织脱落及伤口充满肉芽组织应停止治疗。

③直流电离子透入疗法:参照皮肤及皮下组织感染。

④红外线、TDP 疗法:患部微热感至温热感,每次 20~

25min,1/d,共 6～10 次。适用于伤口脓性分泌物显著减少者,可促进新鲜的肉芽组织的生长。

(4)脓瘘或乳瘘形成:可采用体腔紫外线导子,伸入伤口内进行紫外线照射,Ⅰ～Ⅱ级红斑量,根据伤口愈合情况逐渐减量至愈合。

五、甲 沟 炎

1. 理疗目的　消炎、止痛,防止化脓。

2. 理疗方法

(1)紫外线疗法:采用中心重叠照射法。患部Ⅲ或Ⅳ级红斑量,病灶周围Ⅰ～Ⅱ级红斑量,1/d,共 4～8 次。可与超短波联合应用。

(2)超短波疗法:患区局部对置,无热量,每次 8～12min,1/d,共 6～12 次。合并淋巴管或淋巴结炎者,患区局部对置或并置,无热量至微热量,每次 8～15min,1/d,共 10～15 次。

(3)红外线、TDP 疗法:患部,微热至温热感,距离 30～40cm,15min,1/d,共 6～12 次。

六、溃　　疡

1. 理疗目的　改善局部组织血液循环和营养状况,加速组织再生,刺激肉芽组织生长,促进溃疡面的愈合。

2. 理疗方法　照射前将溃疡面和周边坏死组织、脓液、分泌物及外用药膏清洗干净,治疗后进行简单无菌包扎。整个治疗过程中溃疡面禁止使用外用药物涂抹,以免影响疗效。

(1)紫外线疗法:采用中心重叠照射法,溃疡面中心用Ⅲ至Ⅳ级强红斑量 5～10MED。照射后不遮盖,再用Ⅰ或Ⅱ级红斑量 2～3 MED 照射患部周围 3～4cm 的正常皮肤。待坏死组织脱落,有新鲜肉芽组织生长时,改用Ⅰ或Ⅱ级红斑量。如溃疡面手术植皮后,则用亚红斑量或Ⅰ级红斑量照射。每日或隔 2～3 日 1

次,疗程酌情而定。

(2)共鸣火花疗法:溃疡面弱至中等量,每次 3～5min,周围组织中至强量,每次 5～8min,1/d,共 10～15 次。适用于溃疡周围有胼胝性边缘时,局部剧烈疼痛者。

(3)超短波疗法:患区局部对置,微热量,每次 10～15min,1/d,共 6～12 次。适用于溃疡较深,侵及骨膜者。或节段反射区:上肢溃疡电极置于颈交感神经节,下肢溃疡电极置于腰交感神经节;患区局部对置或并置,微热量,每次 15～20min,1/d,共 12～20 次。

(4)超声疗法:患部置水下,声头与溃疡面距离 2～3min,0.2～0.6W/cm^2,每次 5～8min,1/d,共 8～10 次。

(5)直流电离子透入疗法

①锌离子透入:0.5％～1％硫酸锌阳极透入,电极视病灶范围而定,电流密度 0.05～0.1mA/cm^2,每次 8～10min,隔日 1 次,共 3～5 次。治疗次数不宜过多,以防形成粗糙的瘢痕。适用于肉芽组织生长不良,呈苍白色。

②碘离子透入:5％～10％碘化钾阴极透入,电极视病灶范围而定,患区局部及周围瘢痕区(作用极覆盖溃疡周围瘢痕)对置。电流密度 0.05～0.1mA/cm^2,每次 20～30min,1/d,共 15～20 次。适用于溃疡周围的瘢痕软化和吸收。或作用极浸有药液置于溃疡上方,非作用极置于溃疡的远侧端,并置。电流密度 0.1～0.2mA/cm^2,每次 40～60min,1/d,共 15～20 次。适用于神经干损伤引起的溃疡。

③ 中药离子透入:0.5％丹参注射液阳极透入,电极视病灶范围而定,将浸有药液的作用极置于溃疡面上方,非作用极置于溃疡面的远侧端,并置。电流密度 0.05～0.1mA/cm^2,每次 20min,1/d,共 10～15 次。

(6)氦氖(He-Ne)激光疗法:治疗前调整激光照射光斑,面积稍大于溃疡面 1～2cm,照射距离 10～15cm,功率 20mW ,每次

20min,1/d,共 10 次。

(7)红外线或 TDP 疗法:溃疡面局部,距离 30cm,温热感(不可过热),每次 30min,1/d,共 10～15 次。

七、脓　　肿

1. 理疗目的　控制感染发展,促进炎症吸收,消除肿胀、止痛。

2. 理疗方法

(1)紫外线疗法:患部照射,亚红斑量至Ⅰ级红斑量。每日或隔日 1 次,共 3～6 次。

(2)微波疗法:频率 2450MHz,患者坐在治疗椅上,对准辐射器,微热量,每次 8～10min,1/d,共 6～12 次。

八、窦　　道

1. 理疗目的　改善局部血液循环和营养状况,提高组织的再生能力,控制感染,促进窦道的修复。

2. 理疗方法

(1)直流电离子透入疗法

①锌离子透入:0.5%～1%硫酸锌溶液浸湿纱条缓慢塞入窦道内底部,促进肉芽组织从创面底部向上生长,防止窦道的假性愈合。创面上再放上衬垫接阳极,阴极放置相应部位。电流密度0.05～0.1mA/cm^2,每次 10～15min,1/d,共 3～5 次。

②小檗碱离子透入:将浸有 10%小檗碱的纱条放入窦道内底部,其上衬垫接阳极透入,阴极放置相应部位。电流密度 0.05～0.08mA/cm^2,每次 20～25min,1/d,共 8～15 次。

(2)紫外线疗法:采用腔照射法与体表照射相结合,照射前将窦道内外清洗干净,用紫外线光导伸入窦道腔底部进行照射,照射剂量应是体表照射的 2～3 倍,然后照射体表正常皮肤Ⅰ～Ⅱ级红斑量。当分泌物减少,窦道逐渐缩小时,可酌情减量。同时可与超短波联合应用。

（3）超短波疗法：患区对置，无热量至微热量，每次 8～12min，1/d，共 10～12 次。适用局部感染明显的病灶。

第二节　损　　伤

一、软组织创伤

1. **理疗目的**　预防和控制感染，减轻疼痛，刺激组织再生过程，加速创口愈合，预防瘢痕组织的形成，改善因瘢痕挛缩而引起的功能障碍。

2. **理疗方法**

（1）手术及扩创缝合后的早期伤口：以预防感染，促进渗出物吸收，刺激组织的再生。

①紫外线疗法：患部照射，亚红斑量至Ⅰ级红斑量，如局部有轻度炎症可用Ⅰ～Ⅱ级红斑量照射。每日或隔日 1 次，共 3～5 次。以减轻疼痛，控制感染。

②超短波疗法：患区对置，无热量至微热量，每次 8～15min，1/d，共 3～6 次。适用于较深部位的非无菌性手术伤口（如化脓性阑尾炎术后、大面积外伤扩创术后）有肿胀或感染的征兆，手术后即可进行，但次数不可过多，感染控制则可停止。

③TDP、红外线疗法：距离患部 30～40cm，温热感，每次 15～20min，1/d，共 5～6 次。改善局部血液循环，促进渗出物的吸收。

④磁疗法：旋磁法，磁场强度 0.1～0.12T，每次 10～20min，1/d，共 10～15 次。术后第 2 天即可开始治疗。

（2）手术后创口感染及扩创后不能缝合的伤口：控制感染，促进坏死组织脱落，促进肉芽组织生长。

①紫外线疗法：剂量根据伤口情况而定，一般用Ⅱ～Ⅲ级红斑量照射，分泌物较多者可用Ⅲ～Ⅳ级红斑量，照射范围包括伤口周

围正常皮肤 2～4cm。每日或隔日 1 次,共 3～5 次。适用于伤口面积广泛且较浅的病灶,可与超短波交替治疗。

②超短波疗法:患区对置,无热量至微热量,每次 10～15min,1/d,共 3～6 次。适用于较深部位、分泌物多的伤口,治疗中要注意伤口情况,如分泌物减少,已有肉芽生长,应停止治疗,以防肉芽组织增生过度,结缔组织增生。

③激光疗法:氦-氖激光照射,根据伤口大小选择 1～3 个点,每点照射 8～10min,照射距离 60～100cm;或二氧化碳激光散焦照射,输出功率 20W,距离 70cm,每次 10min,1/d,治疗次数酌情而定。

(3)创口愈合缓慢,肉芽组织生长不良:改善血液循环和组织的营养状况,刺激间质和网状内皮组织,促进组织再生。

①红光、红外线、TDP 疗法:患部,微热量,距离 30～40cm,每次 10～20min,1/d,共 5～10 次。适用于肉芽组织生长不良及肉芽水肿。照射时先用红外线等照射,再用紫外线照射。

②紫外线疗法:根据肉芽组织生长情况,选用不同治疗剂量。当肉芽组织为粉红色,从 Ⅰ 级红斑量开始,每次增加原剂量的 1/3～1/2;当肉芽组织生长不良及水肿为苍白色,可先用红外线等照射,然后用 Ⅱ 级红斑量照射;当肉芽组织增生过度而影响伤口愈合时,可用 Ⅲ～Ⅳ 级红斑量照射,使过度生长的肉芽组织坏死脱落,再改用 Ⅰ 级红斑量照射,刺激上皮细胞生长;或用剪刀除去生长过盛的肉芽,再用 Ⅰ 级红斑量照射,每周 2～3 次,直至伤口愈合。治疗次数酌情而定。

③直流电锌离子透入疗法:2%～5% 硫酸锌溶液,阳极透入,电极视病灶范围而定。电流密度 $0.05mA/cm^2$,每次 15～25min,隔日 1 次,共 3～5 次。

(4)创口愈合后瘢痕收缩期:促进伤口周围的浸润吸收及纤维组织软化,防止粘连。

①音频电疗法:患部,并置法,根据伤口选择电极,耐受量。每

次 20～30min,1/d,共 15～30 次。

②磁疗法:患部,旋磁法,磁场强度 0.1～0.12T,每次 10～15min;脉冲磁疗法,频率 40/min,0.4～0.8T,每次 10～20min,1/d,共 15～20 次。

③石蜡疗法:蜡饼或蜡袋法,蜡温 47～49℃,每次 20～25min,1/d,共 15～20 次。一般在伤口愈合后 1～2 周瘢痕形成时应用。

二、软组织挫伤及关节扭伤

1. 理疗目的　镇痛、消肿,改善局部血液循环,促进渗出物的吸收,增强局部组织营养代谢,有利于组织和关节功能的修复。

2. 理疗方法

(1)损伤初期(急性肿痛阶段)

①超短波疗法:患区对置,无热量至微热量,每次 10min,1/d,共 5 次。

②间动电疗法:阴极置于患部痛点,阳极置于邻近部位,距离 2～3cm 并置,密波(100/s)10min,疏波(3/s)10min,1/d,共 10 次。

(2)损伤后期(急性肿痛消退后)

①TDP、红外线疗法:距离患部 30～40cm,温热感,每次 15min,1/d,共 5 次。

②超短波疗法:患区对置,微热量至热量,每次 15min,1/d,共 10 次。

③脉冲磁疗法:患区对置,频率 40/min,0.8～1.0T,每次 20min,1/d,共 15 次。

(3)慢性陈旧性扭、挫伤

①音频电疗法:患部,板状电极,并置或对置,耐受量,每次 15～20min,1/d,共 20～30 次。

②微波疗法:频率 915MHz,圆形或长方形辐射器,距离 5～10cm,微热量至热量,每次 15min,1/d,共 15 次。

③蜡袋疗法:将 45～50℃的蜡袋敷在患部,每次 20min,1/d,共 15 次。

三、冻　　伤

1. 理疗目的　改善血液循环及组织营养,预防感染,促进坏死组织脱落,加速伤口愈合,预防瘢痕挛缩,改善或恢复肢体功能。

2. 理疗方法

(1)水疗法:患部,18～20℃冷水中浸浴。在 20～30min 内温度渐升至 20～35℃。每次 20～30min,1/d,适用于冻伤早期。或水温 40～42℃快速复温,同时服用止痛药,适用于二度冻伤。治疗次数酌情而定。

(2)超短波疗法:患区对置,无热量,每次 5～10min,开始每日1 次,3d 后改为隔日 1 次。适用于一度冻伤,局部有明显肿胀。微热量,每次 10～15min,1/d,适用于三度冻伤,并可预防感染。治疗次数酌情而定。

(3)红外线、电光浴、可见光疗法:患部,距离 30～40cm,温热量,每次 20～30min,1/d,共 10～15 次。适用于一度和二度冻伤。可见光疗法:患部,温热量,每次 15～20min,1/d,共 25～30 次。适用于冻伤恢复期。

(4)石蜡疗法:患部,蜡饼或蜡袋法,蜡温 50～52℃,每次 20～40min,1/d,共 15～20 次。适用于冻伤恢复期。

四、瘢　　痕

1. 理疗目的　软化瘢痕、镇痛、止痒、恢复肢体功能,常用于治疗损伤后增生性瘢痕、萎缩性瘢痕和瘢痕疙瘩。

2. 理疗方法

(1)音频电疗法:患部并置法,根据瘢痕的面积选择电极。耐受量,每次 20～30min,1/d,共 15～30 次。

(2)磁疗法:患部旋磁法,磁场强度 0.1～0.12T,每次 10～

15min,1/d;脉冲磁疗法,频率 40/min,0.4～0.8T,每次 10～20min,1/d,共 15～20 次。

(3)超声疗法:患部,接触移动法,0.75～2.0W/cm^2,每次 8～10min,每日或隔日 1 次,共 15～20 次。

(4)石蜡疗法:蜡饼、蜡浴或蜡袋法,温度不宜过高,蜡饼和蜡袋的蜡温 48～49℃,蜡浴的蜡温 50～55℃,每次 10～15min,1/d,共 20～30 次。

(5)水疗法:根据病情可选用局部或全身浸浴,水温 38～41℃,每次 15～20min,1/d,共 18～24 次。也可进行水中运动或旋涡浴等疗法。

五、腹腔内粘连

1. 理疗目的　改善血液循环,增强血管的通透性,促进炎症渗出物的吸收,松解软化纤维结缔组织,促进粘连器官的活动,调整胃肠功能。

2. 理疗方法

(1)音频电疗法:患部对置法。耐受量,每次 20～30min,1/d,共 15～30 次。

(2)直流电离子透入疗法:患区局部,10%碘化钠(或威灵仙 75g,陈醋 500ml,浸泡半月后备用),地榆(500g,加水 2500ml,浓缩煎至 800ml 备用)由阴极透入。电极大小视病灶大小而定,对置法,电流密度 0.1～0.2mA/cm^2,每次 20～30min,1/d,共 15～20 次。

(3)短波疗法:患部,盘状电极,微热量至温热量,每次 15～20min,1/d,共 10～15 次。

(4)超声疗法:患部接触移动法,0.5～1.2W/cm^2,每次 8～12min,每日或隔日 1 次,共 10～15 次。

(5)泥疗法:患部,泥饼法,泥温 44～48℃,每次 20～30min,1/d,共 20～30 次。

六、注射后局部反应及硬结

1. 理疗目的　改善血液循环,促进炎性浸润的消散和吸收,使硬结软化吸收。

2. 理疗方法

(1)红外线、TDP 疗法:患部,距离 30～40cm,温热量,每次 15～20min,1～2/d,共 10～15 次。

(2)超声疗法:患部接触移动法,0.5～1.5W/cm²,每次 8～12min,每日或隔日 1 次,共 10～15 次。

(3)音频电疗法:患部并置法,耐受量,每次 20～30min,1/d,共 15～30 次。

(4)磁疗法:患部,脉动或旋磁法,每次 20～30min,1/d,共 12～20 次。

第三节　周围血管及淋巴系统疾病

一、静　脉　炎

1. 理疗目的　急性期以消炎止痛、消除水肿及促进侧支循环的建立为主;急性期过后及慢性期以促进炎症吸收,血管软化,加强侧支循环,恢复肢体功能为主。

2. 理疗方法

(1)急性期

①紫外线疗法:患区局部及其两侧沿受累静脉走行照射,Ⅱ～Ⅲ级红斑量开始,每次增加 1～2MED,每日或隔日 1 次,共 3～5 次。范围较大可分区照射。

②超短波疗法:患区对置或并置,无热量,每次 8～10min,1/d,共 3～5 次,可与紫外线照射联合应用。

③可见光、TDP 照射疗法:患部,距离 30～40cm,温热量,每

次 15～20min,1～2/d,共 10～15 次。

(2)急性期过后及慢性期

①直流电离子透入疗法:患部,5%～10%碘化钾或碘化钠溶液阴极透入,并置或对置法,电极大小依病变范围而定。电流密度 0.05～0.1mA/cm^2,每次 15～20min,1/d,共 10～20 次。

②微波疗法:频率 2450MHz,圆形或长方形辐射器,距离 5～10cm,功率 20～50W,每次 8～15min,1/d,共 10～15 次。

③音频电疗法:患部,条状或板状电极,并置或对置法,耐受量,每次 15～20min,1/d,共 15～30 次。

④磁疗法:敷磁法,采用头尾相接,中间等切的方法或邻近穴位贴敷,磁片 2～3 片连续贴敷。旋磁法,采用双磁头,头尾相接的方法,每次 10～15min,1/d,治疗次数酌情而定。

二、急性淋巴管炎

1. 理疗目的　控制感染,消炎、消肿。

2. 理疗方法

(1)紫外线疗法:患部或沿受累淋巴管走行照射,可包括周围正常皮肤 1～2cm。Ⅱ～Ⅲ级红斑量开始,每次增加 1～2MED,每日或隔日 1 次,共 3～5 次。范围较大者可分区照射。

(2)超短波疗法:患区对置或并置,无热量至微热量,每次 10～15min,1/d,共 5～10 次,可与紫外线照射联合应用。

(3)可见光、TDP 疗法:患部,距离 30～40cm,温热量,每次 10～20min,每日 1～2 次,共 10～15 次。适用于早期。

三、急性淋巴结炎

1. 理疗目的　早期加速炎症消退,促进浸润吸收。若已化脓,促其局限、液化,尽早成熟,以利于早日切开排脓。

2. 理疗方法

(1)超短波疗法:患部并置法或对置法,无热量至微热量,每次

10～15min,1/d,共 5～10 次。

(2)微波疗法:频率 915MHz,辐射器依病灶面积选择,作用于患部,无热量至微热量,每次 6～12min,1/d,共 3～5 次。

(3)紫外线疗法:患部,中心重叠照射,包括周围正常皮肤 1～2cm。从Ⅰ级红斑量开始,每次增加 1～2MED,1/d,2～3 次后可改为隔日 1 次,共 5～6 次。可与超短波联合应用。

(4)直流电药物离子透入疗法:可选用抗生素离子透入,5%～10%的黄连煎剂阳极透入,10%硫酸镁阳极透入。患区局部,对置或并置法,电流密度 0.1～0.2mA/cm²,每次 20～30min,1/d,共6～12 次。

(5)激光疗法:氦-氖激光,患部,4～6W,距离 50～100cm,每次 10～15min,1/d,共 5～10 次。适用于早期及破溃期;二氧化碳激光,患部,10W,散焦照射,距离 70～100cm,每次 8～12min,1/d,共 10 次。

(6)磁疗法:先采用旋磁法,用双磁头同时作用于感染局部及肿大的淋巴结区,每次 10～15min,1/d,共 6～12 次。再给予局部贴敷 2～3 片,0.1～0.15T 的磁片,维持 3～5d。

第四节　肌肉与骨关节疾病

一、急性腰肌损伤

1. 理疗目的　解除肌肉痉挛,促进局部血肿或渗出物的吸收,消肿止痛,恢复腰部功能。

2. 理疗方法

(1)间动电疗法:直径 5cm 的小圆电极,阴极置于患部痛点,阳极置于邻近部位(距阴极 2～3cm)并置,密波 1～2min,疏密波、间升波各 3～5min,每日 1～2 次,共 6～10 次。伤后即开始治疗。

(2)超刺激疗法:两个 80cm² 电极,痛点并置。脉冲时间

2ms,脉冲间歇时间 5ms,电流密度 $0.2\sim0.3mA/cm^2$,每次 15min,1/d,共 $6\sim10$ 次。适用于棘间、棘上韧带的损伤。

(3)电脑中频电疗法:根据病情选择处方,两个 $100cm^2$ 电极,痛点并置。感觉阈上,每次 20min,1/d,共 15 次。适用于范围较大的病变。

(4)微波疗法:频率 915MHz,辐射器依病灶面积大小选择,作用于患部,无热量至微热量,每次 $10\sim15min$,1/d,共 $3\sim5$ 次。

(5)红外线、TDP 疗法:患部,距离 $30\sim40cm$,微热量,每次 $10\sim15min$,每日 $1\sim2$ 次,共 $5\sim8$ 次。

二、腰椎间盘突出症

1. 理疗目的　缓解疼痛,减轻神经张力,降低兴奋性,消除神经根水肿与粘连,促进其功能的恢复。

2. 理疗方法

(1)正弦调制中频电疗法:两个 $150cm^2$ 电极,一电极放置腰部痛区,另一电极置于臀部或小腿痛处。选用交调波和变调波组,急性期选择调制频率 100Hz,调制深度 50%,感觉阈上,波组持续时间 $2\sim3s$,治疗时间 $6\sim8min$。当疼痛减轻或慢性疼痛时,调制频率 50Hz,调制深度 $75\%\sim100\%$,波组持续时间 $3\sim5s$,每次 $10\sim12min$,治疗次数酌情而定。

(2)干扰电疗法:四个 $50cm^2$ 电极,交叉放置于腰部痛区。感觉阈上,差频范围:急性期选择 100Hz,病情好转后用 $0\sim100Hz$,每次 5min,$50\sim100Hz$,每次 10min,1/d,共 $15\sim20$ 次。

(3)间动电疗法:直径 10cm 大圆电极,阴极置于腰部或沿神经根痛区,阳极置于邻近部位并置,密波 $3\sim5min$,疏密波、间升波各 5min,感觉阈上,$1\sim2$/d,共 $6\sim15$ 次。

(4)短波或超短波疗法:电容电极,腰部及患侧小腿屈侧或腰部对置,微热量至温热量,每次 $15\sim20min$,1/d,共 $10\sim15$ 次。可消除水肿和止痛。

(5)传导热疗法:常用石蜡、红外线、TDP、中药熏、温泉水等疗法,可改善局部血液循环,解除肌肉痉挛。适用于慢性恢复期。

(6)无创脊柱(腰椎)减压疗法:治疗 28min 后冷敷 10～15min,配合中频电腰部治疗 20min,可解除压迫、缓解疼痛,恢复椎间盘形态与功能。

三、慢性腰肌劳损

1. 理疗目的　改善局部血液循环,加强局部组织的营养,增强腰部肌肉、韧带的支持能力。

2. 理疗方法

(1)短波疗法:盘状电极,患部,微热量至温热量,每次 15～20min,1/d,共 10～15 次。

(2)微波疗法:30cm×9cm 长方形电极,腰部,微热量至温热量,每次 15～20min,1/d,共 10～15 次。

(3)双动态调幅中频电疗法:腰部痛区,载波频率 5～8kHz,调制频率 50～100Hz,周期 6s,调制深度 50%～100%,感觉阈上,每次 20min,1/d,共 15～20 次。

(4)磁疗法

①磁电按摩法:腰部痛区,移动法,每次 20～30min,1/d,共15 次。

②磁性腰带:腰部痛区,每日进行。

(5)红外线、TDP 疗法:患部,距离 30～40cm,微热量至热量,每次 30min,1/d,共 15～20 次。

(6)体外冲击波疗法:腰部痛点,20mm 变频探头,治疗压力2.0～3.0 bar,冲击次数 1500～2500 次,频率 8～10Hz,每周 1次,共 4 次。

四、颈　椎　病

1. 理疗目的　止痛,解痉,解除颈神经压迫,增强肌肉、韧带的张力。

2. 理疗方法

(1)正弦调制中频电药物离子透入疗法:两个 35cm² 电极,浸有 1% 烟酸溶液置于两侧胸锁乳突肌前缘中 1/3,接阴极;另一 150cm² 电极后颈部。选用断调半波组,调制频率 50～100Hz,调制深度 100%,电流强度 5～10mA,每次 5～10min,1/d,共 10～15 次。

(2)直流电药物离子透入疗法:药物可选择 2% 冰醋酸(一)、原醋、10% 威灵仙煎剂(一)、10% 氯化钠(一)。将浸有药液的 80cm² 电极放置于两侧胸锁乳突肌前缘中 1/3 或置于后颈部接阴极;150cm² 的非作用极置于单侧或双侧前臂伸侧接阳极。电流密度 5～10mA/cm²,每次 20～25min,1/d,共 10～15 次。

(3)超短波疗法:电容电极,一电极放置颈后,另一电极置于患侧前臂。微热量至温热量,每次 15～20min,1/d,共 10～15 次。

(4)超声疗法:颈椎两旁及患肢神经干。接触移动法,0.5～1.0W/cm²,每次 6～10min,1/d,共 10～15 次。

五、肩关节周围炎

1. 理疗目的　改善局部血液循环和组织营养,提高肌张力,扩大关节活动范围,防止肌肉萎缩和粘连。

2. 理疗方法

(1)间动电疗法:直径 10cm 大圆电极,阴极置于肩部痛区,阳极置于邻近部位并置,密波 3～5min,疏密波、断续波各 5min,感觉阈上,总治疗时间 10～12min,每日或隔日 1 次,共 6～15 次。

(2)干扰电疗法

①固定法:4 个 50cm² 电极,一对电极置于关节上方和上臂外侧,另一对电极置于关节前面和后面,差频范围 0～100Hz,50～100Hz,每次各 5～10min,1/d,共 15～20 次。

②移动法:两个手套电极,使痛点位于两手套指尖之间,两指

尖相距 2～3cm,50Hz,每次 3～5min,1/d,共 15 次。

③抽吸法:4 个吸盘电极,分两组交叉置于肩关节前后。每次 5min,间歇 2min,再吸 5min,反复 2～3 次。

(3)超短波疗法＋肩关节功能训练:电容式电极,肩关节对置。病程＜3 周急性期,无热量至微热量,每次 10～15min;病程＞3 周慢性期,温热量至热量,每次 20～30min;1/d,共 15 次。

超短波治疗后即可进行肩关节功能训练。

①爬墙训练:患者面向墙壁站立,用患侧手或双手沿墙壁向上作爬行,尽可能触摸至最大高度。

②上肢下摆训练:患者躯体前屈 90°,患侧上肢下垂,进行前后、内外画圈摆动练习,动作幅度由小到大,稍休息后提 1kg 重物继续练习上述动作。

③拉手练习:利用健侧手拉动患侧手,促使患侧肩关节向各方向运动。

④抱颈训练:患侧肩部外展,双手十指颈后交叉,反复练习肩部外展、内收动作。每次 30min,1/d,共 15 次。

(4)蜡袋疗法:将 45～55℃ 的蜡袋敷在患部,每次 20～30min,1/d,共 10 次。

(5)脉冲磁疗法:肩部痛区,对置法,频率 40/min,0.8～1.0T,每次 20～30min,1/d,共 15～30 次。

(6)超声疗法:患侧肩部接触移动法,0.5～1.0W/cm²,每次 6～10min,1/d,共 10～15 次。适用于局部有钙化和粘连者。

(7)音频电疗法:两个 60cm² 电极,肩部对置,感觉阈以上,每次 20min,1/d,共 15～20 次。

(8)体外冲击波疗法:肩关节痛点,20mm 变频探头,治疗压力 2.0～2.2bar,冲击次数 1500～2000 次,频率 8～10Hz,每周 1 次,共 4 次。

六、跟　痛　症

1. 理疗目的　改善组织微循环,有利于足部软组织炎症的消散,缓解疼痛及促进功能恢复。

2. 理疗方法

(1)电磁疗法:坐位,患者足跟部紧贴于直径为 10cm 电磁头,磁场强度 0.06～0.08T,每次 20min,1/d,共 15～20 次。

(2)音频电疗法:2 个 6cm×9cm 电极,并置于双侧足跟底部,耐受量,每次 20min,1/d,共 10～15 次。

(3)超声疗法:声头直径 3cm ,频率 800kHz,强度 1.5～2.0W/cm²,接触移动法,每次 10min,1/d,共 10 次。

(4)冲击波疗法:足部痛点,15mm 深层探头,治疗压力 2.0～2.2bar,冲击次数 1000～1500 次,频率 8Hz,每周 1 次,共 4～6 次。

七、骨　　折

1. 理疗目的　应在骨折复位、固定后进行。早期可促进血肿吸收,消除肿胀和减轻疼痛;骨折愈合过程中可加速局部炎性组织的吸收,促进骨痂生长,防止肌肉萎缩。

2. 理疗方法

(1)紫外线疗法

①骨折局部:Ⅱ级红斑量,隔日 1 次,共 6～10 次。

②骨折健侧对称部位:如肱骨骨折,照射健侧上臂前内侧皮肤表面;大腿骨折,照射健侧大腿前内侧皮肤。Ⅰ级红斑量,照射面积可分为两野,每野 150～200cm²,1/d,共 8～12 次。

③节段反射区:如下肢骨折,照射短裤区;上肢骨折,照射领区;照射面积不超过 600cm²,Ⅱ～Ⅲ级红斑量,隔日 1 次,共 5～8 次。

以上照射方法适用于骨折早期,也可用于有金属内固定者。

④全身照射:1/4MED 开始,按缓慢进度照射,隔日 1 次,共 10～15 次。

患肢石膏近侧皮肤或健侧肢体相对称部位照射:Ⅰ级红斑量, 1/d,共 10～15 次。如骨痂生长缓慢,可拆除局部部分石膏,直接 在病变皮肤上照射,Ⅰ级红斑量,1/d,共 10～15 次。

以上适用于患肢功能障碍,骨痂形成延缓。

(2)超短波疗法:患部对置,节段反射区并置或对置法。无热 量(适用于早期,骨折后 1 周内进行),微热量(适用于骨折愈合过 程中),每次 10～15min,1/d,共 10～15 次。

(3)脉冲磁疗法:骨折复位手术后即可开始,患区部对置,使患 区在聚焦的磁场范围内。脉冲频率 40/min,磁场强度 0.4～ 0.8T,每次 30min,1/d,共 15～20 次。

(4)超声疗法:患部接触移动法,早期应用小剂量 0.35～ 1.0W/cm² 可促进骨痂形成,每次 3～6min,1/d,共 10～15 次。 后期应用大剂量 0.8～2.0W/cm² 可抑制组织的再生过程,适用 于骨痂形成过盛,每次 8～10min,1/d,共 10～15 次。

(5)石蜡疗法:闭合性骨折可患部治疗;开放性骨折采用对侧 肢体或节段反射区治疗。蜡袋或蜡饼法,蜡温 40～42℃,每次 20～30min,1/d,共 10～15 次。适用于骨折愈合过程中,使骨痂 尽快形成。

八、肋骨软骨炎

1. 理疗目的　消炎、止痛、消肿。

2. 理疗方法

(1)紫外线疗法:患部,从Ⅰ级红斑量开始,每次增加 1～ 2MED,隔日 1 次,共 5～6 次。可与超短波联合应用。

(2)超短波疗法:患部并置法或对置法,无热量至微热量,每次 10～15min,1/d,共 5～10 次。

(3)超声疗法:患侧沿神经走行的痛点,接触移动法,0.1～

$0.5W/cm^2$,每次 3～6min,1/d,共 10～15 次。

(4)间动电疗法:患部对置,直径 10cm 圆形电极,密波 2min,疏密波、断续波各 4min,感觉阈上,共 5～10 次。

九、肱骨外上髁炎(网球肘)

1. 理疗目的　消肿止痛,促进硬结吸收。

2. 理疗方法

(1)传导热疗法＋间动电疗法:传导热(石蜡疗法、红外线或 TDP)疗法,温热感,时间 5～10min;然后将直径 5cm 小圆电极,阴极置于肘部痛点,阳极于阴极邻近部位(距阴极 2～3cm)并置,密波 1～2min,疏密波、间升波各 3～5min,每日 1～2 次,共 6～10 次。

(2)超短波＋间动电疗法:患部对置,无热量至微热量,每次 10～15min,1/d;然后进行间动电治疗。适用于病变明显肿胀,伴有炎性反应者。

(3)超声疗法:肘部痛区,固定法或漏斗法。$0.2～0.4W/cm^2$,每次 5～8min,1/d,共 10～15 次。可与超短波联合应用治疗后期肌腱变性、钙化的患者。

(4)音频电疗法:直径 10cm 大圆电极患部对置。耐受量,每次 15～20min,1/d,共 15～20 次。用于消肿止痛。

(5)激光疗法:氦-氖激光,直接照射患部。距离 60～100cm,输出功率 3.5mW,每次 5--10min,1/d,共 10～15 次。

(6)磁疗法:先用旋磁法,肘部痛区,每次 10～20min,1/d,共 10～15 次。然后肘部痛区敷 1～3 片磁片,敷磁时间酌情而定。

(7)体外冲击波疗法:患部痛点,15mm 标准探头,治疗压力 1.8～2.0bar,冲击次数 1000 次,频率 8Hz,每周 1 次,共 4～6 次。

十、腱　鞘　炎

1. 理疗目的　消炎止痛,促进纤维变性的腱鞘软化。

2.**理疗方法**

(1)**超声疗法**:患部接触移动法,0.5～1.2W/cm²,每次 8～10min,1/d,共 10～15 次。

(2)**激光疗法**:氦-氖激光直接照射局部。距离 100cm,输出功率 4～6mW,每次 10～15min,1/d,共 10～15 次。或二氧化碳激光散焦照射,10W,每次 10～12min,1/d,共 10 次。

(3)**微波疗法**:频率 2450MHz,微带圆形辐射器(直径 7cm)作用于患部,无热量至微热量,每次 6～12min,1/d,共 10 次。

(4)**超短波疗法**:患部,并置法或对置法,无热量至微热量,每次 10～15min,1/d,共 5～10 次。

(5)**体外冲击波疗法**:患区痛点,15mm 聚焦探头,治疗压力 1.8 bar,冲击次数 1000 次,频率 5～10Hz,每周 1 次,共 3～8 次。

十一、滑 囊 炎

1.**理疗目的** 改善局部血液循环,促进渗出物的吸收,消炎、止痛。

2.**理疗方法**

(1)**间动电疗法**:选用密波、疏密波和间升波,痛区治疗。主要作用为解痉、止痛。

(2)**正弦调制中频电疗法**:电极置于患区两侧。止痛选用全波连调、变调波,频率 100Hz,调幅 50%,每次 20min,1/d,共 10～15 次。或选用电脑中频电疗法。可改善局部血液循环,防止和削减关节周围组织的挛缩与粘连。

(3)**石蜡疗法**:急性期用刷法加蜡绷带,蜡温 55～60℃,每次 30～60min,1/d,共 15～20 次。慢性期用蜡袋、蜡饼法。每次 20～30min,1/d,共 15～20 次。适用于外伤引起的滑囊炎。

(4)**红外线、TDP 或太阳灯照射疗法**:照射患区,微热感至温热感,每次 20min,1/d,共 10～15 次。可配合红花酊等外用药增强疗效。

十二、纤维织炎

1. 理疗目的　改善局部血液循环,缓解肌肉痉挛,促进纤维织炎小结的软化、吸收和消散。

2. 理疗方法

(1)微波＋推拿疗法：微波频率 915MHz,直径 14cm 圆形辐射器,功率 20～40W,每次 20～30min,1/d,共 10 次。微波治疗后即可进行局部推、拿、揉、摩等放松肌肉的手法,再用拇指对准患侧肩背部的压痛点,连续地滑动、按压、弹拨,每个压痛点 2～5min后,点按穴位肩井、天宗、大椎,行按、摩、揉、滚、捶、擦、拍;最后拿肩井 3～5 次结束,每次 20～30min,1/d,共 10 次。

(2)正弦调制中频电疗法：电极置于患部两侧,全波连调、变调波,频率 100Hz,调幅 50％,每次 20min,1/d,共 10～15 次。

(3)短波或超短波疗法：患区对置或并置,微热量至温热量,每次 20～30min,1/d,共 15～20 次。

(4)超声-间动电疗法：声头在痛区做移动治疗,间动电电极 24cm² 置于对应部位。连续超声 0.5W/cm²,间动电选用密波、疏密波,每次 5～8min,1/d,共 10～15 次。

(5)水浴或全身泥疗法：水浴温度 38～41℃,每次 15min,1/d。全身泥疗温度 40～42℃,1/d,共 10 次。还可采用蜡疗、红外线等温热疗法,每次 20～30min,1/d,共 10～15 次。可解除肌肉痉挛,止痛。

十三、关节韧带损伤

1. 理疗目的　消肿、止痛,缓解关节活动障碍。

2. 理疗方法

(1)微波疗法：频率 915MHz,圆柱形辐射器(直径 14cm),作用于韧带损伤部位,微热量至温热量,每次 20min,1/d,共 15 次。

(2)音频电疗法：两个 60cm² 电极,分别置于韧带损伤两侧并置,感觉阈以上,每次 20min,1/d,共 15～20 次。

(3)运动疗法:采用揉按、捋顺(用左、右拇指指腹按压患区,沿韧带方向上下交替滑动)、弹拨手法,对韧带进行松弛。手法强度以能耐受为止。每次 20min,1/d,共 15～20 次。

(4)脉冲磁疗法:患部对置,脉冲频率 40/min,磁场强度0.6～1.0T,每次 20min,1/d,共 15 次。

十四、强直性脊柱炎

1. 理疗目的　活血祛风,温经散寒,促进血液循环,解除肌肉痉挛,止痛。

2. 理疗方法

(1)蒸汽浴＋中药疗法:中药豨莶草 30g,葛根 20g,透骨草25g,防风 25g,艾叶 20g,羌活 15g,木瓜 20g,伸筋草 20g,当归25g,鸡血藤 15g,红花 10g,牛膝 10g。将以上中药先浸泡 2h,微火煎煮 2 次,过滤后制成 5000ml 药液,1 次用完。患者坐在蒸汽浴房内,室内温度 40～50℃,蒸汽浴 15min 后,将中药均匀地涂抹在患处,加以揉、搓、拍打。每次 20min,隔日或 3 日 1 次。

注意事项:高血压及心功能不全的患者禁用;尽量延长中药保留时间;治疗后休息 20min,适当饮水。

(2)体外冲击波疗法:腰部痛点,20mm 变频探头,治疗压力2～2.3 bar,冲击次数 1500～2000 次,频率 10Hz,每周 1 次,共4 次。

第五节　泌尿生殖系统疾病

一、膀　胱　炎

1. 理疗目的　改善局部血液循环,促进炎症吸收,加速黏膜溃疡的愈合。

2. 理疗方法

(1)超短波疗法:膀胱区对置法,无热量至微热量,每次 8～15min,1/d,共 5～10 次。适用于急性膀胱炎。

(2)微波疗法:频率 915MHz,圆形辐射器(直径 14cm)作用于膀胱区,无热量至微热量,每次 8～12min,1/d,共 10 次。

(3)短波疗法:盘状电极或电容电极,作用于膀胱区。微热量,每次 15～20min,1/d,共 15～20 次。适用于慢性膀胱炎。

(4)直流电药物离子透入疗法:治疗前嘱患者排空膀胱,用导尿管将药液 30～100ml 注入膀胱内,药物可选择 5%～10% 黄连煎剂,0.5%～1% 链霉素液等。两个 200cm^2 电极于膀胱区前后对置。电流密度 0.05～0.1mA/cm^2,每次 20～30min,1/d,共 10～15 次。

二、前列腺炎和前列腺增生

1. 理疗目的　促进局部血液循环,提高代谢功能,消炎、消肿,改善尿路狭窄状态,促使积聚的炎性渗出物排出,恢复正常排尿功能。

2. 理疗方法

(1)超短波疗法:根据病情选择电极放置方法,耻骨联合上缘和腰骶部对置;会阴部和耻骨联合上缘对置;将体腔电极通过直肠放置于前列腺区,另一电极置于耻骨联合上缘。微热量,每次 15～20min,1/d,共 10～15 次。

(2)微波疗法:频率 915MHz,患者侧卧,将涂有滑润剂的体腔辐射器缓慢插入肛门 12cm。直肠温度 40～42℃,每次 30min,1/d,共 10～15 次。适用于前列腺增生。

(3)毫米波疗法:波长 8mm,辐射功率 60mV,辐射器放置耻骨联合上,距皮肤 1～2cm,每次 30min,1/d,共 15 次。

(4)直流电药物离子透入疗法:药物可选择 5%～10% 黄连煎剂,0.5%～1% 链霉素液等。两个 200cm^2 电极于膀胱区前后对置。电流密度 $0.05\sim0.1\mathrm{mA/cm^2}$,每次 $20\sim30\mathrm{min}$,$1/\mathrm{d}$,共 $10\sim15$ 次。

(5)电脑中频电疗法:根据病情选择处方,两个 $100\mathrm{cm^2}$ 电极,耻骨联合上缘与腰骶部对置,感觉阈上,每次 $20\mathrm{min}$,$1/\mathrm{d}$,共 15 次。

(6)超声疗法:用特别设计的水槽,患者坐在槽内的椅子上,声头固定于水中,通过反射器,将超声反射作用于治疗部位。$0.4\sim0.8\mathrm{W/cm^2}$,每次 $5\sim8\mathrm{min}$,$1/\mathrm{d}$,共 $10\sim15$ 次。

(7)脉冲磁疗法:下腹-会阴部对置,脉冲频率每分钟 40 次,磁场强度 $0.4\sim0.8\mathrm{T}$,每次 $20\sim30\mathrm{min}$,$1/\mathrm{d}$,共 $20\sim30$ 次。

第 16 章　其他科疾病的理疗

第一节　耳鼻咽喉科疾病

一、外耳道炎和外耳道疖肿

1. 理疗目的　消炎消肿、止痛,促进局部渗出物的吸收,使破溃的病灶局限,加速创面的早期愈合。

2. 理疗方法

(1)超短波疗法:小型超短波治疗机,小号电极,于耳前和乳突区。无热量至微热量,每次 10～15min,1/d,共 6～10 次。适用于外耳道疖肿及弥散性外耳道炎。

(2)红外线、TDP 疗法:患侧耳部照射,微热感至温热感,距离 30cm,每次 20～25min,1～2/d,共 10～15 次。适用于外耳道炎。

(3)紫外线疗法:采用体腔紫外线照射,照射前将局部清洗干净,用Ⅱ～Ⅲ级红斑量,隔 1～3 日 1 次,共 3～5 次。适用干外耳道真菌病。

(4)氦-氖激光疗法:光纤维导管输出功率 4.5mW,直接照射外耳道疖肿,每次 10min,1/d,共 6 次。

二、卡他性中耳炎

1. 理疗目的　改善局部营养,促进渗出物的吸收,控制炎症发展。

2. 理疗方法

(1)超短波疗法:小型超短波治疗机,小号电极,置于耳屏前和乳突部。或患侧外耳道口与对侧颊部对置。无热量至微热量,每次 10～15min,1/d,共 10～15 次。

(2)微波疗法:频率 2450MHz,微带圆形辐射器(直径 7cm)作用于患部,无热量至微热量,每次 6～12min,1/d,共 10 次。

(3)直流电药物离子透入疗法:急性期药物可用 5％～10％小檗碱或 5000～10 000U/ml 的青霉素;慢性期用碘离子透入。透入方法:①用直径 0.8mm 的金属丝探针,缠上浸有药液的棉条,塞入外耳道内 1.5cm 深,与相应电极相连,另一 60cm^2 电极置于对侧颈部;②将特制的耳镜式电极放入耳道内,将药液注入(耳膜穿孔者禁用),再把白金丝电极浸入药内,与机器的一极相连,另一 60cm^2 电极置于健侧上臂或肩胛间。电流强度 1～3mA,每次 20min,1/d,共 10～20 次。

(4)太阳灯照射疗法:患耳,距离 50cm,每次 15～20min,1/d,共 15～20 次。

三、非化脓性耳郭软骨膜炎(耳郭慢性囊肿)

1. 理疗目的　促进炎症浸润的吸收,消炎、消肿,控制继发感染。

2. 理疗方法

(1)超短波疗法:小型超短波治疗机,小号电极置于耳郭前后。无热量,每次 10min,1/d,共 10～15 次。

(2)紫外线疗法:患部照射,Ⅱ级红斑量,每次增加 50％,1/d。待局部肿胀明显缩小,隔日 1 次,共 6～10 次。

(3)磁疗法:局部磁片贴敷法,或旋磁法。每次 15min,1/d,次数依病情而定。

四、鼻　疖　肿

1. 理疗目的　早期促进炎症吸收,破溃期使炎症局限,加速消散和愈合。

2. 理疗方法

(1)紫外线疗法:照射范围应比病灶面积大 1～2cm。Ⅰ级红斑量每次增加 1～2MED,每日或隔日 1 次,共 3～5 次。可与超短波联合应用。

(2)超短波疗法:小型超短波治疗机,小号电极,单极法,作用于患部,无热量,每次 10min,1/d,共 3～5 次。

(3)激光疗法:采用氦-氖激光照射,距离 50cm,直接照射患部,每次 3～5min,1/d,共 10 次。

(4)磁疗法:旋磁法,患部,每次 10～15min,1/d,共 6 次。

五、急 性 鼻 炎

1. 理疗目的　消炎,消除黏膜水肿。

2. 理疗方法

(1)超短波疗法:小型超短波治疗机,小号电极置于鼻两侧,无热量至微热量,每次 10min,1/d,共 5～8 次。

(2)紫外线疗法:照射前患者应将鼻内分泌物清除干净。用鼻腔导子直接深入鼻腔,导子的前端朝向鼻甲。从 8MED 开始,每次增加 1～2MED,每日或隔日 1 次,共 6 次。

(3)激光疗法:采用氦-氖激光照射,距离 50cm,直接照射患部,每次 3～5min,1/d,共 10 次。

六、慢 性 鼻 炎

1. 理疗目的　改善血液循环,促进炎症和水肿的吸收消散。

2. 理疗方法

(1)直流电药物离子透入疗法:一般用 0.5%～1% 硫酸锌离

子透入,如脓性分泌物多,可用抗生素和穿心莲、小檗碱透入;如鼻甲肥大,可用麻黄碱离子透入。将浸有药物的棉条缓慢塞入鼻腔内 1cm,另一 60cm^2 非作用极置于颈后。电流强度 1~5mA,每次 20min,1/d,共 15~20 次。

(2)紫外线疗法:同急性鼻炎。

(3)激光穴位疗法:采用氦-氖激光照射,距离 50cm。穴位:双迎香、鼻通、印堂、双合谷等,每穴 3min,1/d,共 10 次。

(4)微波疗法:频率 2450MHz,微带圆形辐射器(直径 7cm)作用于患部,无热量至微热量,每次 6~12min,1/d,共 10 次。

七、扁桃体炎

1. 理疗目的　消炎、止痛,控制感染,主要应用于早期。

2. 理疗方法

(1)超短波疗法:小型超短波治疗机,小号或中号电极,咽部两侧对置,无热量,每次 10min,1/d,共 5~8 次。

(2)紫外线疗法:选用口腔导子直接照射患部,一般分为三野,两侧扁桃体及咽后壁。从 6MED 开始,每次增加 1~2MED,每日或隔日 1 次,共 6 次。

(3)激光疗法:采用氦-氖激光照射,距离 50cm,直接照射患部,每次 3~5min,1/d,共 10 次。

八、咽　喉　炎

1. 理疗目的　改善局部血液循环,促进炎症吸收。

2. 理疗方法

(1)直流电药物离子透入联合感应电疗法:药物可选择 5%~10%碘化钾(-),50%~100%穿心莲煎剂(-),10%氯化钙(+),10%普鲁卡因(+)等。将浸有药液的 60cm^2 电极横置咽喉部,另一 100cm^2 电极置于后颈部。电流强度 3~6mA,同时加用弱至中等量的感应电流,每次 20min,1/d,共 12~20 次。

(2)紫外线疗法:选用口腔导子直接照射咽喉部,一般分为三野,咽后壁、两侧咽峡区,从 6MED 开始,每次增加 1～2MED,每日或隔日 1 次,共 6 次。

(3)超短波疗法:小型超短波治疗机,小号或中号电极,咽部两侧对置,无热量至微热量,每次 10～15min,1/d,共 5～8 次。

九、声带小结

1. **理疗目的**　消肿、止痛,促进炎症吸收。中药有清热宣肺、开音散结的作用。

2. **理疗方法**

(1)超短波疗法:小型超短波治疗机,中号(5cm)电极,咽部两侧对置,无热量,每次 15min,1/d,共 10 次。

(2)直流电药物离子透入疗法:将浸有 10% 碘化钾的 60 cm^2 的电极横置咽喉部接阴极,另一 100cm^2 电极置于颈后接阳极。电流强度 3～6mA,每次 20min,1/d,共 10 次。

(3)开喉消结汤:与上述(1)(2)两组治疗同时使用。生地黄、玄参、麦冬、枯芩、大浙贝、诃子、牛蒡子、蒲公英、桔梗各 12g,千张、蝉蜕、薄荷(后下)、马兜铃、牡丹皮、僵蚕、山豆根、马勃(纱包)、猫爪草各 10g,胖大海 3 枚,甘草 6g。水煎服,早饭前和晚睡前 30min 空腹服用,每日 2 剂,共 10 次。

第二节　口腔科疾病

一、根尖周围炎

1. **理疗目的**　早期可使炎症浸润消散、吸收。化脓期可使炎症局限,有利于切开排脓。脓肿切开后可消炎、止痛。

2. **理疗方法**

(1)超短波疗法:小型超短波治疗机,小号或中号电极,两侧颊部对置,无热量至微热量,每次 8～12min,1/d,共 5～8 次。

(2)微波疗法:频率 2450MHz,微带圆形辐射器(直径 7cm)作用于患侧面颊部,微热量,每次 5～10min,1/d,共 10 次。

(3)紫外线疗法:选用口腔导子直接照射患部。从 6MED 开始,每次增加 1～2MED,每日或隔日 1 次,共 6～10 次。

二、口 腔 溃 疡

1. **理疗目的**　改善局部血液循环和营养状态,促进创面愈合。

2. **理疗方法**

(1)紫外线疗法:选用石英导子直接照射患部。从 5MED 开始,每次增加 1～2MED,每日或隔日 1 次,共 6～10 次。

(2)激光疗法:采用氦-氖激光照射,距离 50cm,直接照射患部,每次 3～5min,1/d,共 10 次。

(3)磁疗法:磁水法,每日饮用磁化水,含漱。

三、颞下颌关节炎

1. **理疗目的**　松弛肌肉痉挛,降低神经兴奋性,改善关节功能。

2. **理疗方法**

(1)超短波疗法:小型超短波治疗机,中号电极,双颞颌关节对置,无热量至微热量,每次 10～15min,1/d,共 5～8 次。

(2)微波疗法:频率 2450MHz,微带圆形辐射器(直径 7cm)作用于患侧关节,微热量,每次 5～10min,1/d,共 10 次。

(3)毫米波穴位疗法:将辐射探头分别置于患侧听宫穴区和合谷穴区,波长 6mm,辐射功率 $2～8mW/cm^2$,每次 30min,1/d,共 10 次。

(4)超声疗法:将声头紧密接触患部,做缓慢环形移动,超声强度 $0.7～1.2W/cm^2$,每次 5～8min,1/d,共 10～15 次。

(5)间动电疗法:直径 5cm 的小圆电极,阴极置于痛点或患部并置。疏波 2min,疏密波和间升波各 3min,1~2/d,共 6~8 次。

(6)音频电疗法:两个 60cm² 电极,分别置于两侧颞下颌关节,感觉阈以上,每次 20~30min,1/d,共 20~30 次。

(7)红外线、TDP 照射＋按摩疗法:颞下颌关节区,距离 30cm,微热量至温热感,每次 20min,1/d,共 10 次。

温热疗法后即可按摩治疗:以一指禅推、按、揉为主,通过按揉患侧颞下颌关节及周围软组织,使其放松,然后以单指点按颊车、下关、翳风、合谷穴位,随后弹拨所有痛点及患侧肌肉。治疗时患者做下颌缓慢张、闭口运动及下颌前伸缓慢运动。每次 10min,1/d,共 10 次。

(8)泥疗法:42~44℃ 泥饼敷于患部。每次 20min,1/d,共 15 次。

(9)体外冲击波疗法:颞下颌关节区,15mm 标准探头,治疗压力为 0.8~1.5bar,冲击次数为 1000~1500 次,频率 8Hz,每周 1 次,共 4 次。

四、腮　腺　炎

1. 理疗目的　消炎、止痛。

2. 理疗方法

(1)超短波疗法:小型超短波治疗机,中号电极,作用于腮腺处。无热量至微热量,每次 6~10min,1/d,共 5~8 次。

(2)微波疗法:频率 2450MHz,微带圆形辐射器(直径 7cm)作用于患部,微热量,每侧治疗 5~10min,1/d,共 10 次。

(3)直流电离子透入疗法:选用抗生素,采用非极化电极。两个 60cm² 电极,作用极置于下颌角,非作用极置于肩胛间。电流强度 5~10mA,每次 20~30min,1/d,共 20~30 次。

五、牙本质过敏症

1. 理疗目的　封闭阻塞暴露的牙本质小管,脱敏,消炎、止痛。

2. 理疗方法

(1)激光疗法:采用 MDC-500 型镓铝砷半导体激光,用导光棒对准患部敏感区照射,输出功率 300mW,功率密度 $4.2W/cm^2$,每次 5min,1/d,共 7 次。

(2)超短波疗法:小型超短波治疗机,中号电极,作用于患部,无热量至微热量,每次 10min,1/d,共 7 次。

第三节　眼科疾病

一、睑腺炎(麦粒肿)

1. 理疗目的　早期促进炎症消散,避免化脓;后期则促使脓肿早日成熟。

2. 理疗方法

(1)超短波疗法:小型超短波治疗机,小号电极单极法。在炎症早期或化脓前期用无热量,每次 8～12min;如已进入化脓期,为使病灶局限,可用微热量,每次 10～15min,1/d,共 5～8 次。

(2)磁疗法:旋磁法,治疗前嘱患者轻闭患眼,将旋磁头轻放在患眼上。每次 10～15min,1/d,共 10 次。

(3)激光疗法:采用氦-氖激光照射,照射时患者眼睑呈闭合状态,距离 1m,激光束与水平呈 30°斜射,光斑直径 3～4cm,每次 10min,1/d,共 5 次。

二、中心性视网膜脉络膜炎

1. 理疗目的　消炎、消肿,促进渗出物吸收。

2. 理疗方法

(1)超声疗法:采用脉冲超声,患眼部,用眼浴杯固定式。0.2～0.4W/cm^2,每次 3～5min,1/d,共 10～15 次。

(2)超短波疗法:小型超短波治疗机,小号电极单极法置于患眼部。无热量至微热量,每次 10～15min,1/d,共 10～15 次。

(3)直流电离子透入疗法:药物选用 1%链霉素(＋),适用于结核性患者;0.5%～2%氯化钙(＋),适用于过敏性患者;1%～2%碘化钾(－),适用于慢性炎症。采用眼浴杯或直径 4cm 小圆电极,浸以药液放置眼部,另 60cm^2 电极置于后颈部。电流强度 1～3mA,每次 10～15min,1/d,共 12～20 次。

第四节　皮肤科疾病

一、带状疱疹和带状疱疹后遗神经痛

1. 理疗目的　消炎、止痛,促进疱液吸收,防止继发感染。

2. 理疗方法

(1)紫外线疗法:照射范围包括病灶区和相应神经根区的上下肋间。病灶区剂量 4～6MED,神经根区用超红斑量 6～8MED,每次增加 1～2MED,隔日 1 次,共 4～5 次。

(2)脉冲磁疗法:两个磁头于病灶与相应神经根节段反射区对置,频率 40～60/min,0.6～0.8T,每次 15～20min,1/d,共 10～15 次。

(3)中药＋红外线、TDP 疗法:云南白药 10g 和菜籽油 10～15ml 调和成稀糊状,均匀涂抹在患处,同时进行红外线或 TDP 照射,微热感至温热感,距离 30cm,每次 30min,1/d,共 6 次。

(4)微波疗法:频率 2450MHz,圆形辐射器,距离 3～5cm,分区照射局部病灶或痛点,微热量,每次 3min,1/d,共 6 次。

(5)神经阻滞＋超短波疗法:根据疼痛部位选择相应的支配神经进行传导阻滞。头面部(颈神经浅丛、枕大神经、枕小神经、耳大神经、耳颞神经、星状神经节、半月神经节及其分支);胸背腰腹部(椎旁神经根、肋间神经);四肢(臂丛神经、臂外侧皮神经、臀上皮神经、股外侧皮神经、坐骨神经)。2%利多卡因 3～8ml、维生素 B_{12} 0.25～0.50mg、甲泼尼龙 20～40mg,根据不同部位配制成 5～10ml 混合液,一次注射。观察 30min,每 6 天 1 次,共 5 次。神经阻滞治疗后第 4 天起进行超短波治疗,患部,电容式电极,根据病变部位选择治疗剂量和时间。适用于带状疱疹后遗神经痛。

二、毛 囊 炎

1. 理疗目的 杀灭表皮细菌,清除局部炎症防止反复感染。

2. 理疗方法

(1)超短波疗法:患部,电容式电极,无热量至微热量,每次 10～15min,1/d,共 3～8 次。适用于病变范围局限者。

(2)紫外线疗法:病变范围较小者,局部用Ⅱ～Ⅲ级红斑量,每次增加 1～2MED,隔日 1 次,共 4～6 次。病变范围较广泛者,可用全身紫外线照射从 1/4 或 1/2MED 开始,每次或隔日增加 1/4～1/2MED,增至 3～5MED,隔日 1 次,共 10～15 次。

(3)太阳灯照射疗法:患部,距离 7～10cm,每次 15min,1/d,共 10 次。

三、神经性皮炎

1. 理疗目的 调整神经功能,恢复皮肤细胞的正常功能。

2. 理疗方法

(1)水疗法:可应用矿泉浴、硫黄浴等,水温 37～38℃,每次 10min,1/d,共 15～20 次。适用于顽固性皮炎。

(2)紫外线疗法:治疗前将皮肤清洗干净。

①局部照射:从 8～12MED 开始,每次增加 3～4MED,隔日 1 次,共 5～10 次。

②节段反射区照射:领区和腰骶部交替进行,从 4～5MED 开

始,每次增加 1～2MED,隔日 1 次,共 5～8 次。

③全身照射:同毛囊炎。

(3)共鸣火花疗法:患部,蕈状电极接触移动法,剂量以产生较强火花为宜。每次 6～8min,1/d,共 10 次。适用于瘙痒较重者。

(4)液氮冷冻疗法:采用喷射法,冷冻时间 3～5s,共 1～2 次。适用于苔藓化明显的慢性神经性皮炎。

四、银　屑　病

1. 理疗目的　调节神经系统功能,抑制病理细胞的变性过程,可镇静、止痒。

2. 理疗方法

(1)紫外线疗法:采用全身与局部照射相结合。全身照射从 1/2MED 开始,每次或隔日增加 0.5～1MED,增至 3～5MED,隔日 1 次,共 10～15 次。局部照射前先清洗局部鳞屑,用Ⅰ～Ⅱ级红斑量,隔日 1 次,共 15～20 次。

(2)水疗法:全身浸浴,可应用淀粉浴、硫黄浴及中药浴等。60g 硫化钠溶于淡水中,水温 37～42℃,每次 15～20min,1/d,共 15～20 次。

(3)三联疗法:先在皮损区外涂以煤焦油制剂,24h 后用温水沐浴洗净,再进行紫外线照射。

(4)长波紫外线联合 8-甲氧基补骨脂素疗法:在用长波紫外线照射前 2h,口服 8-甲氧基补骨脂素 20～25mg。或于照射前在皮损区内距正常皮肤 0.5cm 处外涂 0.5% 的 8-甲氧基补骨脂素。紫外线照射剂量:由最小红斑量开始照射,每隔 3～5 次增加 5min,每日 1 次,到皮损治愈为止。皮损消失后可进行巩固治疗,第 1 个月每周照射 3 次,第 2 个月每周 2 次,第 3 个月每周 1 次。

五、玫瑰糠疹

1. 理疗目的　改善免疫功能,恢复皮肤细胞正常功能。

2. 理疗方法

(1)全身紫外线照射:从 1/2MED 开始,每次或隔日增加 0.5～1MED,增至 3～5MED,隔日 1 次,共 10～15 次。

(2)局部紫外线疗法:根据病变部位进行分区照射,以耻骨联合为界分为前上下侧;后上下侧;左上下侧;右上下侧;非照射部位用治疗巾遮盖。患区用Ⅱ～Ⅲ级红斑量,每次增加 1～2MED,每日 1 区,轮流照射,每区 5～7 次。

六、斑 秃

1. 理疗目的　改善局部血液循环及局部组织营养,加速毛发生长。

2. 理疗方法

(1)紫外线疗法

①脱发区照射:多发性脱发区应剃光头发后再照射,仅有个别脱发区,可将头发分开暴露照射。从 3～4MED 开始,每次增加 0.5～1MED,隔日 1 次,共 15～20 次。若照射整个头部,可分为四区,顶部,左、右侧和枕部。

②领区照射:从 3～4MED 开始,每次增加 1～2MED,隔日 1 次,共 15～20 次。

(2)共鸣火花疗法:脱发局部用梳状电极,中等强度,每次 10～12min,1/d,共 15～20 次。

(3)激光疗法:采用氦-氖激光照射,距离 50cm,直接照射患部,每次 3～5min,1/d,共 10 次。

第五节　妇产科疾病

一、盆 腔 炎

1. 理疗目的　改善血液循环,控制感染,活血化淤,以利于炎症的吸收。

2. 理疗方法

(1)超短波＋药物疗法:电容式电极,腰至腹部对置;无热量至微热量,每次 15min,1/d,共 15 次。甲磺酸培氟沙星,每次 0.4g,2/d(孕妇及哺乳期妇女禁用);血塞通注射液,每次 0.1g,2/d,肌内注射,共 7 次。

(2)微波疗法:频率 915MHz,可用阴道辐射器进行腔内照射;或用马鞍形辐射器置于下腹部,无热量至微热量,每次 10～15min,1/d,共 10～15 次。

(3)音频电疗法:两个 200cm^2,于下腹部和腰骶部对置。电流强度耐受限,每次 20～30min,1/d,共 20 次。

(4)水疗法:利用天然或人工的氡水浴、硫化氢浴、碳酸氢钠浴,可采用坐浴或全身浸浴,37～38℃,每日或隔日 1 次,共 15～20 次。

(5)超声疗法:腰骶部及下腹部交替,接触移动法,超声强度 0.5～1.5W/cm^2,每次 5～10min,1/d,共 10～15 次。

(6)脉冲磁疗法:将两个磁头分别对置于下腹部、腰骶部。脉冲频率 40/min,0.4～0.6T,每次 20min,1/d,共 15～20 次。

二、外 阴 血 肿

1. 理疗目的　促进血肿吸收,止痛。

2. 理疗方法

(1)磁疗法:旋磁法作用于患部,每次 10～15min,适用于早期新鲜血肿;电磁法,0.05～0.15T,每次 15～30min,伤后 24h 进行;脉冲磁疗法,患部对置,频率第分钟 40 次,0.4～0.8T,适用于较早期及陈旧性血肿。次数依病情而定。

(2)超短波疗法:患部,电容式电极对置,无热量至微热量,每次 8～12min,1/d,共 6～10 次。适用于伤后 24h 进行治疗。

(3)紫外线疗法:患部,Ⅱ级红斑量,每日或隔日 1 次,共 2～3 次。适用于血肿附近有皮肤擦伤者。

(4)红外线、TDP 疗法:患部,微热感至温热感,距离 30cm,每次 10～20min,1/d,共 8～12 次。适用于出血停止后第 3～4 天,无明显波动时。

三、会阴及阴道裂伤

1. 理疗目的　消肿、止痛,促进伤口愈合。

2. 理疗方法

(1)紫外线疗法:于会阴裂伤后第 2 天即可进行照射。Ⅰ级红斑量,每次增加 1MED,至 5～7MED,1/d,共 4～6 次。如局部有感染,可用Ⅱ级红斑量,每日或隔日 1 次。

(2)红外线、TDP 照射疗法:患部,微热感至温热感,距离 30cm,每次 10～20min,1/d,共 8～12 次。术后 24～48h 后开始。

(3)超短波疗法:患部,中号电极并置,无热量,每次 6～10min,1/d,共 4～6 次。适用于有继发感染者。

(4)磁疗法:旋磁法,患部,每次 10～15min,1/d,共 10～15 次。

四、宫 颈 糜 烂

1. 理疗目的　改善局部组织营养代谢,止血、消炎,促进组织再生与修复。中药有清热解毒、化淤消肿、止血止痛、祛腐生肌作用。

2. 理疗方法

微波组织凝固＋中药疗法:将苦参 20g、黄柏 30g、硼砂 20g、血竭 20g、冰片 6g、白矾 30g、乳香和没药各 15g 碾制成细粉,经阴道均匀涂抹在宫颈糜烂面上,于每月月经干净后用药,1/d,1 周后进行微波组织凝固治疗。

月经干净后 3～10 d 内做常规阴道清洁度检查,均为Ⅰ～Ⅱ度,治疗前 3d 禁止性生活。微波治疗前排空尿液,取截石位,用 0.5％碘伏消毒外阴、阴道、宫颈。将针状或点状辐射器由宫颈外口深入宫颈内 0.3~0.5cm,依次向外周进行微波组织凝固治疗。凝固治疗功率 80W,5~10s,由脚踏开关控制通断,每点接触 2~3s,直至糜烂面变为乳白色凝固层,关闭输出 5min 后,观察治疗创面有无出血、渗血等并发症。

术后用中药粉涂抹糜烂面,隔日 1 次,共 6 次。术后 2 个月避免性生活、坐浴和阴道冲洗;术后 2~ 3 个月及月经干净后 3~ 7d 复查。

注意事项:组织凝固治疗时操作者需佩戴微波防护镜。

第六节　儿科疾病

一、佝　偻　病

1. 理疗目的　促进维生素 D 的形成,纠正钙磷代谢失调,改善患儿的功能状态。

2. 理疗方法

(1)紫外线疗法:采用全身照射法。不足 6 个月的小儿从 1/8MED 开始,至 1/2MED 止;6 个月至 2 岁从 1/4MED 开始,至 2MED 止;3－7 岁至 3MED 止;学龄儿童至 4MED 止。隔日 1 次,共 20 次。间隔 2 个月后可再进行照射。

(2)直流电离子透入疗法:100cm² 电极浸有 2%~5%氯化钙,置于肩胛间区接阳极,两个 60cm² 电极置于双小腿接阴极。电流强度 5~7mA,每次 10~15min,1/d,6 次后改为隔日 1 次,共 12~20 次。

(3)盐水浴疗法:浓度 1%,水温 37℃开始,逐渐降至 34℃,隔日 1 次,每次 5~12min,浴后以低于浴水温度 1℃的淡水浴淋浴(小儿可用喷壶)后卧床休息,共 12~18 次。适用于 6 个月以上的儿童。

二、遗 尿 症

1. **理疗目的**　调整神经系统的功能活动,恢复自主排尿功能。

2. **理疗方法**

(1)感应电疗法:80cm^2 作用极置于耻骨联合上缘,150cm^2 非作用极置于腰骶部。电流强度以引起局部肌肉收缩为宜,每次 15～20min,1/d,共 12～20 次。

(2)低频脉冲电流脊髓通电疗法:60cm^2 电极置于后颈部接阳极,80cm^2 电极置于腰骶部接阴极。脉冲持续时间 0.2～0.5ms,频率 250～300Hz,电流强度 4～8mA,每次 15～20min,1/d,共 12 次。

(3)间动电疗法:60cm^2 电极于耻骨联合上缘和腰骶部对置。可选用疏波、间升波、断续波,各 3～5min,1/d,共 8～12 次。

(4)超声疗法:脉冲式或连续式,下腹部膀胱区,接触移动法,超声强度 0.2～0.5W/cm^2,脉冲频率每分钟 3～5 次,连续 5～10min,1/d,共 10～15 次。

(5)短波疗法:电容电极,下腹膀胱区和腰骶部对置。微热量至温热量,每次 10～20min,1/d,共 12 次。

三、小儿支气管肺炎

1. **理疗目的**　消炎、止咳、促进肺部炎症的吸收。中药洗浴可以治疗久咳肺虚、气阴两虚证。

2. **理疗方法**

(1)超短波疗法:10cm×15cm 电容式电极胸背对置,间隙 2～4cm,无热量至微热量,每次 8～10min,1/d,共 6 次。

(2)中药洗浴疗法:超短波治疗 6d 后,进行中药洗浴。处方:党参 15g、茯苓 10g、白术 10g、陈皮 6g、甘草 6g、丹参 10g、沙参 10g、太子参 10g、苦参 10g、麦冬 10g、五味子 10g、桃仁 6g、杏仁

6g,加适量生姜。水煎后过滤,加水,全身浸泡洗浴,水温 36～38℃,每次 20min,1～2/d,共 6 次。

（3）微波疗法:频率 2450MHz,圆形辐射器(直径 7cm),作用于肺部,距皮肤 8cm(注意保护眼睛),微热量,每次 10min,1/d,共 6 次。

第 17 章　安全防护及理疗仪器的维修

第一节　安全防护操作技术

一、安全操作

在实施理疗操作过程中,若操作不当或其他技术性失误,对操作者和患者具有一定的危险性,因此,在治疗中要求操作者必须具备一定的电学常识并严格执行各项操作规程,才能预防并发症和事故的发生。

操作者应熟悉理疗中可能发生的事故及原因,具备紧急救护的基本知识,如对电击伤、灼伤、过敏性休克、严重水浴反应及主要疾病恶化危象的处理。

(一)电击伤或电流损伤的急救和预防

1. 急救　物理治疗中最危险的事故是电击伤或电流损伤。患者若在治疗过程中错误地或无意触及机器的带电元件;或在机器接地损坏或电路失修的情况下,同时接触机壳和电极,就可能发生电击伤。患者受到电流损伤时,可表现为疼痛、肌肉痉挛性收缩、皮肤苍白等现象;严重者则表现为意识丧失、呼吸停止、心搏停止、瞳孔散大等危重情况。此时,操作者必须立即切断电源,使患者迅速脱离电源。抢救时,应站在胶皮毯上,戴橡皮手套或用干燥织物包手,如果不能用手拉断开关,可用手柄绝缘的钳子切断电源。然后立即对患者进行就地抢救,如人工呼吸、体外心脏按压等,如有条件可进行心电监护,待患者平稳后转相关科室进行治疗。

2. 预防 工作人员在治疗前应检查所有理疗机器和接地电线的可靠性;治疗中遇到闪电、电源电压不稳时,应暂停治疗;当发现机器有故障时,应及时修理或在机器上加有明显的标志。

(二)灼伤的治疗

理疗治疗中的灼伤主要为过热、电流高度集中或化学性灼伤,极少危及患者的生命,但需要及时进行处理。首先应找出引起灼伤的原因,然后对症处理。如立即用冷水适当处理灼伤部位,然后在灼伤处敷盖消毒敷料。

(三)过敏反应的预防与治疗

对于个体敏感性较高的患者,应注意可能会出现药物过敏反应。为预防发生过敏反应,治疗前必须询问患者的药物过敏史,对怀疑有过敏体质的患者,在使用青霉素等抗生素类药物前,应进行药物过敏试验。过敏性休克表现为呼吸困难、烦躁、皮肤瘙痒、意识丧失、血压下降、皮肤苍白、瞳孔扩大,甚至几分钟内出现生命危险。一旦发生过敏性休克,操作者应立即停止治疗,使患者平卧,皮下注射 0.1% 盐酸肾上腺素 0.5ml,及时报告有关医师进行抢救。

(四)过度刺激现象的处理

在增大患者理疗负荷量、电光疗强度过大、作用时间过长(特别是热疗)的情况下,因强度和时间均超过了患者的耐受能力,除可在局部出现剂量过大的反应(红肿或水疱)外,还可出现出汗、心悸、疲乏、食欲缺乏、病情剧烈波动或恶化等危重现象,患有心脏病或肺病的患者甚至有可能使病情恶化(高血压危象、脑血循环障碍、心绞痛发作、支气管或心源性哮喘),即所谓过度刺激现象。当以上情况发生时,应立即停止理疗并对症处理。

二、安 全 用 电

(一)电源与地线

1. 电压越高,危险性越大。因此,理疗所用直流电的电压在干燥情况下不应超过 65V;在潮湿的情况下不应超过 40V,绝对安全电压为 24V。交流电电压一般不应超过 36V;水疗室、泥疗室绝对安全电压应小于 12V。理疗所用直流电电流强度为 50mA 以下,交流电电流强度为 10mA 以下。

2. 假如机器外壳短路带电且无地线,操作者接触机器时,电流通过人体经地回路(人是导体),便有发生电击的危险。如果机器安装好地线,机器外壳上的电流经导电良好的地线经地回路,操作者进行治疗时就不会发生触电。所以,理疗机器一定要接地线,但所接地线禁止利用暖气系统、自来水管和排水管。

(二)操作安全用电

1. 仪器安装时要严格遵守安全守则,安装后应定期检查机器的状态。

2. 启用和检修机器时,必须切断电源。

3. 禁止任何非专业人员在机器带电的情况下触及机器内部装置。

4. 只允许受过专门训练的技术人员进行故障排除和机器检修的操作。

(三)特殊用电要求

1. 使用高频电疗机时,禁止打开机器后板,以防触及高压电;如需要打开后板散热,应装铁纱网罩加以防护。高频电和高压静电治疗时,输出导线必须绝缘性能良好,并要定期检查,如有破损和裂纹,应及时更换。

2. 高频电疗室和光疗室应采用木板或胶皮覆盖地面,机器附近的暖气管、水管等金属物应用绝缘材料遮挡;工作人员应穿橡胶底或塑料底的工作鞋;治疗床和治疗用具最好放置于绝缘物上;如在病房金属床上进行治疗,应在床上垫毛毯或橡皮布绝缘,并告知患者不要随便移动体位和触摸金属物品。

3. 高频治疗室的工作人员应注意防护,进行微波治疗时,应离辐射区 3m 左右。如有条件,工作人员应定期(1~2 年)轮换。工作人员怀孕期间应避免高频电磁场辐射。

第二节　常用仪器的保养和维修

一、理疗仪器的保养

(一)常规保养

1. 理疗科的所有仪器在使用前应进行登记。操作者必须详细了解治疗仪器的性能,方可使用。

2. 理疗仪器应定期进行清洁和保养。每日治疗前应擦拭仪器的外表,每季度或半年应进行仪器内部的清洁除尘、检修内部线路及鉴定仪器的各项技术指标。

3. 非理疗科工作人员不得随意检修和开启仪器外壳,并应在理疗科技术人员指导下使用理疗仪器。

(二)治疗室内环境要求

1. 治疗室的仪器应固定位置,不要随意移动。搬动仪器时应避免震动,特别是紫外线治疗仪和高频治疗仪,以防灯管破碎。

2. 治疗室应保持通风干燥,仪器应放在绝缘和干燥的地方。潮湿地区或多雨季节,治疗室湿度较大时,可在仪器内部放置干燥剂。

(三)特殊仪器的保养

1. 高频电疗仪若在炎热季节连续使用 2~3h 或以上,应注意散热,一般可使用电风扇使仪器和电极板冷却。使用高频电疗仪时,必须注意调谐,以免损坏电子管。

2. 新的或长时间未用的紫外线灯管在使用前应经过干燥和

绝缘检查,以免通电时损坏仪器和发生电击。在使用过程中发生保险丝熔断或灯管不启辉时,应请专业人员检查维修,禁止加粗保险丝。

3. 紫外线灯管一次点燃一般不宜超过 2h;中途若自行熄灭,必须待灯管冷却后再次点燃;如因电压不稳,影响治疗时,可加稳压器。水冷式紫外线每使用 8h,必须换水 1 次。

4. 激光灯管反射器和透镜应定时擦拭,或用橡皮球吹净,以保持镜面清洁;如无激光治疗,应每周开灯 2h,以免灯管老化。

5. 超声治疗仪每 3～6 个月应检查、核实输出功率 1 次。

二、理疗仪器的安装和测试

(一)安装

1. 新仪器在使用前,要认真阅读仪器使用说明书、电路图,初步了解仪器的性能、基本工作原理及使用注意事项,然后核对仪器的零配件并进行登记。

2. 仪器通电前,应先按要求安装地线,地线要牢固。检查各零件及变压器等对地的绝缘情况,如发现绝缘程度不符合要求,应请有关人员进行处理。通电后,注意检查仪器的输出和运转情况,并进行记录。

(二)测试

1. 直流电疗仪极性测试　方法有 3 种。

(1)取一小块纱布,浸 10% 碘化钾溶液,用直流电疗机的两个输出端分别夹在纱布两侧,通电数分钟后,碘化钾中的碘离子还原为碘原子,使电极周围的纱布呈黄褐色,此端为阳极;另一端为阴极。

(2)玻璃杯盛满水,将直流电疗机输出的两端各夹一条导线分别放入玻璃杯水中两侧,通电数分钟后,水被电解,阴极下产生氢气,阳极下产生氧气,由于水分子中含有两个氢原子,一个氧原子,所以阴极下有较多的气泡逸出,而气泡少的一端为阳极。

（3）将直流电疗机输出的两端夹住,用氯化钠溶液浸湿的蓝色石蕊试纸,通电数分钟后,阳极下产生酸性电解产物变为红色。

2. 低、中频电疗仪的输出测试　将一个 15W 灯泡安在特制的灯头插座上,插座所引出的两根导线分别连接在电疗仪的两个输出接线柱上;按操作顺序接通电源,预热 3min(晶体管治疗仪不用预热),缓慢调节输出,随着电流表指针的上升,外接的灯泡也逐渐提高亮度。

3. 高频电疗仪的测试

（1）短波、超短波治疗仪测试时,可任选一对电极分别插入治疗机的输出插孔内;微波治疗仪可选用一个辐射器连接于输出电缆上。按操作顺序启动电源,预热 5min,然后调节输出,以氖灯管在电极或辐射器旁测试,通过氖灯管的辉度判定输出情况。如氖灯管不亮,说明仪器没有输出,不能用于治疗。

（2）超短波治疗仪初次通电前(不装电子管)应检查变压器接线是否与电源相符;通电后,注意判断仪器有无异常响声和烟味。一切正常后将电子管装好,安装电子管时应顺卡口方向拧紧,避免损坏灯管脚。高频治疗仪的电子管,尤其是含气整流管灯丝,必须有充分的预热时间,否则不得接通高压电流。

4. 电子管仪器的测试　凡使用电子管的仪器,开机后需要预热数分钟再调节输出,因为电子管为电子导电,灯丝点燃后需一定的预热时间,电子管的阴极才能发射电子。而晶体管不需要通过发射电子,所以全晶体管型的仪器不用预热。

5. 红外线治疗仪、TDP 灯的测试　接通电源,将灯点燃 5min后,将手放于灯下 5cm 处应有温热的感觉,如无热感则表示无输出。

6. 紫外线灯的测试　首先检查稳压器是否正常,灯管是否松动和偏移,金属片是否贴紧,一切正常后,将稳压器点燃 10～15min 后再点燃紫外线灯,10～15min 后待紫外线光线稳定后开始进行治疗。

7. 二氧化碳激光治疗仪测试　接通冷却水管,水流正常,方可点燃灯管;灯头上接散焦镜头。按操作顺序点燃治疗仪,预热 3min 后调节输出,以手置于镜头前方 0.5～1m 处,可有温热感;如接聚焦镜头,以木板置于镜头前方时,木板上可出现烧焦的痕迹。冷水管不通畅或灯管点燃后不发热,均不能用于治疗。

8. 超声波治疗仪的测试　按操作顺序启动电源,预热 3min,放少量水在声头面上并调节治疗机的输出,此时声头表面的水随着输出剂量的增大呈沸腾状、水珠样或喷泉样。如无以上现象说明仪器没有输出,不能用于治疗。

9. 电磁治疗仪测试　接通电源,调节输出,将铁制物品置于磁头上即会被吸住;旋磁机应发出均匀的转动声。

三、常见故障的检查和排除

(一)常见故障的检查

1. 当仪器发生故障时,首先要找出发生故障的原因,确定检修方法。

2. 检修故障时,要认真仔细地观察仪器在使用中的声音、气味、零件的颜色和温度的变化。可利用测量电路各部分的数据,逐步分析和排除可疑点,以便分析情况,找出故障。

3. 如须拆卸仪器零件或调整线路,应切断电源,小心操作,并记录被拆卸零件的顺序和位置。

(二)常见故障的排除

1. 低频电疗仪常见故障的排除　打开仪器,调节电流输出时,电流表不上升,可按以下方法进行初步检查。先检查电源线是否插紧,电源是否有电,保险丝是否熔断;再检查连接导线的插头端和夹子端有无断路或接触不良;治疗衬垫的湿度等。如一切正常,电流表仍不上升则应请专业人员修理。

2. 超短波治疗仪常见故障的排除

(1)指示灯不亮:电源指示灯不亮时,可能是灯泡烧坏、保险烧断、电源线接触不良或电源断电;高压指示灯不亮,可能是灯泡烧坏、高压变压器线阻烧断等情况。

(2)毫安表电流＜50mA:原因为电子管老化、管帽接线氧化(接触电阻大)。调整可变电容、电极,毫安表指针仍不动,就需要换管或重新焊接管帽。

(3)失谐:可变电容器故障,无法调整电容量;输出电路中电容、电感与振荡电路不匹配,用手触摸电极,毫安表指示电流增高,表示输出电路、电容、电感量低,反之则表示电容、电感量高。调整电容电感量后,故障可排除。

(4)电极接线接触不良:用手触摸电极,毫安表指针不动,触摸导线,指针动,表示电极与导线接触不良或断离,应更换导线或重新焊接。

3. 其他 故障排除后,应进行必要的调整和校正,并记录仪器发生的故障及检修情况。

第18章 理疗科的组织工作

第一节 理疗科的机构与接诊工作

一、理疗科的机构

(一)理疗科人员

1. 理疗科的人员应该是高等医学院校毕业的医师、接受过中等及以上教育并经专门理疗训练毕业的技师、电子及物理方面的技术工程人员。

2. 理疗科负有领导责任的医师领导所有工作人员,拟订计划和保障科内的工作,接纳患者,检查理疗处方的正确性,记录治疗病历,检查处方执行的正确性,征求患者意见,通过培训提高工作人员素质,对所有工作部门负责。

(二)理疗科分支机构

1. 理疗科应由电疗、光疗、超声、磁疗、热疗、水疗、功能训练等治疗室组成,并按照卫生学的标准配备相应的理疗设备。

2. 综合医院、社区医院理疗科应有医生接诊室、治疗室、功能训练室、换药室、消毒室和患者休息室。基层门诊部应建立具有基本设备的理疗室。疗养院还应增加水疗和矿泉浴等设施。

二、理疗科接诊工作

(一)理疗医生接诊工作

1. 接诊范围为经临床医师确诊后需要理疗的患者。住院患者应由经治医师填写理疗会诊单,内容为疾病的诊断、病情摘要、会诊目的及要求,随同病案转送理疗科;门诊患者可直接挂理疗科号就诊。

2. 理疗医师接到会诊单或接诊门诊患者后,应仔细阅读病历、向患者询问病史并进行相关检查,根据病情选择理疗方法。

3. 填写理疗记录单,要严格掌握各种理疗适应证与禁忌证。对初诊患者应简要介绍理疗项目、次数、治疗中的反应及注意事项等。

4. 理疗方法应根据病情而定,一般治疗时间每日或隔日1次,6~12次为1个疗程,必要时可行2~3个疗程。疗程间应有1周以上间隔。

5. 对重症、行动不便的住院患者,理疗科医师应在接到会诊单24h内到床旁会诊。

6. 对接受理疗的患者应定期复查,一般患者7~10d,重症、急性病患者2~3d复查1次。疗程结束或因病情变化停止理疗时,应及时小结,并将疗效及建议写入病案。

(二)理疗技师接诊工作

1. 理疗技师应严格遵照医嘱进行治疗操作,根据医嘱要求做好治疗前的准备工作。

2. 接到理疗治疗单后,应明确治疗种类、方法、部位及剂量。医嘱如不明确,须问清楚后再做治疗。

3. 门诊患者自行中断治疗时间间隔1周以上者,应按初诊手续经医师接诊。住院患者自行中断治疗2d者,应报告医师处理。

4. 接诊时,服务态度要和蔼可亲,并简要介绍治疗中的正常反应与注意事项。

第二节　理疗文书的书写

一、理疗医师记录内容

(一)接诊检查记录内容

1. 患者姓名、性别、年龄、职业、工作单位、门诊病案号(ID)。住院患者还应注明科室、床号、住院病案号。

2. 就诊日期(年、月、日)。

3. 记录申请理疗的疾病,包括发病时间、病因、主要症状(部位、性质、程度)及以往理疗和其他治疗情况。简要记录现在与过去有关的重要疾病。对体内有起搏器或其他金属异物的患者和肿瘤患者,应明确记录,并慎重选用理疗项目。

4. 查体结果应重点记录与理疗有关的阳性体征和其他检查结果。

5. 将需要理疗的疾病写在前面,再写其他主要疾病的名称。

(二)理疗医嘱

1. 理疗开始日期:年、月、日。

2. 理疗种类的名称,如直流电碘离子导入疗法。

3. 按解剖学名书写治疗部位,必要时附图说明。

4. 理疗方法,应具体到电极大小、放置位置(如对置或并置等)及固定情况(如固定或移动法等)。

5. 根据物理因子的种类注明电流强度、功率、生物剂量、温度。

6. 每次治疗持续时间、间隔天数、次数、总次数。

7. 医师签名。

(三)复诊检查记录内容

1. 治疗过程　已经理疗的次数,治疗后反应,主要症状变化。

2. 检查　与初诊检查对比。

3. 医嘱　根据需要分别采用继续、改变治疗种类和停止治疗等。

二、理疗技师记录内容

(一)记录项目

包括理疗种类、次数、日期、时间、剂量、操作者签名。

(二)记录时间

一般患者理疗 5～6 次后,应记录病情 1 次,急性期 2～3 次应记录 1 次。将治疗中或治疗后的病情变化、治疗效果及时提供医师复诊时参考。

(三)重点记录内容

主要为治疗反应,包括如下内容。

1. 全身反应　如热疗(全身水浴、蜡疗、局部光浴、透热治癌)后头晕、心慌、出汗等。

2. 局部反应　如热红斑、紫外线红斑、色素沉着、皮疹、灼伤等。

凡遇异常反应均应详细描述,如局部反应的面积、深度、原因及处理意见,过敏反应应询问患者,找出原因,对症处理,详细记录。

三、理疗疗效总结

(一)归档

1. 理疗申请记录单为理疗科主要医疗文件之一,须填写清楚。理疗结束后存入本科;或送临床相关科室,归入病案妥善保存。

2. 理疗结束后,应进行疗效判断,疗效总结后进行登记,作为总结工作及科研资料。

(二)疗效判定标准

1."治愈"指"临床治愈",其标准为:经治疗后,症状消失,功能恢复或基本恢复,创口愈合。

2."好转"标准为:经治疗后,症状减轻,功能部分恢复,体征改善。

3. 对功能尚未完全恢复,而又可出院的伤病(如骨折等),以及某些目前虽不能彻底治愈,但有可能获得缓解的急性病,可用"近愈"和"缓解"两词,在治疗结果统计时可分别列入"治愈""好转"项内。

4.举例

(1)慢性支气管炎

治愈标准:症状控制,观察1年以上无复发。

好转标准:症状减轻,急性发作次数减少。

(2)颈椎病(神经根型)

治愈标准:疼痛消失,感觉、反射、肌力等恢复正常。能参加劳动和工作。

好转标准:疼痛缓解,感觉、反射、肌力有所恢复,能参加一般劳动和工作。

(3)侧副韧带损伤

治愈标准:膝部无疼痛,关节稳定,功能完全恢复。

好转标准:膝部无明显疼痛,关节有轻度不稳定,屈伸正常或稍受限。

(4)骨肉瘤

近愈标准:手术后,伤口愈合,近期局部无复发,未发现肺或其他处转移。

好转标准:经治疗后,症状好转。

第三节 治疗室工作和操作守则

一、治疗室工作守则

(一)治疗室的环境要求

1. 治疗室应保持清洁、整齐、安静。

2. 治疗室应干燥、明亮。房内墙壁应用油漆刷涂高 2m 的墙裙。一套中央供暖。电、光治疗室的一切设备应绝缘良好。治疗床、地面应采用木制材料或厚橡皮垫。带电的导线应有良好绝缘设施。机器的地线须良好接地,治疗仪器、治疗床附近的暖气管、自来水管、排水管表面应覆盖刷以油漆的木质板。

3. 治疗室内应用柔软织物分隔成高 2m、长 2.2m、宽 1.8m 的小房间,小房间的金属结构应该绝缘。技师在理疗室应设置办公桌。收容量比较小的单位可设置面积 $32\sim38m^2$ 的治疗室 2～3 间。

(二)治疗室的必要设施

1. 治疗室应具备消毒设备和洗手池,对电极衬垫进行洗涤和消毒。

2. 每间治疗室应备有可插多床号的定时钟。

3. 各治疗室应根据需要准备相应的治疗和辅助治疗用品。低、中频电疗室应备好铅板、衬垫、导入用药物;超声波治疗室要准备好耦合剂及导入用药物;光疗室要备有 75％乙醇、换药用品、外用药物;蜡疗室应准备蜡液、蜡块、蜡袋。

(三)治疗室用电安全要求

1. 治疗室应有专用电闸及防火设备。应安装带有总闸开关的配电盒,每台机器须另安装开关。

2. 每日工作开始时应合上电闸,检查各机器旋钮是否处在正常位置,检查电极、导线、插头(座)、地线等是否完好。

3. 每日下班前,关闭电闸,盖好机器,关好门窗,检查水管、电灯。

(四)治疗室药物管理

1. 由专人负责管理和领取药品,剧毒药品和麻醉药品更要严格管理。

2. 药品应贴有标签,注明药物名称、浓度、领取日期。患者特殊用药应写明姓名,妥为保管。中药和怕热药品可放入冰箱保存。

避光药物应在药瓶外套上黑色包装纸或用深色药瓶放置。如药品过期或变质应停止使用。

3. 外用消毒药及浸泡器械的乙醇、碘伏等应定期更换。

(五)其他

1. 治疗室应在显眼的位置贴出技术安全守则,同时备有紧急医疗常用药品。治疗室的技术人员除保证实施正确的理疗外,在必要的情况下能进行紧急医疗救护。

2. 患者在同一疗程治疗中应尽量做到固定机器、固定床位,以便观察病情,提高治疗效果。

3. 保障治疗室的卫生状况,定期打扫卫生,更换被服。

二、治疗室操作守则

(一)接诊

1. 治疗室技师接到理疗记录单后,应认真查对患者姓名、理疗种类、治疗部位、剂量、治疗时间等。按收费标准开好收费通知。

2. 严格遵照医嘱和操作常规进行治疗。每次治疗前均应进行查对,医嘱不明确或有疑问时,应向医师询问清楚后再行治疗。

3. 根据医嘱做好治疗前的准备工作。

4. 检查治疗部位

(1)高频电治疗时,要除去治疗区域内的金属物品(手表、手机、皮带、金属扣及其他金属饰物)。

(2)治疗部位如潮湿,应注意干燥后再行治疗,头部治疗时更应慎重。

(3)低、中频电疗时,若皮肤有破损或异常,应根据情况适当处理。在治疗区域的皮肤使用外用药(如伤湿止痛膏、红花油),应注意皮肤情况。

(4)开动机器前,应严格检查机器按钮是否处于零位,机器有无障碍,准备是否完善。

(二)对患者进行注意事项等必要的解释工作

1. 对初次治疗的患者,应告知治疗中的正常感觉及反应。常见的电疗正常感觉如下。

(1)直流电疗:均匀的针刺或轻的紧束感、蚁行感,头部治疗时口腔内可出现金属味。

(2)中频电疗:舒适麻木感和轻微震动感或按摩感。

(3)高频电疗:无热感、微热感、温热感、热感。

2. 治疗时应避免接触机器外壳、暖气片等接地导体。

3. 治疗中,如感觉不适、电量太大、刺激太强或有过热反应,及时告知工作人员,不可强忍或自行移动体位。

4. 治疗时应保持安静,不要看报、睡觉、大声交谈。

(三)治疗中应注意的事项

1. 要经常询问患者的感觉,特别是小儿和老人,皮肤感觉迟钝、术后瘢痕患者,如有不适感、头晕等,应立即处理。

2. 治疗中要注意仪器的使用情况,运行状况是否正常。

3. 治疗中工作人员不得擅离治疗室,要经常巡视,观察患者的反应。

(四)治疗后注意事项

1. 每次治疗完毕应检查治疗部位的皮肤反应。如直流电治疗后皮肤会出现瘙痒、红色丘疹,可涂搽止痒液。

2. 填写治疗记录,并预约下次理疗时间。

3. 治疗后,若患者不能耐受、病情恶化或有重大变化时,应随时与医师取得联系,及时处理或调整治疗方案。

4. 治疗后应告知患者稍作休息,尤其热疗后,应至少休息10min。对行动不便或体质衰弱的患者应给予搀扶或送回病房。

5. 根据需要在治疗后进行必要的评定。

(五)对传染病患者治疗的注意事项

1. 穿戴正规防护服,戴一次性工作帽、乳胶手套、医用口罩。

2. 治疗过程中注意保持距离,严格执行手卫生。

3. 治疗设备中的耗材尽量选择一次性物品,使用接触皮肤的治疗电极要专人专用,禁止使用多人共用的吸附式电极。治疗后及时用 1000mg/L 含氯消毒剂或过氧己酸纸巾进行擦拭消毒。

4. 要保持治疗室空气流通,治疗后用紫外线灯照射 1h 以上进行空气消毒。

第四节　理疗科人员工作职责

一、医师职责

(一)理疗科主任医师、副主任医师工作职责

1. 在科主任领导下,负责指导并参加本科主要的诊疗、保健、教学和科研工作。

2. 掌握先进精密仪器的使用,参加疑难病例的会诊,负责制定治疗方案,解决本科复杂、疑难技术问题。

3. 组织并进行教学工作,帮助下级医师提高专业理论和专业技术水平,培养主治医师解决复杂、疑难技术问题的能力。

4. 掌握国内外本专业进展情况,开展并指导下级医师开展新技术、新业务和科研工作,总结经验,撰写学术论文。

5. 协助科主任制定科室的人才培养计划和技术发展规划,并参加组织实施。

副主任医师在科主任领导下,履行主任医师职责的相应部分。

(二)理疗科主治医师工作职责

1. 在科主任领导和上级医师的指导下,参加本科主要的诊疗、保健、教学和科研工作。

2. 参加接诊、会诊的部分治疗工作,解决较复杂、疑难技术问题。

3. 进行教学工作,培养医师解决复杂、疑难技术问题的能力,

指导进修生、轮转生的培训,并负责技术考核。

4. 应用国内外先进技术,开展科研、新技术、新业务,总结经验,撰写学术论文。

5. 参加科室值班。

(三)理疗科医师工作职责

1. 在科主任领导和上级医师的指导下,按照分工参加本科的接诊、教学和科研工作。

2. 负责常见病接诊、治疗,正确书写治疗单,做好登记、统计工作。

3. 参加教学工作,担任进修生、轮转生的培训,并负责技术考核。

4. 学习、应用国内外先进技术,参加科研工作,开展新技术、新业务,总结经验,撰写学术论文。

二、技 师 职 责

(一)理疗科主任技师、副主任技师工作职责

1. 在科主任领导下,负责本专业的业务、教学、科研和仪器、设备的管理工作。

2. 通晓本专业理论并掌握本专业国内外信息,开展科研和新业务、新技术,总结经验,撰写学术论文。

3. 负责本科主要仪器、设备的购置论证、验收,定期检查仪器的使用和保养。

4. 负责业务技术训练和考核,解决本科复杂、疑难技术问题。培养指导主管技师解决复杂技术问题的能力。

5. 参加治疗室复杂的治疗操作,协同科主任制定技术操作守则。

副主任技师在科主任领导下,履行主任技师职责的相应部分。

(二)理疗科主管技师工作职责

1. 在科主任领导和上级技师指导下进行工作。

2. 熟悉本专业基础理论和系统的专业知识,了解国内外技术新动向。熟练掌握本专业的各种常规操作,能独立处理较复杂、疑难技术问题。开展科研和新业务、新技术,总结经验,撰写论文。

3. 熟悉各种仪器的原理、使用方法和维护及一般故障的排除。

4. 培养技师解决疑难技术问题的能力,担任进修、学习人员操作技术的培训和考核。

5. 参加治疗室技术操作和科室值班。

(三)理疗科技师工作职责

1. 在科主任领导和上级技师指导下进行工作。

2. 熟悉本专业基本理论,掌握本专业的常规操作,能独立处理常规技术问题。开展新业务、新技术,总结经验,撰写论文。

3. 掌握常用仪器的性能、使用、维护及简单故障的排除,负责器材的申领、保管及登记。

4. 担任对技士和进修生的业务讲解和辅导。

5. 参加治疗室技术操作和科室值班。

(四)理疗科技士工作职责

1. 在科主任领导和上级技师指导下进行工作。

2. 了解本专业基本理论,掌握一般常规技术和一般仪器的性能、使用及维护。协同技师进行仪器及物品的请领和保管,以及各种登记。

3. 钻研业务技术,开展新技术。

4. 参加治疗室技术操作和科室值班。

三、理疗科值班员工作职责

(一)日常值班

1. 负责处理急诊、接诊及治疗工作,并负责全科安全检查。

2. 凡值班时间内遇到的情况及处理措施,均应记录于值班簿上,如有不能处理的问题,应及时报告科主任。

(二)节、假日值班

1. 节、假日值班者首先要履行日常值班时的职责。

2. 节、假日值班者,必须按时上、下班,并认真阅读交班簿。

3. 节、假日值班必须认真交接班,并负责消毒室的准备工作。

附录 A　常用物理名词注释

1. 电

(1)电子:具有负电性质的基本质点。一切原子内部均含有电子,各种不同物质原子中的电子具有相同的性能。

(2)电荷:是物质的带电质点。正常条件下物体带有的正负电荷是相等的。在电场作用下,电荷之间起"同性相斥异性相吸"的作用。

(3)电量:指电荷带电的数目。电量的大小以库仑为单位计算。

(4)电流:电荷在物质内按一定方向流动。产生电流的条件是导体两端的电压不相等。电流的单位:安培(A)。

(5)电压:促使电流通过电阻的压力。简写 U,单位 V。

(6)电阻:导体对电流的阻力。电阻与导线的长度成正比,与导线的截面积成反比。简写 R,单位 Ω。

(7)电流强度:单位时间流过的电量,简写 I。

(8)电场:电荷周围电力作用所及的空间。

(9)欧姆定律:电流强度(I)与电压(U)成正比,与电阻(R)成反比。

(10)电力线:描述电场分布情况的曲线。电力线的方向由正到负,电力线的密度与电场的强度成正比。

(11)电阻率:当某物质的长度为 1m,横断面积为 $1mm^2$ 的导线,所具有的电阻(以欧姆表示),为该物质的电阻率。

(12)电导率:电阻率的倒数。

(13)电子管:将几个金属电极封在金属或玻璃容器内的器件。

(14)电容器:由两块互相平行靠近的金属板中间隔以空气、云母等介质构成。用途:容纳或储存电荷。

(15)焦耳-楞次定律:电流通过一段导体时产生的热量与导线的电阻、电流强度的平方和通电时间成正比。

2. 电路　电流流过的路径。

(1)电源:将热、机械、化学等多种形式的能转变为电能的设备或器件。

(2)负载:将电能变换为其他能量的设备或器件。如电灯、电炉;在医疗中,人体相当于载体。

(3)连接导线:输送和分配电源输出的电能的导线。

(4)通路:电流在电路中流通,又称闭路。呈通路状态的电路,又称回路。

(5)短路:电路上无负载而直接接通。

(6)断路:电流不能在电路中循环流通,又称开路。

3. 磁

(1)磁性与磁化:某些物质具有吸收铁、钴、镍等物质的特征称磁性。原本没有磁性的物体,在一定条件下具有了磁性,称磁化。

(2)磁体:具有一定磁性的物体。

(3)磁场:磁体周围磁力作用的空间及范围。

(4)磁力线:描述磁场分布情况的曲线。磁力线的方向:外部由北极走向南极;内部由南极到北极。磁力线的密度与磁场程度成正比。

(5)磁场强度:穿过某处单位面积上的磁力线单位数,即为此处的磁场强度。简写 H,单位:安[培]每米(A/m)。

(6)磁感应强度:指物体内部的磁场强度,简写 B,单位[特斯拉](T)。

4. 电与磁

(1)电磁场:指彼此相联系的交变电场和磁场。

(2)电磁波:在空间传播的交变电磁场。电磁波的传播速度等于光速($3×10^8$ m/s)。

(3)电磁波的频率:单位时间里电磁波震动的次数。简写 f,单位:赫(Hz)、千赫(kHz)、兆赫(MHz)。

(4)电磁波的波长:波峰至相邻波峰之间的长度。简写 λ,单位:米(m)、厘米(cm)、毫米(mm)、纳米(nm)。

(5)电磁波的周期:从电磁波的起点到下一个电磁波的起点之间的时间。简写 T,单位:秒(s)、毫秒(ms)、微秒(μs)。

(6)频率 f 与波长 λ 的关系:反比关系,即波长越长、频率越低。

5. 电流的种类

(1)直流电:其方向不随时间变化,称直流电。其方向、强度不随时间变化,称平稳直流电。简写:DC。

(2)交流电:其方向、强度随时间发生变化。

(3)脉冲电流:是一种按一定的规律从零或某一电位水平上瞬间出现及消失的电流。方向固定的为单向脉冲电流;方向变动的为双向脉冲电流。

(4)勒杜克(Leduc)电流:又称方波,将直流电不断地通断而成。波形呈矩形或正方形。

(5)指数曲线电流:又称三角波,由直流电源通过电阻给电容充电,电容再通过电阻放电而产生。是一种缓升缓降的电流,波形似三角形。

(6)梯形波:由方波通过电阻给电容充放电产生。波形类似等腰梯形。

(7)锯齿波:充电电流上升缓慢,放电时,电流不经过电阻而急速下降至 0,形成急陡的下降段,出现升慢降快,呈锯齿形的波。

(8)感应电:又称法拉第(Faraday)电流,应用电磁感应原理产生的一种双向脉冲电流。

(9)双向脉冲电流:又称间歇振荡电流,由间歇振荡器产生。其波形为正负两个方向。

(10)脉冲减幅正弦电流:又称达松伐(d'Arsonval)电流,是一种按一定间隔时间出现的交流电。

(11)调制电流:受调制波控制的电流。

调制:一种频率较高的电流的幅度或频率随一种频率较低的电流幅度变化而改变。频率较低的电流称为控制电流或调制波。频率较高的电流即受控制的电流称为被调电流或被调波,也可称为载波。

调幅:使被调波的幅度随调制波的幅度而改变。

调频:使被调波的频率随调制波的频率而改变。

6. 电流的划分

(1)依频率划分:0～1000Hz 为低频电流;1000～100 000Hz 为中频电流;100 000Hz 以上为高频电流。

(2)依电压划分:100V 或 100V 以下的电流为低压电流;数百伏或数百伏以上的电流为高压电流。

(3)依电流强度划分:1～30mA 为小电流;31～100mA 为中电流;101～3000mA 为大电流。

7. 热

(1)卡:测量热量的单位。小卡(克卡)等于对质量 1g 水加热使温度上升 1℃所需的热量。

(2)传导:两种物质接触时,温度较高的物体将热逐渐传给温度较低的物体的过程。

(3)对流:由于物质本身的循环流动,将热逐渐在空间传播的现象。

(4)蒸发:液体或固体物质在一定温度下转为气体(蒸汽)的变化。水的蒸发取决于蒸发物体表面的温度、风速和空气湿度。

(5)熔点:物质熔化时的温度。

(6)比热:指 1g 物质受热时其温度升高 1℃所需的热量。

(7)辐射:不依赖物质作媒介,能直接从热源向外发射热的一种方式。

8. 导体、半导体、绝缘体

(1)导体:能传导电流的物体。人体导电最好的导体是血液、淋巴液等含水多的组织,导电较差的导体为干燥皮肤、结缔组织等。

(2)半导体:具有电导性,电导率在金属和绝缘体之间的物质。

(3)绝缘体(介质):在一般条件下不能导电的物质。如橡皮、胶木等。

9. 振动与振荡
指某种程度的重复性的运动。在相等时间内间隔重复为周期性振动,变化过程不完全重复为非周期性振动。依振动的过程可分为机械振动、声振动和电磁振荡。

10. 横波与纵波
质点的振动方向与波的传播方向垂直的波为横波;振动方向与波的传播方向相同的波为纵波。

11. 化合与分解

(1)化合:由两种或两种以上的物质形成一种成分较复杂的物质的化学过程。

(2)分解:从某一种物质中得到两种或两种以上的简单物质的化学过程。

12. 光
是一种振荡频率很高的电磁波。既有电磁波的特性,又有微粒的性质。

(1)光子(光量子):光不仅具有电磁波的特性,同时又是由物质微粒组成的粒子流,这种具有波粒二象性的场粒子称光子(光量子)。其能量的大小与光的频率成正比,与光的波长成反比。

(2)能级:描述光子、电子、原子等微粒能量的数值。单位:级。这种能量的大小为不连续的一级一级排列,数值低为低能级,数值高为高能级。

(3)基态:原子处于最低能级时,原子呈能量最低的状态,称为原子的基态。

(4)激发态:原子从低能级跃升到高能级的转变,称为受激或激发。处于比基态更高的能级的状态称激发态。使原子激发的能量有热能、机械能、化学能、电能等。

(5)发光:原子从高能级返回低能级状态时,多余的能量以电磁波或光子的形式向空间散射的现象。

(6)平方反比定律:光源为点状时,被照物质与光源垂直的照射面上的照度,与该物质至点光源的距离的平方成反比。

(7)光电效应:物体受到光线照射后,使金属表面逸出游离负电荷的现象。

(8)光化学效应:指在光线照射条件下发生的化学效应。可分为光分解效应、光化合作用、光聚合作用、光敏作用。

(9)荧光与磷光:是物体受外来照明激发的一种辉光,在照明停止后仍能继续很长时间的为磷光;在照明停止后辉光很快消失的为荧光。组织的不同病理变化,其发出的荧光是不同的,如骨为白色、脂肪为浅黄色、结缔组织为深蓝色。

13. 声

(1)声波:物体的机械振动产生的能在媒介中传播的一种纵波。频率在 $16\sim20\,000\,Hz$ 时,能引起正常人耳的声音感觉。

(2)超声波:超过 $20\,kHz$,不能引起正常人耳声音的感觉,频率在 $500\sim2500\,kHz$ 时,具有一定治疗作用,称超声波。

(3)声场:超声波在介质中传播的空间范围或介质受到超声振动能作用的区域。

(4)声压:声能的压力,表示超声波的强度。

(5)声波:声能的强度,为单位时间内垂直通过单位面积所传递的能量(声音的强度)。

14. 激光　是受激辐射而发出的一种光,又称莱塞(Laser)。与光的相同点是其微观粒子即光子本质相同,但由光子组成的光束不同。

(1)频率:光子在 1s 内所完成的完整振动次数。简写:V,国际单位 Hertz(Hz)。

(2)周期:光子每完成 1 次完整振动所需要的时间。简写:T,

单位:ns。与振动的频率成反比。

(3)波长:光子在 1 个周期内向前传播的距离。简写:λ,单位:nm。波长＝光速÷频率。

(4)连续激光:持续不断地输出恒定光功率的激光。如:He-Ne 激光。

(5)脉冲激光:采用调制技术使激光器以断续的方式输出激光束。按输出方式不同分为单脉冲激光和重复频率脉冲激光。

15. 直流电

(1)离子:指失去或得到电子后的原子或原子团。失去电子的原子带正电荷,称阳离子;得到电子的原子带负电荷,称阴离子。

(2)无极分子与有极分子:在电的介质分子中正、负电荷的中心重合时,正、负电性相抵消,不呈电性称为无极分子或非极性分子。正、负电荷的中心不重合时,正、负电荷虽不分离但保持一定距离,一端带正电性,另一端则呈负电性,极性相抵消,称为有极分子或偶极分子,如水分子。

(3)电解质与非电解质:凡在水溶液中能导电并为电流所分解的物质为电解质;反之,不能导电的物质为非电解质。

(4)电离:电解质溶于水中时,分子自动离解成正、负离子的过程。电离是一个可逆的过程,所以并不改变其原子状态的理化性质。

(5)电解:电解质溶液的正、负离子在直流电场作用下,移动到与本身极性相反方向的电极下,获得或失去电子变为原子或分子直接析出,或与溶剂、电极产生化学变化形成新的产物的分解过程。

(6)电解产物:在电解的过程中,电极上析出的物质为电解产物。如 NaCl 溶液通以直流电后所产生的电解产物:①阳极下产生酸(HCl),阴极下产生碱(NaOH);②阳极下产生氧气(O_2),阴极下产生氢气(H_2)。

(7)氨基酸:是一种含有一个酸性的羧基(—COOH)和一个

碱性的氨基(—NH₂)的有机酸。

(8)蛋白质:由许多氨基酸结合而构成的一条或多条肽链的物质。链两端为羧基和氨基。

(9)蛋白质的等电点:使蛋白处于正、负电荷相等的等电状态时的酸碱度,称为该种蛋白的等电点。人体中,大多数蛋白的等电点为酸性。

(10)电泳与电渗:在胶体溶液中,分散质为胶体粒子、分散剂为水。在直流电作用下,胶体粒子向电荷符号相反的电极移动称电泳;分散剂向另一电极移动称电渗。

(11)寄生离子:电极衬垫上存有的与药物离子极性相同的其他离子。

(12)上行电流与下行电流:上行电流——作用电极负极置于躯体头端(如颈后),正极置于远端(如腰骶)的通电方法;下行电流——作用电极正极置于头端,负极置于远端的通电方法。

(13)作用极与非作用极:在理疗中,把面积小、电流密度大,作用强的电极称为作用极;面积大,电流密度小,作用弱的电极称为非作用极。

16. 低频脉冲电

(1)运动单位:由脊髓前角细胞、轴突、终末分支和它所支配的一切肌纤维构成,是周围神经系统中管理运动功能性的基本生理单位。

(2)膜电位:肌细胞即肌纤维膜在静息状态下,膜内为负,膜外为正,膜内外存在一定的电位差,约为数十毫伏。

(3)极化:由于不同离子的通透性和离子运动的变化产生的膜电位,在电生理学上将这种正负极性的状态称为极化。

(4)除极化:当膜的极化现象消除,即膜两边都不带电时,称为除极化。

(5)动作电流:神经肌肉纤维兴奋时产生的电流。

(6)阈值:为了引起有效的兴奋,刺激的强度必须达到一定的最低值,这种最低值称为刺激的阈值,简称阈值。

(7)基强度:阈值的高低与刺激作用时间有关,当刺激时间足够长的时候,出现一个最低的基本强度阈值,称基强度。代号 Rb,单位 V 或 mA。在电刺激中,常将刺激时间在 100ms 以上的阈值定为基强度。

(8)利用时:用基强度刺激时,引起兴奋所需的最短有效时间,单位 ms。利用时的大小与兴奋性成反比。

(9)时值:用 2 倍于基强度去刺激组织进而引起兴奋所需的刺激时间,单位 ms。

(10)刺激时间:为引起兴奋,电刺激的作用时间必须达到或超过膜电位下降到足以激活钠载体的时间。刺激时间的长短,在理疗中常以电流的波宽或有效波宽表示,波宽越大,刺激的作用时间越长。

(11)刺激强度:为引起兴奋,电刺激的强度必须达到或超过阈值。对于波宽大于 100ms 或更长的刺激,其强度必须达到或超过基强度。刺激强度的大小,用 V 或 mA 表面,而且多采用峰值。

(12)强度变率:刺激强度变化的速度。

(13)运动点:在人体表面应用电刺激时,施加电流最小就能引起明显的神经肌肉反应的区域。

(14)I/t 曲线:反映阈强度通电时间的缩短而变化的曲线,又称时间-强度曲线。

(15)动力作用:指激活或兴奋组织的功能而言。

(16)掩盖效应:在神经系统内部由于传入一种新的冲动而使原有刺激引起的兴奋性灶受到干扰的现象。

(17)闸门假说:外周神经中的粗纤维主要传导非痛性感觉,兴奋阈低而且传导速度快。当粗纤维兴奋的同时还兴奋了脊髓后角的胶质细胞——闸门,使闸门关闭,疼痛冲动不能传入,达到止痛作用。

17. 中频电

(1)差频与差拍:两种不同频率的交流电互相重叠时,根据向量合成原理,合成后的电流发生幅度和频率的变化,幅度的变化称为差拍;频率的变化称为差频。

(2)"内生"电流:在干扰场中按无线电学上的差拍原理产生由 $0\sim100\,Hz$ 的低频调制的脉冲中频电流。

(3)热烧伤:一种由于电流在治疗局部过于集中,电流量过大,而不是由于电解作用引起的烫伤。

(4)简谐振荡:即正弦波电流。

(5)多谐振荡:即脉冲波形电流。

(6)谐波:即一个非正弦的脉冲波形,可以分解成为直流成分及不同频率、振幅和相位的正弦、余弦波,这些波称为谐波。

(7)包络:调幅波的外缘所构成的虚线轮廓,叫做电络迹线。

18. 高频电

(1)容抗:虽然交流电可以"通过"电容,但电容对电流存在一定的阻力。简写:X_c;单位:欧姆。

(2)感抗:高频电的缆线圈能产生电感,对交流电的阻力为感抗。简写:X_L。

(3)电介质:肌腱、韧带、骨、骨膜、干燥的皮肤等具有较高电阻的组织,直流电或低频电流不能通过,被认为是一种绝缘体。

(4)偶极子:在高频电场作用下偶极子带负电一端偏向电场的正极,带正电的一端偏向电场的负极称为偶极子取向。当离开电场后取向现象立即消失为弹性偶极子,离开电场后取向现象不能复原为硬性偶极子。

(5)传导电流:在电学上将电子和离子定向移动产生的电流称为传导电流。

(6)位移电流:偶极子内束缚电荷位置相对移动产生的电流称为位移电流。

(7)电阻耗损:在高频电场作用下,高速振荡物微粒相互冲撞摩擦引起电能耗损转变为热,因传导电流的耗损而产热称电阻耗损。

(8)介质耗损:在高频电场作用下,由位移电流耗损产热称介质耗损。

(9)共振吸收:在微波辐射作用下,组织中的某些成分(水分子)的固有振动频率与作用的高频电频率相近时产生共振,对电磁波能量产生最大限度的吸收。

(10)热效应:高频电作用于组织,组织吸收电能后转变为热,这种热称内源热。

(11)非热效应:在高频电作用功率不致引起组织温度明显升高的条件下,组织的理化性质发生的一系列变化。

(12)谐振:高频电疗机主要有高频振荡电路和输出电路两部分。治疗时输出电路的振荡频率必须与震荡电路的频率一致(通过调节可变电容器的电容量),从而达到谐振状态,使电极获得频率最高的功率输出(禁止超短波在非谐振状态治疗)。

(13)穿透深度:指微波能量降为起始值的 37% 处的深度,而不是微波能量完全被吸收的深度。

(14)半价层:指微波能量降为起始值的 50% 时的深度。

(15)吸收系数:组织吸收微波能量的数值。吸收越强则透入越浅,吸收系数 $\mu=1$/透入深度(D),它与微波的波长和组织的电学特征(电导率、介电常数)有关。

19. 光疗

(1)生物剂量:引起阈红斑即最弱红斑所需的剂量,简称:MED。

(2)色素沉着:由紫外线照射后引起的一种皮肤反应。

①直接色素沉着:照射后即刻发生,照射停止后逐渐消失,6~8h 恢复正常。

②延迟色素沉着:照射后多日才发生,理疗工作中多指这种类型的色素沉着。

（3）光致敏：指由于光敏剂和光线的共同作用，使无生命或有生命的物质受到抑制或死亡。在光致敏中常见的光化反应如下。

①光动力作用：指反应过程中必须有氧参与的光化反应。

②光聚合作用：使两个相同的分子集合为一个，使细胞受损。

③光加成反应：将两个完全不同的分子结合成一个新的加成物。

④光毒性反应：由光致敏引起的一种与免疫现象无关的皮肤反应。

⑤光变态反应：由光致敏引起的一种与免疫现象有关的皮肤反应。

20.超声波

（1）压电效应：某些压电晶体（如石英、钛酸钡）在受到一定的压力或拉力时，晶体的受力面上分别出现与其相应的电荷变化，机械能转换为电能。

（2）反压电效应：在高频电场作用下压电晶体会产生与电场频率一致的机械振动波。

（3）空化作用：当液体处于强大超声负压的作用下，拉力超过内聚力时，液体破裂形成极细微的空腔，当超声的负压变为正压时可使空腔破灭。引起空腔在液体中产生和破灭的现象称为空化作用。

（4）半价层：指某种介质将超声波能量的吸收降至原来一半能量的厚度。介质的半吸收层厚则吸收超声的能力弱。

附录 B 常用理疗名词注释

附表 B-1 理疗常用名称的导出单位表

名　称	单位	符号	名　称	单位	符号
频率	赫［兹］	Hz	功率；辐射通量	瓦［特］	W
电荷量	库［仑］	C	电位；电压；电动势	伏［特］	V
电容	法［拉］	F	电阻	欧［姆］	Ω
电导	西［门子］	S	电感	亨［利］	H
力；重力	牛［顿］	N	压力；压强	帕［斯卡］	Pa
能量；功	焦［耳］	J	光照度	勒［克斯］	lx
磁通量密度	特［斯拉］	T	吸收剂量	戈［瑞］	Gy
磁感应强度	特［斯拉］	T			

附表 B-2 理疗常用名称缩写表

名　称	缩写	名　称	缩写	名　称	缩写
剂量	D	距离	d	电极	E
功率	P	频率	f 或 F	时间	t
方法	M	面积	S	强度	I
重力	G	脉冲频率	Pf	电压	U
脉宽	Pw	电流	I	脉冲上升时间	tr
温度	T	脉冲下降时间	tf	波长	wl
波形	ws	生物剂量	BD	调制度	md
最弱红斑量	MED	调制幅度	ma	磁场强度	H
差频	fd	磁头	Mh	辐射器	R

附表 B-3　理疗常用计量单位缩写表

长度单位：				质量单位：			
米	m	分米	dm	千克(公斤)		kg	
厘米	cm	毫米	mm	克		g	
微米	μm	纳米	nm	毫克		mg	
容积单位：				电磁学单位：			
升	L	毫升	ml	毫安	mA	安[培]	A
				毫伏	mV	伏[特]	V
频率单位：				千伏	kV	特[斯拉]	T
赫兹	Hz	千赫	kHz	安[培]/每米		A/m	
兆赫	MHz	吉赫	GHz				
功率单位：				时间单位：			
毫瓦	mW	瓦[特]	W	小时	h	分	min
千瓦	kW			秒	s	毫秒	ms
温度单位：							
摄氏温度	℃						

附录 C 常用理疗词汇中英文对照

附表 C-1 理疗治疗方法常用词汇表

物理医学	physical medicine
物理治疗	physical therapy，physiotherapy，physicotherapy
电疗法	electrotherapy
直流电	direct current
直流电疗法	direct current therapy，galvanization
离子透入疗法	ionophoresis，iontophoresis
静电疗法	static current therapy，frankinization
电泳、电导入疗法	electrophoresis
电水浴	hydroelectric bath
低频电疗法	low frequency current therapy
低频脉冲电流	low frequecy impulse current
正弦波	sinusoidal wave
方波	square wave
三角波	triangle wave
指数曲线波	exponential curve wave
感应电	faraday current，faradic current
感应电疗法	faradization，faradotherapy
电诊断	electrodiagnosis
强度-时间曲线检查	intensity-time curve examination
电体操	electrogymnastics
电兴奋	electroexcitation
间动电疗法	diadynamic current therapy
超刺激电疗法	ultrastimulating current therapy

经皮电神经刺激疗法	transcutaneous electrical nerve stimulation therapy(TENS)
中频电疗法	medium frequency current therapy
音频电疗法	audiofrequency current therapy
干扰电疗法	interference current therapy
正弦调制中频电疗法	sinusoidal modulated medium frequency current therapy
脉冲调制中频电疗法	impulse modulated medium frequency current therapy
音乐电疗法	music electrotherapy
高频电疗法	high frequency current therapy
达松伐尔电疗法	d'Arsonvalization
中波透热疗法	medium wave diathermy
中波疗法	medium wave therapy
短波透热疗法	short wave diathermy
短波疗法	short wave therapy
超高频电场疗法	ultra-high frequency electric field therapy
超短波疗法	ultra-short wave therapy
微波透热疗法	microwave diathermy
微波疗法	microwave therapy
厘米波透热疗法	centimeter wave therapy
分米波诱热疗法	decimeter wave therapy
射频疗法	radiofrequency therapy
光疗法	light therapy, phototherapy, actinotherapy
紫外线	ultraviolet rays
光化学疗法（补骨脂并用长波紫外线疗法）	PUVA therapy
红外线	infrared rays

近红外线	near infrared rays
远红外线	far infrared rays
可见光	visible light
激光疗法	laser therapy
氦-氖激光	helium-neon laser(He-Ne laser)
红宝石激光	ruby laser
二氧化碳激光	carbon-dioxide laser
氩离子激光	argon-ion laser
光动力致敏疗法	photodynamic sensitization therapy
超声疗法	ultrasound therapy,ultrasionic therapy
磁疗法	magnetotherapy
空气离子疗法	aeroionotherapy
负离子吸入	negative ion inhalation
冷疗法	cold therapy
温热疗法	thermotherapy,heat therapy
热敷	hot compress
热包裹	hot pack
蜡疗法	parffinotherapy
泥疗法	pelotherapy
水疗法	hydrotherapy
热水浴	hot bath
冷水浴	cold bath
药物浴	medicated bath
旋涡浴	whirpool bath
气泡浴	bubble bath
蒸汽浴	steam bath
桑拿浴	Sauna bath

附表 C-2　理疗治疗技术常用词汇表

英　文	中　文
A：accessory	附件
adjust	调节
absorb	吸收
alternative current(AC)	交流电
Ampere	安培
amplitude	振幅、幅度
angle	角度
angstrom	埃(Å)
anode	阳极
antenna	天线
apparatus	仪器、装置
application	应用、使用
applicator	导子、用具
area	区域、面积
arm	臂、支臂
automatic	自动的
B：band	频带、波段
battery	电池
biodose	生物剂量
biphase	双相
bipolar	双极
body cavity	体腔
bulb	灯泡、真空管
button	按钮
C：cable	电缆
capacity	电容容量
cathode	阴极
cavity	腔
charge	电荷
chronaxie	时值

英　　文	中　　文
circuit	电路
circular	圆的
classification	分类
clip	线夹、接线柱
clockwise	顺时针的
coaxal，coaxial	同轴的
coil	线圈
column	柱
condenser	电容器、聚光器、冷凝器
conditioner	调节器
conductor	导体
continuous wave	连续波、等幅波
contraindication	禁忌证
control	控制、对照
conductivity	传导性、传导率
coper	铜
cord	软电线
counter-clockwise	逆时钟的
current	电流
cycle	周期
D：deliver	传送
depth	深度
dial	表面、仪表标度盘
diameter	直径
eielectric	电介质的
dimension	尺寸
direct current(DC)	直流电
disperse	散射、分散
dosage	剂量、剂量测定
dose	剂量
duration	持续时间、期间、宽度

英　　文	中　文
E：earth	接地、地线、地球
electric field	电场
electrode	电极
electrolysis	电解
electromagnetic field	电磁场
electron tube	电子管
equipment	设备
effect	效应
erg	尔格
erythema	红斑
exposure	暴露、曝光
F：filter	滤波器
floor lamp	落地灯
focal	聚焦的
focus	焦点
frame	架、座
frequency	频率
function	功能、函数
fuse	保险丝
G：galvanic current	直流电
Gauss	高斯
generator	发生器
goggles	护目镜
gravity	重力
ground	接地、地面
ground wire	地线
H：handle	手柄、把手
heat up	预热
height	高度
Hertz	赫［兹］
holder	支架、盒、座

英　　文	中　　文
I：impulse	脉冲
indicator	适应证、指示器、指征
induce	感应、引起
inductive	电感的
input	输入
instrument	仪器、器械
integrated circuit	集成电路
intensity	强度
intermittent	间歇的
interrupted	间断的
interval	间隔、间歇
ion	离子
ionization	电离、离子化
iron	铁
isolate	刺激的、刺激物
irritant	使……绝缘
isolator	绝缘体
J：jack	插孔
jell，jelly	胶状物
joint	关节
Joule	焦［耳］
K：key	键、钥匙
kilo-	千
knob	旋钮
L：lamp	灯
lead	铅、导线
length	长度
level	水平
light	灯、光
line	电线、线
load	负载

(续　表)

英　　文	中　　文
loop	回线、线圈、环
M：machine	机器
magnetic field	磁场
magnetron	磁控管
mains	电源
major	主要的、较多的
manual	手册、手工的、手法的
match	匹配
material	材料
means	方法、手段
mega-	兆
metal	金属
meter	米、仪表计
melt	融化、熔化
milli-	毫
minimal erythema dose（MED）	最小的红斑量
modulation	调制
monopolar	单极
movable	可移动的
N：negative	负的
neon tube	氖管
net weight	净重
O：output	输出
outlet	输出口、引出线、电源插座
ozone	臭氧
P：pad	垫
panel	面板
parameter	参数
paraffin	石蜡
peak	峰、峰值
penetrate	穿透
physiotherapist	物理治疗师

英　　文	中　　文
pilot light	指示灯
plastic	塑料
plate	金属板
plug	插头
polarity	极性
positive	正的
portable	手提的
power	能力、功率
power supply	电源
preheat	预热
pulse	脉冲、脉搏
pulse fall time	脉冲下降(后沿)时间
pulse rise time	脉冲上升(前沿)时间
Q：quartz	石英
R：radiator	辐射器
reading	读数
receptacle	插孔、容器
rechargeable	可再充电的
rectangular	矩形的
reflection	反射
reflector	反射器
refraction	折射
regulation	调节
regulator	调节器
resistance	阻力、阻抗
resonance	谐振
rheobase	基强度
rhythm	节律
round	圆的
S：safe，safety	安全
section	零件、部分

英　文	中　文
selector	选择器
semiconductor	半导体
set	装置
shield	屏蔽
short circuit	短路
socked	插座
space	空间
specification	规格、说明
square	平方、方形
standard	标准
stimulate	刺激
stimulator	刺激器
solid	固体
specific heat	比热
surface	表面
switch	开关
system	系统
T:table	表格、台
table model	台式
technician	技术员、技师
technique	技术
temperature	温度
test	试验、检验
therapeutic	治疗的
therapist	治疗师
therapy	疗法
thermistor	热敏电阻
thermocouple	热电偶
thermometer	温度计
time	时间

英　　文	中　　文
timer	计时器
trade mark	商标
transducer	换能器
transformer	变压器
transmission	传输、输送
transistor	晶体管
treatment	治疗
triangular	三角的
tube	管子
tune	声调、调谐、调整
turn off	关
turn on	开
type	类型
U：uniform	均匀的、一致的
unipolar	单极的
unit	单位、部件、装置
V：volt	伏
voltage	电压
volume	体积、容积、电位器、音量
W：warm-up	预热、准备
watt	瓦
waveform	波形
wave length	波长
wave width	波宽
wax	蜡
weight	重量
width	宽度
wire	电线
Z：zero	零

附录 D　常用医学论文中英文摘要格式

一、摘要的基本格式

1. 中文摘要格式　中文摘要位于论文中文文题和作者名单的下方。文题要求一般不超过 20 个汉字,在【摘要】标题后依次为目的、方法、结果、结论 4 个部分,每部分冠以相应的标题。4 个部分连续不分段,总字数应为 250 字以内。

2. 英文摘要格式　英文摘要在英文文题下方,英文文题一般不超过 10 个实词。英文文题后需写出作者名字的汉语拼音与工作单位,通讯作者名字的汉语拼音与地址。在[Abstract]标题后依次写出 Objective、Methods、Results、Conclusion 4 个部分内容,每部分内容冠以以上相应的标题。4 个部分连续不分段,总字数以 400 个左右实词为宜。

3. 关键词格式　中英文关键词分别位于中文摘要与英文摘要下方。在【关键词】与【Key words】标题后选刊中、英文关键词 2~5 个。

按照《科研文章统一标准》对文摘的要求,可以用"核对表" (check　list)检查,以免错漏。

附表 《科研文章统一标准》所要求的杂志或会议论文
摘要中随机实验报告的项目核对表

项　　目	内　　容
文题	说明本文为随机研究
作者	通讯作者的情况应较详细
实验设计	包括平行随机分配、区组及有限制的细节
方法	
受试对象	实验对象的合格标准、排除标椎及收集资料的方法
干预	每组所用的干预方法
目的	特殊的目的或假设
结局	清楚界定本研究的主要结局
随机化	如何安排实验对象的干预
盲法	实验参与者、实验干预者的结局评定者是否知道实验的设计
结果	
随机化对象数	各组随机参与的对象数
募集	实验情况
被分析的对象数	各组中被分析的对象数
结局	每组的结果、估计其效果的大小与精确度
不良反应	重要的不良事件或副反应
结论	对结果的解释
实验注册登记	注册号与注册者名字
基金	基金来源

二、摘要的写作要求与方法

1. 文题　论文文题以最简练的文字、词组表达出论文最主要的内容、拟研究的文题。

2. 目的（Objective） 简要说明研究的目的和主要内容,有时可说明所阐述的问题及其重要性,涵盖"文题"的内容,有的论文的"目的"部分与"文题"相似。

3. 方法（Methods） 叙述本研究的基本设计与研究措施,包括入选的研究对象（动物或人）及入选标准、数量、分组（是否双盲、随机、有否对照）,以及研究方法、评定方法、治疗措施。

4. 结果（Results） 叙述本研究的主要结果,使读者能了解并比较所研究方法的结果,常常列出一些重要数据和统计结果。这是论文摘要的重要部分,是研究工作的结局。

5. 结论（Conclusion） 叙述研究的主要结论性观点,"结论"应回应论文的"文题"和"目的"。

6. 关键词（Key words） 关键词是说明论文的主要内容的词、术语。只有真正属于本文研究焦点的词才能选为关键词。中文关键词应当都用中文名词,Key words 都用英文名词。

参 考 文 献

[1] 魏妮. 经皮电神经刺激在脑卒中康复中的应用:时尚与事实. 中华物理医学与康复杂志,2007,29(1): 56-58.

[2] 池林,李红玲. 经颅直流电刺激及其在脑损伤中的应用. 中华物理医学与康复杂志,2018,40(5):385-588.

[3] 吴鸣,张金龙. 音乐放松想象疗法联合综合康复治疗对创伤性肘关节僵硬患者康复的影响. 中华物理医学与康复杂志,2016,38(4): 306-307.

[4] 谭维溢. 对高频电疗法的认识与应用中的常见误区的解析. 中华物理医学与康复杂志,2006,28(12): 861-863.

[5] 陶泉. 体外冲击波治疗临床应用进展. 中华物理医学与康复杂志, 2011,33(5):396-398.

[6] 周君,何成奇. 脉冲电磁场治疗原发性骨质疏松症的研究进展. 中华物理医学与康复杂志,2015,37(4):317-320.

[7] 林龙,戴蓉,王俊,等,老年人海水浴医疗体操的设计与应用. 中华物理医学与康复,2002,24(6)6: 435-436.

[8] 张忠霞,王铭维. 生物反馈技术研究与进展. 中华物理医学与康复杂志,2016,38(9): 717-719.

[9] 芦丹,汪亚群. 综合康复治疗肩关节周围炎的疗效观察. 中华物理医学与康复杂志,2017,39(3):211-213.

[10] 李萍,段瑛春. 中药药汽浴在强直性脊椎炎治疗中的作用. 中华物理医学与康复杂志,2002,24(4): 199.

[11] 田家林,骆大富. 综合疗法治疗颞下颌关节功能紊乱52例. 中华物理医学与康复杂志,2005,27(6): 383.

[12] 孙贵吉,万爱玲. 神经阻滞加理疗法治疗带状疱疹后遗神经痛. 中华物理医学与康复杂志,2002,24(2): 448.

[13] 谭维溢,南登崑. 写好医学论文的中英文摘要. 中华物理医学与康复杂志,2009,31(2):138-140.